全国中医药行业高等职业教育“十三五”规划教材

经络与腧穴

（第二版）

（供针灸推拿、中医康复技术、中医养生保健专业用）

主　编◎苏绪林

中国中医药出版社

·北　京·

图书在版编目（CIP）数据

经络与腧穴/苏绪林主编．—2版．—北京：中国中医药出版社，2018.7（2023.11重印）

全国中医药行业高等职业教育“十三五”规划教材

ISBN 978-7-5132-4818-1

Ⅰ.①经…　Ⅱ.①苏…　Ⅲ.①经络-高等职业教育-教材 ②俞穴（五腧）-高等职业教育-教材　Ⅳ.①R224

中国版本图书馆CIP数据核字（2018）第050484号

中国中医药出版社出版

北京经济技术开发区科创十三街31号院二区8号楼

邮政编码　100176

传真　010-64405721

万卷书坊印刷（天津）有限公司印刷

各地新华书店经销

开本 787×1092　1/16　印张 17　字数 345 千字

2018年7月第2版　2023年11月第6次印刷

书号　ISBN 978-7-5132-4818-1

定价　63.00元

网址　www.cptcm.com

服务热线　010-64405510

购书热线　010-89535836

维权打假　010-64405753

微信服务号　zgzyycbs

微商城网址　https://kdt.im/LIdUGr

官方微博　http://e.weibo.com/cptcm

天猫旗舰店网址　https://zgzyycbs.tmall.com

如有印装质量问题请与本社出版部联系（010-64405510）

全国中医药职业教育教学指导委员会

李伏君（千金药业有限公司技术副总经理）
李灿东（福建中医药大学校长）
李建民（黑龙江中医药大学佳木斯学院教授）
李景儒（黑龙江省计划生育科学研究院院长）
杨佳琦（杭州市拱墅区米市巷街道社区卫生服务中心主任）
吾布力·吐尔地（新疆维吾尔医学专科学校药学系主任）
吴　彬（广西中医药大学护理学院院长）
宋利华（连云港中医药高等职业技术学院教授）
迟江波（烟台渤海制药集团有限公司总裁）
张美林（成都中医药大学附属针灸学校党委书记）
张登山（邢台医学高等专科学校教授）
张震云（山西药科职业学院党委副书记、院长）
陈　燕（湖南中医药大学附属中西医结合医院院长）
陈玉奇（沈阳市中医药学校校长）
陈令轩（国家中医药管理局人事教育司综合协调处副主任科员）
周忠民（渭南职业技术学院教授）
胡志方（江西中医药高等专科学校校长）
徐家正（海口市中医药学校校长）
凌　娅（江苏康缘药业股份有限公司副董事长）
郭争鸣（湖南中医药高等专科学校校长）
郭桂明（北京中医医院药学部主任）
唐家奇（广东湛江中医学校教授）
曹世奎（长春中医药大学招生与就业处处长）
龚晋文（山西卫生健康职业学院/山西省中医学校党委副书记）
董维春（北京卫生职业学院党委书记）
谭　工（重庆三峡医药高等专科学校副校长）
潘年松（遵义医药高等专科学校副校长）
赵　剑（芜湖绿叶制药有限公司总经理）
梁小明（江西博雅生物制药股份有限公司常务副总经理）
龙　岩（德生堂医药集团董事长）

前言

中医药职业教育是我国现代职业教育体系的重要组成部分，肩负着培养新时代中医药行业多样化人才、传承中医药技术技能、促进中医药服务健康中国建设的重要职责。为贯彻落实《国务院关于加快发展现代职业教育的决定》（国发〔2014〕19号）、《中医药健康服务发展规划（2015—2020年）》（国办发〔2015〕32号）和《中医药发展战略规划纲要（2016—2030年）》（国发〔2016〕15号）（简称《纲要》）等文件精神，尤其是实现《纲要》中“到2030年，基本形成一支由百名国医大师、万名中医名师、百万中医师、千万职业技能人员组成的中医药人才队伍”的发展目标，提升中医药职业教育对全民健康和地方经济的贡献度，提高职业技术院校学生的实际操作能力，实现职业教育与产业需求、岗位胜任能力严密对接，突出新时代中医药职业教育的特色，国家中医药管理局教材建设工作委员会办公室（以下简称“教材办”）、中国中医药出版社在国家中医药管理局领导下，在全国中医药职业教育教学指导委员会指导下，总结“全国中医药行业高等职业教育‘十二五’规划教材”建设的经验，组织完成了“全国中医药行业高等职业教育‘十三五’规划教材”建设工作。

中国中医药出版社是全国中医药行业规划教材唯一出版基地，为国家中医中西医结合执业（助理）医师资格考试大纲和细则、实践技能指导用书、全国中医药专业技术资格考试大纲和细则唯一授权出版单位，与国家中医药管理局中医师资格认证中心建立了良好的战略伙伴关系。

本套教材规划过程中，教材办认真听取了全国中医药职业教育教学指导委员会相关专家的意见，结合职业教育教学一线教师的反馈意见，加强顶层设计和组织管理，是全国唯一的中医药行业高等职业教育规划教材，于2016年启动了教材建设工作。通过广泛调研、全国范围遴选主编，又先后经过主编会议、编写会议、定稿会议等环节的质量管理和控制，在千余位编者的共同努力下，历时1年多时间，完成了83种规划教材的编写工作。

本套教材由50余所开展中医药高等职业教育院校的专家及相关医院、医药企业等单位联合编写，中国中医药出版社出版，供高等职业教育院校中医学、针灸推拿、中医骨伤、中药学、康复治疗技术、护理6个专业使用。

本套教材具有以下特点：

1. 以教学指导意见为纲领，贴近新时代实际

注重体现新时代中医药高等职业教育的特点，以教育部新的教学指导意

见为纲领，注重针对性、适用性以及实用性，贴近学生、贴近岗位、贴近社会，符合中医药高等职业教育教学实际。

2. 突出质量意识、精品意识，满足中医药人才培养的需求

注重强化质量意识、精品意识，从教材内容结构设计、知识点、规范化、标准化、编写技巧、语言文字等方面加以改革，具备“精品教材”特质，满足中医药事业发展对于技术技能型、应用型中医药人才的需求。

3. 以学生为中心，以促进就业为导向

坚持以学生为中心，强调以就业为导向、以能力为本位、以岗位需求为标准的原则，按照技术技能型、应用型中医药人才的培养目标进行编写，教材内容涵盖资格考试全部内容及所有考试要求的知识点，满足学生获得“双证书”及相关工作岗位需求，有利于促进学生就业。

4. 注重数字化融合创新，力求呈现形式多样化

努力按照融合教材编写的思路和要求，创新教材呈现形式，版式设计突出结构模块化，新颖、活泼，图文并茂，并注重配套多种数字化素材，以期在全国中医药行业院校教育平台“医开讲－医教在线”数字化平台上获取多种数字化教学资源，符合职业院校学生认知规律及特点，以利于增强学生的学习兴趣。

本套教材的建设，得到国家中医药管理局领导的指导与大力支持，凝聚了全国中医药行业职业教育工作者的集体智慧，体现了全国中医药行业齐心协力、求真务实的工作作风，代表了全国中医药行业为“十三五”期间中医药事业发展和人才培养所做的共同努力，谨此向有关单位和个人致以衷心的感谢！希望本套教材的出版，能够对全国中医药行业职业教育教学的发展和中医药人才的培养产生积极的推动作用。需要说明的是，尽管所有组织者与编写者竭尽心智，精益求精，本套教材仍有一定的提升空间，敬请各教学单位、教学人员及广大学生多提宝贵意见和建议，以便今后修订和提高。

国家中医药管理局教材建设工作委员会办公室

全国中医药职业教育教学指导委员会

2018 年 1 月

《经络与腧穴》

编委会

主　编

苏绪林（重庆三峡医药高等专科学校）

副主编（以姓氏笔画为序）

王　莉（四川中医药高等专科学校）

李志宏（山东中医药高等专科学校）

张国强（河南推拿职业学院）

张海峡（渭南职业技术学院）

罗丽丹（遵义医药高等专科学校）

编　委（以姓氏笔画为序）

王　芳（肇庆医学高等专科学校）

王　杰（武汉六十二中西医结合医院）

王　健（大庆医学高等专科学校）

王小琴（安徽中医药高等专科学校）

邓成哲（邢台医学高等专科学校）

冉　茜（重庆三峡医药高等专科学校）

范金华（湖北中医药高等专科学校）

周祖刚（四川省绵阳市中医医院）

赵云龙（保山中医药高等专科学校）

彭　欣（四川卫生康复职业学院）

编写说明

《经络与腧穴》是“全国中医药行业高等职业教育‘十三五’规划教材”之一。本教材依据《中医药健康服务业发展规划（2015—2020年）》和《中医药发展战略规划纲要（2016—2030年）》，落实教育部中医药职业教育教学指导委员会《关于加快发展中医药现代职业教育的意见》和《中医药现代职业教育体系建设规划（2015—2020年）》精神，从中医药事业发展对高端技术技能中医药人才的需求出发，由全国中医药职业教育教学指导委员会、国家中医药管理局教材建设工作委员会办公室统一规划和指导，中国中医药出版社具体组织，全国医药高等职业教育院校联合编写，供中医药高等职业教育教学使用。

本教材遵循中医药高等职业教育规律，以学生为中心，注重思想性、科学性、规范性、实用性、启发性，在传承上版教材编写成果和编写经验的基础上，从教材内容选取、结构形式等方面进行创新，突出3个特点：一是对接临床，培养能力。对接针灸推拿临床岗位能力要求，着重培养应用经络腧穴知识和技能对常见病证进行诊疗的能力。二是对接准入，强化规范。对接经络腧穴国家标准和中医执业准入要求，按照中医执业（助理）医师资格考试要求，突出规范性和适用性。三是项目导向，任务驱动。改变传统学科结构，引入“项目导向，任务驱动”先进教学理念，教材按项目式、任务化组织编写，增强教材的可读性，激发学习兴趣，提高学习效果。

本教材编写分为5个学习项目。

项目一为经络腧穴总体认知，学习任务有4个：经络腧穴概念与历史发展认知（周祖刚执笔），经络总体认知（罗丽丹执笔），腧穴总体认知（张国强执笔）和标本根结与气街四海认知（李志宏执笔），指导学习经络腧穴是什么、怎么来的、有哪些内容。

项目二为十二经络与腧穴识别与应用，学习任务有12个：手太阴（邓成哲执笔）、手阳明（王莉执笔）、足阳明（周祖刚执笔）、足太阴（周祖刚执笔）、手少阴（彭欣执笔）、手太阳（彭欣执笔），足太阳（赵云龙执笔）、足少阴（赵云龙执笔）、手厥阴（苏绪林执笔）、手少阳（邓成哲执笔）、足少阳（王小琴执笔）、足厥阴（王小琴执笔）的经络与腧穴识别与应用，指导学习十二经络如何循行、常用腧穴有哪些及在哪里、临床怎么应用。

项目三为奇经八脉识别与应用，将督脉、任脉、冲脉（张海峡执笔），带脉、阳跻脉与阴跻脉、阳维脉与阴维脉（王健执笔）列为6个学习任务，指导学习奇经八脉如何循行、有哪些腧穴、有什么特点、临床怎么应用。

项目四为经外奇穴识别与应用（王芳执笔），分为头面部、胸腹腰背部、四肢部奇穴的识别与应用3个任务，指导学习经外奇穴有哪些及在哪里、临床如何应用。

项目五为创新发展与学习指导，学习任务为探索经络腧穴的实质（范金华执笔），了解经络腧穴的创新发展（李志宏执笔），研讨经络与腧穴的学习方法（苏绪林执笔），指导拓展创新能力，提升学习能力，提高学习效率。

附录列有常用经络腧穴歌诀（王杰执笔）、常用古代体表标志释义（范金华执笔）和腧穴索引表（王杰执笔），便于学习时快速查询。

本教材采用人体全真彩图，书中所用彩图均由苏绪林、冉茜组织制作。为保证教材编写质量，全体编写人员承担了交叉初审任务，副主编和主编分工进行了一审、二审和终审。为增强教材与学生的亲和力，在重庆三峡医药高等专科学校针灸推拿专业聘请了学生顾问。在此对参与本教材编写工作的全体人员表示衷心的感谢！

由于水平所限，教材中若有疏漏或不足之处，敬请各位同仁和同学在使用本教材过程中不断提出宝贵意见，以便再版时修订提高。

《经络与腧穴》编委会

2018年2月

目录

项目一
经络腧穴总体认知

任务一 经络腧穴概念与历史发展认知

【学习目标】

掌握经络和腧穴的概念。

熟悉各时期经络腧穴著作的作者及内容特点。

了解经络和腧穴的发展历史。

一、经络的概念

经络，是经脉和络脉的总称，是人体内运行气血的通道。经，有路径的含义，经脉贯通上下、沟通内外，是经络系统中的主干；络，有网络的含义，络脉是经脉别出的分支。经络纵横交错，遍布全身，以运行气血、濡养周身。经络学说，是阐述人体经络系统的循行分布、生理功能、病理变化及其与脏腑相互关系的理论。

经络概念的产生，来源于“脉”，影响于“气血”。脉，本义是指血管，《说文解字》解释说：“血理分衺（斜）行体者。”脉，原写作“脈”，又作“衇”；马王堆汉墓帛书又演变为“温”。从字形的构造已说明，古人是将水流现象比拟血流，“脉”就是“派”的意思。

“经”“络”名词的出现较“脉”为晚，它是对“脉”做进一步的分析。经，原意是“纵丝”，就是直行主线的意思；络，则是网络的意思。《灵枢·脉度》说：“经脉为里，支而横者为络，络之别者为孙。”就是将“脉”按大小、深浅的差异分别称作“经脉”“络脉”和“孙脉”（孙络）。将“经络”二字连在一起出现，首见于《汉书·艺文志》：“医经者，原人血脉、经络、骨髓、阴阳、表里，以起百病之本。”这里似乎将“血脉”

“经络”做了区分，其原意也许是将“血脉”作为总的名称，而“经”和“络”是指脉的类别。《灵枢·口问》有“经络厥绝，脉道不通”一语，也是将“经络”和“脉”并提，意思是经脉、络脉的血气厥逆（经气厥逆）或终绝（经气终绝），脉道也就不通畅了。经脉、络脉，简称为经络。

二、 经络理论的形成与发展

在对“脉”和“气血”不断认识的基础上，古代医家结合导引行气、针灸感传现象、体表病理现象、腧穴主治规律以及解剖观察等，相互启发，相互佐证，相互补充，不断扩大对“脉”的认识，并引入阴阳、五行等理论，逐步形成了独立的经络概念。

在《黄帝内经》时期，古代医家总结整理了当时的医学成果，形成了较为完备的经络理论体系。《灵枢·经脉》详述十二经脉的循行、病候，成为应用至今的经络理论主干，而“经别”“经筋”“脉度”“根结”等篇和《素问》中的“脉解”“皮部论”“经络论”“骨空论”“调经论”“太阴阳明论”“阳明脉解”等篇，共同构成了经络理论体系。在这个体系中，“脉”依然是重要的核心内容，但已经被赋予新的含义，即“气血运行”。在“十二经脉”的基础上，提出了“络脉”的概念，将全身的“筋”“皮”纳入了十二经脉体系，阐述了气血与经脉的关系。

成书于汉的《黄帝八十一难经》(简称《难经》)对经络学说有所阐发，特别是关于奇经八脉和原气的论述，补充了《黄帝内经》之不足，晋代王叔和《脉经·平奇经八脉病第四》系统补充了奇经八脉病候，这大大丰富了经络理论的内涵。

魏晋时，皇甫谧编辑的《针灸甲乙经》是现存最早的针灸学专著，此书全名《黄帝三部针灸甲乙经》，是汇集《素问》《针经》（即《灵枢》)及《明堂孔穴针灸治要》三部书并分类整理而成。该书对经络进行了比较全面的整理研究，对人体的十二经脉、奇经八脉、十五络脉、十二经别、十二经筋的内容、生理功能、循行路线、走行规律及其发病特点等做了概括和系统的论述，成为后世研究此学说的依据。

宋代，早期组织编写的《太平圣惠方》，其第九十九卷称《针经》，第一百卷称《明堂》(《明堂灸经》)，后人又称之为“明堂上经”和“明堂下经”，其中列有“十二人形”的经穴图。天圣四年（1026 年）由王惟一编成《铜人腧穴针灸图经》3 卷，书中详述手足三阴、三阳经脉和督、任二脉的循行路线和腧穴，参考名家学说予以订正，并绘制经脉腧穴图。次年铸成“铜人”经穴模型两座，并以图经刻石，对统一经穴定位影响甚广。后期组织编写《圣济总录》，按经排列腧穴，为元代各书所继承，从而完成了经穴合一。

元代，滑伯仁在忽泰必烈《金兰循经取穴图解》的基础上编著成《十四经发挥》，其后医家论述经络多以此为主要依据，如明代夏英以滑氏注解配合经脉原文编成《灵枢经脉翼》，高武《针灸聚英》也依照此书流注次序排列绘图。

明代，李时珍就奇经八脉文献进行汇集和考证，撰《奇经八脉考》，丰富了奇经八脉的内容。沈子禄编辑《经络分野》，徐师曾为之删订，又补辑《经络枢要》，总成《经络全书》。马玄台《黄帝内经灵枢注证发微》对《灵枢·经脉》的注释，以《十四经发挥》为主要参考，其后为张景岳《类经》所依据。杨继洲《针灸大成》为《针灸聚英》之后的针灸专书，内载经络腧穴资料更为丰富。此后，有张三锡《经络考》、翟良《经络汇编》、韦勤甫《经络笺注》等。

清代，除了见于注释《黄帝内经》和针灸书中的经络内容外，经络专书较少。《医宗金鉴·刺灸心法要诀》中载有经穴歌诀，分绘经脉图和经穴图。李学川《针灸逢源》一书，共载经穴361个，这是对经穴的又一次总结。"久病入络"是叶天士运用络脉理论认识疾病和治疗疾病的创举，是对经络理论的新贡献。《临证指南医案》中"胃脘痛"及"胁痛"两门，共有67案，其中提到"久病入络"者达37案，对于"久病入络"有比较完善的理论与临床治疗法则。其对络病的认识影响深远，为现代医家所效法。

中华人民共和国成立以来，我国学者对经络学说的认识不断加深，投入很大的力量进行研究。1956年中国将"经络研究"列为全国自然科学发展规划的重点项目，有组织地进行临床观察、形态学研究和实验研究，取得了一定的进展。1985年"经络研究"被列入国家"七五"攻关课题，1990年被列为国家12项重大基础理论研究之一，1998年又被列入国家攀登项目。经过数十年的努力，经络的现代研究取得了显著的进展。目前已有大量研究表明，经络现象是客观存在的，其中循经感传尤为多见，它普遍地存在，是一种正常的生命现象；人体体表可以观察到与古典经脉循行路线基本一致的线路，它与人体功能的调节密切相关；经脉和脏腑间确有相对特异性联系。对于经络实质仍在不断地探索。

三、 腧穴的概念

腧穴是人体脏腑经络气血输注出入体表的特殊部位。"腧"通"输"，或从简作"俞"。"穴"是空隙的意思。《黄帝内经》又称之为"节""会""气穴""气府"等；《针灸甲乙经》中则称之为"孔穴"；《太平圣惠方》有称作"穴道"；《铜人腧穴针灸图经》通称为"腧穴"；《神灸经纶》则称为"穴位"。《素问·气府论》解释腧穴是"脉气所发"；《灵枢·九针十二原》称其为"神气之所游行出入也，非皮肉筋骨也"。说明腧穴并不是孤立于体表的点，而是与深部组织器官有着密切联系、互相输通的特殊部位。"输通"是双向的。从内通向外，反应病痛；从外通向内，接受刺激，防治疾病。所以，腧穴又是疾病的反应点和治疗的刺激点。

四、 腧穴理论的形成与发展

春秋战国至西汉时期是腧穴概念的形成期。这一时期腧穴尚无具体名称，但出现了有关临床应用的文献记载，如：战国初期医家秦越人（扁鹊）刺“三阳五会（输）”救治虢太子尸厥；马王堆汉墓出土帛书《脉经》中的“阳上于环二寸而益为一久（灸）”；《五十二病方》中的“久足中指”“久左胻”等，都是有关腧穴早期临床应用的文献记载。西汉初期著名医家淳于意（仓公）用针灸治病，已明确提出何病应刺何部位，仓公称之为“俞”，或称“砭灸处”。

东汉、三国、两晋、南北朝时期是腧穴理论体系逐步形成、完善的时期。《黄帝内经》总结了东汉以前的腧穴理论，以“以痛为输”、有位无名、有名有位等不同形式记述腧穴，内容涉及腧穴的名称、位置、归属、主治、刺灸方法及禁忌等，并对部分腧穴进行了初步分类；《灵枢》记载了五输穴、原穴、络穴、背俞穴、募穴、交会穴等；《素问》中也有多篇专论腧穴理论，提出腧穴概数，并明确提出“脏俞”“腑俞”等名称，以强调穴位与脏腑之间的联系；《素问·气府论》简述了手足三阳经、任脉、督脉及冲脉等九经脉气所发的部分腧穴，虽不完整，但反映了腧穴分类归经的早期面貌。《黄帝八十一难经》是继《黄帝内经》之后又一部中医经典著作，首次提出了“八会穴”，对五输穴、原穴等内容进行了补充、详述，对其临床应用有所阐释。这一时期出现了我国第一部腧穴学专著——《黄帝明堂经》，又称《明堂孔穴针灸治要》（原书佚，其内容保存于《针灸甲乙经》中），补充了《黄帝内经》之不足，进一步充实了腧穴基本理论。三国时的名医华佗精于针灸，《肘后备急方》记载了其治疗“霍乱”取背部“去脊各一寸”处，后人提出了“华佗夹脊穴”这一名称。由于这一时期腧穴定位出现了差异，如：武威出土的东汉医简将足三里定在“膝下五寸”；吕广把太仓（中脘）定在“脐上三寸”等。魏晋时针灸学家皇甫谧汇集《素问》《针经》《明堂孔穴针灸治要》三部著作中的针灸学内容，修改撰成《针灸甲乙经》，成为我国现存最早的体系较完备的针灸学专著。全书 12 卷，128 篇，其中有 70 余篇专论腧穴，以“头身分部，四肢分经”的排列形式收录了 349 个腧穴的穴名、别名、位置、取法、主治及配伍，同时，对脉气所发、所会何经、针刺深度、留针时间、艾灸壮数、禁刺禁灸、针灸意外等都做了全面论述。西晋王叔和的《脉经》，补充了募穴的名称和应用。葛洪的《肘后备急方》提出了用“一夫法”量定腧穴方法等，这些为丰富腧穴理论做出了贡献。这一时期针灸经穴图已经出现，称为《黄帝明堂偃侧人图》。

隋、唐到明代时期是腧穴理论体系不断发展的时期。针灸学在此时期有了较大的发展。唐政府在贞观年间令甄权等人考订明堂孔穴。孙思邈所撰《备急千金要方》中的腧穴定位，“一依甄权等新撰为定”，并绘《明堂三人图》（佚），“其十二经脉五色作之，奇经八脉以绿色为之”，成为历史上最早的彩绘经络腧穴图。孙思邈还首次创用“阿是穴”这一名称，完善了“一夫法”等指寸取穴方法。杨上善所著《黄帝内经明堂类成》，共13卷，现仅存第一卷。该书“以十二经脉各为一卷，奇经八脉更为一卷”，对腧穴排序不同于《针灸甲乙经》和《黄帝内经》，将349穴全部归入相应的经脉，开创了循经考穴的先河，并首次对部分腧穴的名称进行了解释。此后王焘、王冰二人对腧穴归经进行了初步研究。

五代、辽、宋、金、元时期由于印刷术的普遍应用，加快了针灸学的传播和发展进程。北宋初年，政府命著名针灸学家王惟一重新考订《黄帝明堂经》，厘正腧穴定位，对北宋前的针灸经络腧穴进行订正、补充和规范，天圣四年（1026年）撰《铜人腧穴针灸图经》。全书3卷，载腧穴354个（计双穴为一穴），采用经络和部位相结合的腧穴排列方法，腧穴的归经及其脉气所发内容都发生了较大的变化。其后附《穴腧都数》一卷，具有全书经穴的索引性质。该图内容被刻石立碑，由政府颁布全国。次年铸成两具针灸“铜人”，外刻经络腧穴，内置脏腑，是我国最早创制的金属经络腧穴模型。后来用“铜人”对医生进行考试，一直沿袭到明代，促进了针灸腧穴理论的统一。南宋针灸学家王执中著《针灸资生经》，载腧穴359个，详细介绍了腧穴的定位和针刺法，并配有36幅腧穴图，形象直观。金元时期何若愚创立了子午流注针法，著《子午流注针经》，提倡按时取穴，对后世子午流注针法影响较大。窦汉卿著有《针经指南》，擅长应用八脉交会穴，因此八脉交会穴又称为“窦氏八穴”。马丹阳在腧穴应用方面创用“天星十二穴”。元代王国瑞，撰有《扁鹊神应针灸玉龙经》，在针刺配穴、透穴针法等方面多有建树。元代滑伯仁著《十四经发挥》，首次把任、督二脉和十二经脉并称为“十四经”，并确定了人体腧穴以十四经脉为统领的分类排列形式，对十四经脉及其腧穴循经释训，为后世研究经络腧穴提供了宝贵的文献资料。该书还流传到日本等国，对推动针灸学在海外的应用起到了作用。

明代著名针灸学家杨继洲撰《针灸大成》，汇集了明以前针灸医籍的精华，是一部继《针灸甲乙经》之后全面总结有关针灸学术经验和成就的传世之作。该书对腧穴的主治病证分门别类加以论述，颇为详尽。

清代至民国是腧穴理论发展的低谷时期。此时针灸学由兴盛走向衰退。这一时期，研究针灸腧穴的著作主要有吴谦等撰写的《医宗金鉴·刺灸心法要诀》，自乾隆十四年以后定为清太医院医学生必修内容。这部书重视经脉、孔穴，通篇歌、图并茂，使学习针灸的人能够利用不同的歌、图达到反复熟悉经脉、孔穴及针刺法的目的。李学川撰《针灸逢源》，完整记载十四经穴361个，为后世针灸学教材所遵从。

中华人民共和国成立以来是腧穴理论体系繁荣发展时期，随着中医药事业的复兴和发展，针灸医学得到了前所未有的普及与提高。针灸工作者与多学科专家协作，应用现代科学知识和技术，对腧穴的形态和结构、生物物理特性、临床应用、作用机理、腧穴与针感、腧穴与经络脏腑关系等进行了大量的临床和实验研究，取得了较大成就。随着我国针灸学术的迅速发展和国际针灸学术交流的需要，近年国家对穴名及其读音、经穴数目和排列次序等都已作了统一规定。1989 年 10 月，世界卫生组织（WHO）在日内瓦总部召开了“针刺术语标准化国际会议”，讨论并通过了有关十四经脉、361 经穴、奇经八脉、48 奇穴和头针等的代号、汉字名称、汉语拼音等国际标准化内容。1990 年 11 月，中华人民共和国国家标准《经穴部位》（GB 12346-1990）颁布，对人体 361 个经穴及 48 个经外奇穴的定位进行了考证，制订出标准化方案，并于 1991 年 1 月 1 日起在全国范围内实施，这是我国第一部现代腧穴国家标准。后经修订，于 2006 年颁布了新的国家标准《腧穴名称与定位》（GB/T 12346-2006）。新标准规定了人体腧穴体表定位的方法和 362 个经穴、46 个经外奇穴的名称和定位，在传统 361 个经穴的基础上，将印堂穴纳入督脉。2017 年 7 月 1 日，我国正式实施《中华人民共和国中医药法》，这为推动针灸学的发展提供了法律保障。

复习思考

1. 简述经络、腧穴的概念。
2. 列表归纳经络腧穴文献的成书时间、著者和主要内容特点。
3. 制定各时期腧穴个数的记忆方案并强化记忆。
4. 查询经络腧穴的学习资源与班级同学分享。
5. 查询文献了解针灸铜人的故事，撰写相关感言。

扫一扫，看课件

任务二　经络总体认知

【学习目标】

掌握经络系统的组成；十二经脉的名称、分布规律、表里属络关系、循行走向与交接规律、气血循环流注；奇经八脉的名称、循行分布、作用及临床意义。

熟悉十五络脉、十二经别、十二经筋、十二皮部的分布、作用及临床意义。

熟悉经络的作用及临床应用。

一、经络系统的组成

经络系统（图 1-1），由经脉和络脉组成，其中经脉由十二经脉、奇经八脉，以及附属于十二经脉的十二经别、十二经筋和十二皮部组成；络脉由十五络脉和难以计数的浮络、孙络等组成。

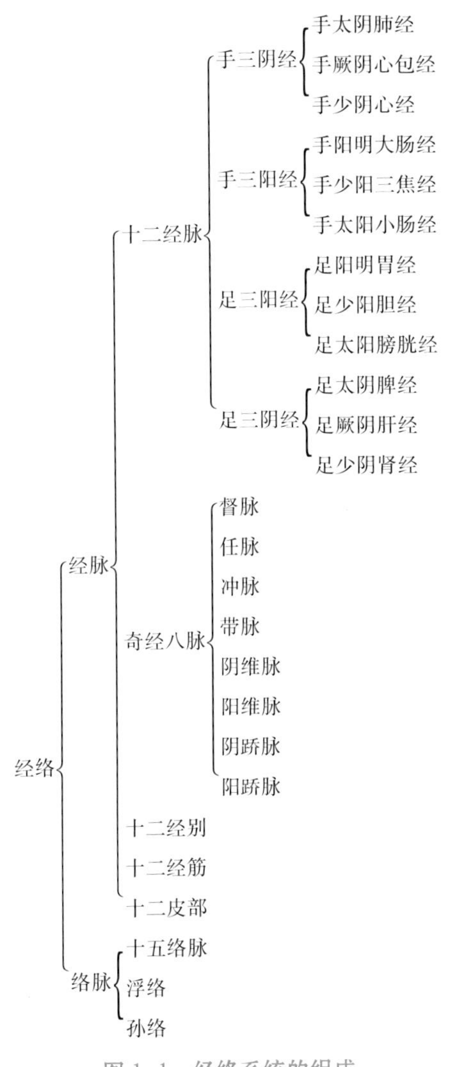

图 1-1　经络系统的组成

（一）十二经脉

十二经脉是手足三阴经和手足三阳经脉的总称，是经络系统的主体，又称“十二正经”。按其流注次序分别是手太阴肺经、手阳明大肠经、足阳明胃经、足太阴脾经、手少阴心经、手太阳小肠经、足太阳膀胱经、足少阴肾经、手厥阴心包经、手少阳三焦经、足少阳胆经和足厥阴肝经。十二经脉是经络系统的主干，“内属于腑脏，外络于肢节”（《灵枢·海论》），将人体内外联系成一个有机的整体。

1. 十二经脉的命名　十二经脉的名称由手足、阴阳和脏腑三部分组成。手足，表示经脉在上、下肢分布的不同，手经表示其外行路线分布于上肢，足经表示其外行路线分布于下肢。脏腑，表示经脉的脏腑属性，如肺经表示该经脉属肺脏，胃经表示该经脉属胃腑。阴阳，表示经脉的阴阳属性及阴阳之气的多少。一阴一阳衍化为三阴三阳，以区分阴阳气的盛衰（多少）：阴气最盛为太阴，其次为少阴，再次为厥阴；阳气最盛为阳明，其次为太阳，再次为少阳。根据阴阳气的多少，太阴与阳明、少阴与太阳、厥阴与少阳分别组成对应的表里相合关系。三阴三阳的名称广泛应用于经络的命名，经别、络脉、经筋也是如此。

循行于上肢内侧的经脉属阴，按照阴气的盛衰依次为手太阴、手少阴、手厥阴（手三阴经）。其中手太阴与肺脏相联属，称之为手太阴肺经；手少阴与心脏相联属，称之为手少阴心经；手厥阴与心包相联属，称之为手厥阴心包经。

循行于上肢外侧的经脉属阳，按照阳气的多寡依次为手阳明、手太阳、手少阳（手三阳经）。其中手阳明与大肠腑相联属，称之为手阳明大肠经；手太阳与小肠腑相联属，称之为手太阳小肠经；手少阳与三焦腑相联属，称之为手少阳三焦经。

以此类推，下肢内侧为阴，分布有足太阴脾经、足少阴肾经、足厥阴肝经（足三阴经）；下肢外侧为阳，分布有足阳明胃经、足太阳膀胱经、足少阳胆经（足三阳经）。

2. 十二经脉的分布规律 十二经脉是经络系统的主要内容。十二经脉在内属于脏腑，在外联络四肢、头面和躯干。又因为经脉主运行气血，其循行有一定的方向，即“脉行之逆顺”，后称之为“流注”。各经脉之间还通过分支相互联系，即“外内之应，皆有表里”。

（1）外行部分 十二经脉的外行部分是指经脉循行分布于四肢、躯干及头面的部分，称为“外行线”。《灵枢·海论》提到十二经脉“外络于肢节”。“肢”指四肢，“节”一般指骨节，故十二经脉“外络于肢节”指经脉联络肢体表面，称之为“有穴通路”，它们是经脉的主要循行路线，一般是经穴图和模型所标识的内容。

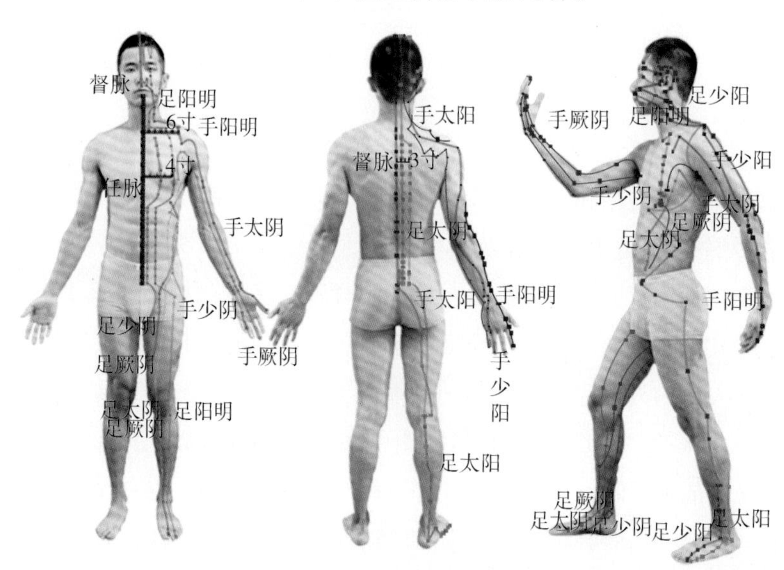

图 1-2 十二经脉分布示意图

以立正姿势、两臂自然下垂、拇指向前的体位为准，十二经脉在体表的分布规律为：

①四肢部：十二经脉在四肢部的分布规律为左右对称分布，阴经分布于四肢内侧，阳经分布于四肢外侧。

上肢的内侧（手掌侧）为阴，外侧（手背侧）为阳。手三阴经在上肢内侧的排列次序为太阴在前、厥阴在中、少阴在后，即从拇指到小指的体位分布为：手太阴、手厥阴、手少阴；手三阳经在上肢外侧的排列次序为阳明在前、少阳在中、太阳在后，即从拇指到小指的体位分布为：手阳明、手少阳、手太阳。

足三阴、三阳经在下肢的分布与上肢基本一致，但足三阴经的排列略有不同。足厥阴、足太阴经脉在内踝上8寸的位置前后交叉，所以在内踝上8寸以下，足三阴经在下肢内侧从前到后的排列为：足厥阴、足太阴、足少阴；而在内踝上8寸以上的排列则为：足太阴、足厥阴、足少阴；足三阳经在下肢外侧从前到后的排列次序为：足阳明、足少阳、足太阳。

②头面和躯干部：十二经脉在头面和躯干部的分布，大致是手三阴经分布到胸；足三阴经分布到腹及胸；手足三阳经均到达头面，故称“头为诸阳之会”。足三阳经从头到足，分布范围最广，足阳明经行于身前，足少阳经行于身侧，足太阳经行于身后，在头部亦是如此。

（2）内行部分　十二经脉的内行部分指经脉进入到胸腹腔内的部分，称为“内行线”。由于没有穴位分布，所以又称“无穴通路”。这部分的作用主要是联属相关的脏腑及组织。阴经属于脏，手三阴经联系胸部而内属于肺、心包、心；足三阴经联系腹部而内属于脾、肝、肾，即“阴脉营其脏”。阳经属于腑，手三阳经内属于大肠、三焦、小肠；足三阳经内属于胃、胆、膀胱，即“阳脉营其腑”。

3. 十二经脉的表里属络关系　脏腑有表里相合关系，三阴三阳有表里相合之对应关系（图1-3），十二经脉内属于脏腑，亦有相应的表里相合关系。阴经为里，属于脏；阳经为表，属于腑。互为表里的阴经与阳经在体内有属络关系，阴经属脏络腑，阳经属腑络脏，如手太阴肺经属肺络大肠，手阳明大肠经属大肠络肺。十二经脉如此构成六对表里属络关系：手太阴肺经与手阳明大肠经，手厥阴心包经与手少阳三焦经，手少阴心经与手太阳小肠经，足太阴脾经与足阳明胃经，足厥阴肝经与足少阳胆经，足少阴肾经与足太阳膀胱经。经脉的表里关系，除通过经脉的一阴一阳相互衔接、脏与腑的相互属络外，还通过经别和络脉的表里沟通而得到进一步的加强。

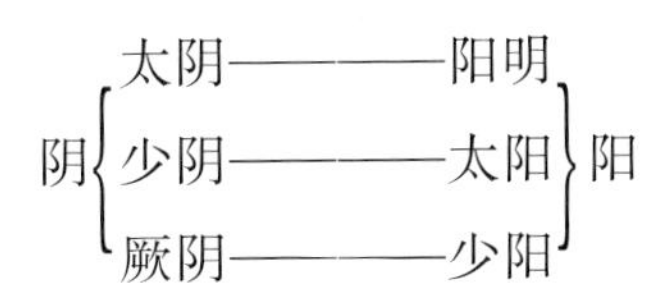

图1-3　三阴三阳表里相合对应关系

4. 十二经脉与脏腑器官的联络　十二经脉除了与体内的六脏六腑相属络外，还与其经循行分布部位的脏腑组织器官有着密切的联系。十二经脉与脏腑器官联络见表1-1。

表1-1　十二经脉与脏腑器官的联络

经脉名称	联络的脏腑	联络的器官
手太阴肺经	起于中焦，属肺，络大肠，还循胃口	喉咙
手阳明大肠经	属大肠，络肺	入下齿中，挟口、鼻
足阳明胃经	属胃、络脾	起于鼻，入上齿，环口挟唇，循喉咙
足太阴脾经	属脾，络胃，流注心中	挟咽，连舌本，散舌下
手少阴心经	属心，络小肠，上肺	挟咽，系目系
手太阳小肠经	属小肠，络心，抵胃	循咽，至目内外眦，入耳中，抵鼻
足太阳膀胱经	属膀胱，络肾	起于目内眦，至耳上角，入络脑
足少阴肾经	属肾，络膀胱，上贯肝，入肺中，络心	循喉咙，挟舌本
手厥阴心包经	属心包，络三焦	
手少阳三焦经	属三焦，络心包	系耳后，出耳上角，入耳中，至目锐眦
足少阳胆经	属胆，络肝	起于目锐眦，下耳后，入耳中，出耳前
足厥阴肝经	属肝，络胆，夹胃，注肺	过阴器，连目系，环唇内

5. 十二经脉的循行走向与交接规律

（1）十二经脉的走向和流注　十二经脉的循行有一定的方向，或上行，或下行，形成"脉行之逆顺"。据《灵枢·逆顺肥瘦》记载其走向规律是：手三阴经从胸走手，手三阳经从手走头，足三阳经从头走足，足三阴经从足走腹（胸）。

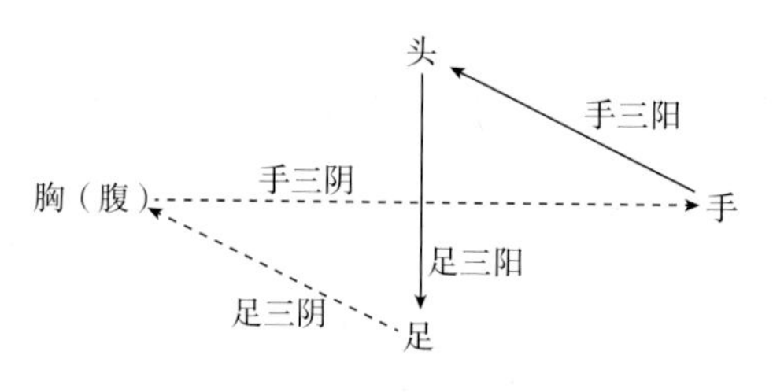

图1-4　十二经脉走向示意图

若将两手上举，阴经自下而上，阳经自上而下，呈现"阴升阳降"的规律。这种"脉行之逆顺"，后来称为"流注"。有了逆顺，十二经脉之间就可连贯起来，构成"如环无端"的气血流注关系，即肺经开始→大肠经→胃经→脾经→心经→小肠经→膀胱经→肾经→心包经→三焦经→胆经→肝经，继续循行有两条通道，一是从肝经注入肺经，形成循环；二是从肝经→督脉→任脉→肺经形成循环（图1-4）。

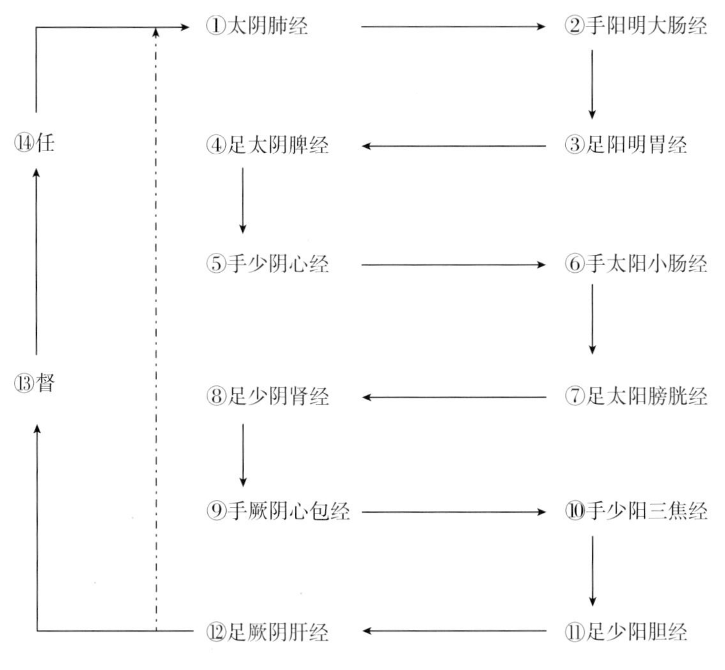

图 1-5　十二（四）经脉气血流注示意图

（2）十二经脉的交接　十二经脉循环流注，相互交接。十二经脉之间的交接有三种情况（图 1-6）：

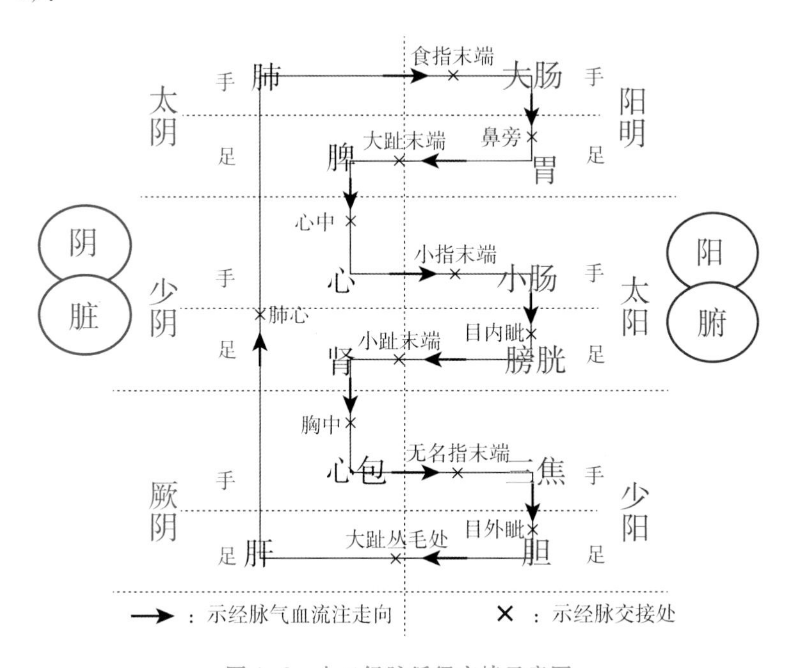

图 1-6　十二经脉循行交接示意图

①相表里的阴经与阳经在手足末端交接：手太阴肺经在食指桡侧端与手阳明大肠经交接；手少阴心经在小指尺侧端与手太阳小肠经交接；手厥阴心包经在无名指尺侧端与手少阳三焦经交接；足阳明胃经在足大趾内侧端与足太阴脾经相接；足太阳膀胱经在足小趾外侧端与足少阴肾经交接；足少阳胆经在足大趾外侧端与足厥阴肝经交接。

②同名的阳经在头面部交接：手阳明大肠经和足阳明胃经在鼻旁交接；手太阳小肠经与足太阳膀胱经在目内眦交接；手少阳三焦经和足少阳胆经在目外眦交接。

③相互衔接的阴经在胸部交接：足太阴脾经与手少阴心经交接于心中；足少阴肾经与手厥阴心包经交接于胸中；足厥阴肝经与手太阴肺经交接于肺中。

（二）奇经八脉

1. 名称 奇经八脉，是督脉、任脉、冲脉、带脉、阴维脉、阳维脉、阴跻脉、阳跻脉的总称，共八条。因其“别道奇行”，故称奇经八脉。

“奇”有“异”的含义，即指奇经不同于十二经脉，“别道奇行”。奇经八脉与十二正经不同，既不直接隶属于十二脏腑，也无表里配合关系，但与奇恒之腑（脑、髓、骨、脉、胆、女子胞）联系密切，故称“奇经”，是具有特殊分布与作用的经脉，对十二经脉系统起统率、联络和调节作用。

2. 循行分布 奇经八脉除带脉横向循行外，均为纵向循行，纵横交错地循行分布于十二经脉之间。奇经八脉的分布部位与十二经脉纵横交会。督脉循行于身后正中线，任脉循行于身前正中线，各有本经所属穴位，故与十二经脉合称为“十四经”。冲、带、阴阳跻、阴阳维等六脉无本经所属穴位，而是与十二经脉和任、督脉的一些穴位相交会。奇经八脉中的督脉、任脉、冲脉皆起于胞中，同出于会阴而异行，称为“一源三歧”。

奇经八脉循行分布和交会经脉见表 1–2。

3. 作用及临床意义 奇经八脉的主要作用体现在两方面：一是沟通了十二经脉之间的联系，将部位相近、功能相似的经脉联系起来，起到统摄有关经脉气血、协调阴阳的作用。督脉总督全身阳经经气，故称“阳脉之海”。任脉调节全身阴经经气，故称“阴脉之海”。冲脉可涵蓄调节十二经气血，故称“十二经脉之海”，又称“血海”。二是对十二经脉气血有着蓄积和渗灌的调节作用。十二经脉气血旺盛时，可流入奇经八脉加以储蓄，十二经脉气血不足时，奇经八脉又可渗灌注入十二经脉。

奇经八脉的功能见表 1–2。

表 1–2 奇经八脉循行分布、交会经脉和功能

奇经八脉	循行分布概况	交会经脉	功能
督脉	腰、背、头面正中	任脉、冲脉、带脉、阳维、手足三阳、足少阴、足厥阴	总督六阳经，调节全身阳经经气，故称“阳脉之海”

续表

奇经八脉	循行分布概况	交会经脉	功能
任脉	腹、胸、颏下正中	督脉、冲脉、带脉、足三阴、手少阳、手太阳、足阳明	总任六阴经，调节全身阴经经气，故称“阴脉之海”
冲脉	与足少阴经相并上行，环绕口唇，且与任、督、足阳明等有联系	任脉、督脉、带脉、足少阴、足阳明	涵蓄十二经气血，故称“十二经脉之海”或“血海”
带脉	起于胁下，环腰一周，状如束带	足少阳、督脉等诸纵行经脉	约束纵行躯干的诸条经脉
阳跻脉	足跟外侧，伴足太阳等经上行，至目内眦与阴跻脉会合	足太阳、足少阳、手太阳、手阳明、足阳明、阴跻	调节肢体运动，司目之开阖
阴跻脉	足跟内侧，伴足少阴等经上行，至目内眦与阳跻脉会合	阳跻、足太阳、手太阳、足阳明、足少阴	调节肢体运动，司目之开阖
阳维脉	足跗外侧，并足少阳经上行，至项后会合于督脉	督脉、足太阳、足少阳、手太阳、手少阳	调节六阳经经气
阴维脉	小腿内侧，并足太阴、厥阴上行，至咽喉合于任脉	任脉、足三阴	调节六阴经经气

（三）十二经别

十二经别，是从十二经脉另行分出，深入体腔，以加强表里相合关系的支脉，又称“别行之正经”。其名称以所别出的经脉名称而直接命名。

1. 分布特点 十二经别的循行分布规律具有“离、入、出、合”的特点。“离”指从十二经脉分出，分出部位一般在肘膝关节上下，没有具体穴位，一般多表里经别并行或合而行走；“入”指进入胸腹腔，多与所属经脉相关的表里相合脏腑相连，足三阳经的经别还与心相连；“出”指从头颈部而出；“合”指上达头面后，阳经的经别与本经相合，阴经的经别合于相表里的阳经经脉，如手太阴经别合于手阳明经脉，手阳明经别合于手阳明经脉。手足三阴三阳经别，按阴阳表里关系组成六对，称为“六合”。

2. 作用及临床意义 十二经别通过“离、入、出、合”的分布，沟通了表里两经，加强了经脉与脏腑间的联系。体现在：①加强了表里两经的联系作用，十二经别通过“六合”作用使十二经脉表里两经之间增强了联系。②加强了经脉与脏腑联系的作用，经别进入体腔以后，大多数都循行于该经脉所属脏腑，特别是阳经经别全部联系到其本经有关的脏和腑。③加强了十二经别与头部的联系的作用，不仅阳经经别到达头部，阴经经别也合于头面。从而突出了头面部经脉和穴位的重要性及其主治作用，扩大了手足三阴经穴位的主治范围，为手足三阴经中部分穴位能够治疗头面和五官疾病以及近代发展起来的头针、面针、耳针等奠定了理论基础。④经别还弥补了十二经脉分布的不足。如足阳明胃经循行未联系到心，手少阴心经循行也未到胃，但足阳明经别的循行上通于心，沟通了心与胃之间的联系，从而为和胃气以安心神的治法提供了理论依据；又如足太阳膀胱经的承山穴能够治疗肛肠疾患，也是因为其经别“别入于肛”。

（四）十二经筋

十二经筋是指与十二经脉相应的筋肉部分，其分布范围与十二经脉大体一致。“筋”，《说文》解作“肉之力也”，意指能产生力量的肌肉；而“腱”是“筋之本”，是筋附着于骨骼的部分。全身筋肉按经络分布部位分成手足三阴三阳，即十二经筋。

1. 分布特点　十二经筋起于四肢末端，上行于头面胸腹部。行于体表，不入内脏。具有结、聚、散、络的特点。每遇骨节部位则结聚于此，遇胸腹壁或入胸腹腔则散布于该部而成片，但与脏腑无属络关系。

十二经筋有刚筋、柔筋之分。刚（阳）筋从四肢末端循四肢外侧结于头面，以手足阳经经筋为主；柔（阴）筋从四肢末端循四肢内侧结于胸部（手三阴之筋）和阴器（足三阴之筋），以手足阴经经筋为主，足厥阴经筋还能总络诸筋。

2. 作用及临床意义　经筋的作用主要是约束骨骼，利于关节屈伸活动，以保持人体正常的运动功能。《素问·痿论》曰：“宗筋主束骨而利机关也。”

经筋为病多属于筋肉方面的疾病和运动功能的异常，如转筋、筋痛、弛纵、痹证、口眼歪斜、痿证等。针灸治疗经筋病多局部取穴，多用燔针劫刺。如《灵枢·经筋》云：“治在燔针劫刺，以知为数，以痛为输。”

（五）十二皮部

十二皮部是十二经脉功能活动反映于体表的部位，也是络脉之气在皮肤所散布的部位。《素问·皮部论》说：“皮者，脉之部也。”“凡十二经络者，皮之部也。”

1. 分布特点　十二皮部的分布区域，是以十二经脉体表的分布范围为依据的，是十二经脉在皮肤上分属的部位，《素问·皮部论》指出：“欲知皮部，以经脉为纪者，诸经皆然。”同时，皮部也是别络的分区，是络脉之气散布之所在。它同别络，特别是浮络有更密切的关系。

2. 作用及临床意义　皮部位于人体的最外层，是机体的卫外屏障，具有抗御外邪、保卫机体和反映病候、协助诊治的作用。《素问·皮部论》说：“皮者，脉之部也。邪客于皮则腠理开，开则邪入客于络脉，络脉满则注于经脉，经脉满则入舍于腑脏也。”这样，皮、络、经、腑、脏，成为疾病由外向内传变的层次，而脏腑、经络的病变也可以由此自内向外反映到皮部。因此，通过审察皮部和络脉的颜色、形态等变化，就可以推断和治疗脏腑经络病证。《素问·皮部论》：“其色多青则痛，多黑则痹，黄赤则热，多白则寒。”在治疗上，通过刺激皮部可调整经络及其所属脏腑组织的失衡状态，达到治愈疾病的目的。临床上皮肤针、皮内针、刺络、敷贴、热熨等疗法都是皮部理论的具体应用。

（六）十五络脉

十二经脉和任督二脉各自别出一络，加上脾之大络，共十五条，称“十五络脉”。其名称以所别出的经脉名称而命名。

1. 分布特点　十二经脉的络脉均从本经四肢肘膝关节以下的络穴分出，走向相表里的经脉，即阴经别络于相表里的阳经，阳经别络于相表里的阴经，如手太阴别络从列缺分出，别走手阳明；手阳明别络从偏历分出，别走手太阴。

任、督二脉的络脉和脾之大络主要分布于身前、身后和身侧。任脉的别络鸠尾分出后散布于腹部；督脉的别络从长强分出后散布于背脊与头部；脾之大络从大包分出后散布于胸胁。它们分别以其发出处的腧穴（络穴）名称命名。《灵枢·经脉》曰："凡此十五络者，实则必见，虚则必下。视之不见，求之上下。人经不同，络脉异所别也。"（表1-3）

表1-3　十五络脉分布简表

十五络脉	穴名	分布部位
手太阴络脉	列缺	腕上寸半，别走手阳明；直入掌中，散入鱼际
手厥阴络脉	内关	腕上二寸，别走手少阳；系于心包，络心系
手少阴络脉	通里	腕上寸半，别走手太阳；入于心中，系舌本，属目系
手阳明络脉	偏历	腕上三寸，别入手太阴；上曲颊，遍齿，入耳
手少阳络脉	外关	腕上二寸，合手厥阴；注胸中
手太阳络脉	支正	腕上五寸，内注手少阴；上走肘，络肩髃
足阳明络脉	丰隆	外踝上八寸，别走足太阴；络头项、喉嗌
足少阳络脉	光明	外踝上五寸，别走足厥阴；下络足跗
足太阳络脉	飞扬	外踝上七寸，别走足少阴
足太阴络脉	公孙	本节后一寸，别走足阳明；入络肠胃
足厥阴络脉	蠡沟	内踝上五寸，别走足少阳；上睾，结于茎
足少阴络脉	大钟	内踝后绕跟，别走足太阳；上走心包，外贯腰脊
任之络脉	鸠尾	下鸠尾，散于腹
督之络脉	长强	挟膂上项，散头上；别走太阳，入贯膂
脾之大络	大包	出渊腋下三寸，布胸胁

十五络脉是全身较大的络脉，对全身无数细小的络脉起主导作用。从络脉分出，浮行于浅表部位的络脉称为"浮络"，从络脉中分出的细小的分支称为"孙络"，孙络分布极广，遍布全身，难以计数，正如《灵枢·脉度》所说："经脉为里，支而横者为络，络之别者为孙。"

2. 作用及临床意义　四肢部的十二经别络，加强了十二经中表里两经的联系，沟通了表里两经的经气，补充了十二经脉循行的不足。躯干部的任络、督络和脾之大络，分别沟通了腹、背和身侧的经气，使人体躯干前、后、侧的联系得到进一步加强。此外，遍布全身的孙络等络脉，主要是促进气血以濡养全身组织。

络脉与经别都有加强表里两经间联系的作用，不同的是络脉主外，各有一络穴，并有所主病症，主要作用是加强肘膝关节以下表里两经之间的联系；而经别主内，没有所属穴位，也没有所主病症，主要作用是加强躯干部表里脏腑之间的联系和表里经脉在头面部的联系。

由于络脉细小，分支众多，气血行缓，邪客络脉容易影响络中气血津液的运行与输布，致使络失通畅或渗灌失常。当致病因素伤及络脉导致络病时，往往表现出易滞易瘀、易入难出、易积成形的病理特点。

根据络脉病候和络脉沟通表里两经的特点，可以选用络穴治疗络脉的虚实病证和相表里两经的病变。《黄帝内经》提出了缪刺、刺络、灸络等不同的治疗方法治疗络病。正如《素问·三部九候论》说："经病者治其经，孙络病者治其孙络血，血病身有痛者治其经络。"《灵枢·水胀》说："肤胀鼓胀……先泻其胀之血络，后调其经。"

络脉理论还可用于诊察疾病，如通过诊察络脉颜色的变化，可测知脏腑经脉的相关病变；根据络脉理论，可通过针刺放血治疗相应疾病，如用刺络拔罐法祛除络脉中的瘀积，达到通畅气血、治疗疾病的目的。

二、 经络的作用及临床应用

经络学说不仅在中医基础理论中占有重要地位，还体现在中医临床各科的应用中，经络学说对指导临床诊断和防治具有重要意义。

（一）经络的作用

《灵枢·经脉》曰："经脉者，所以决生死，处百病，调虚实，不可不通。"正常的生理情况下，机体处于经络通畅、气血调和、脏腑协调、阴阳平衡的状态。在病理情况下，就会出现经络不通、气血不畅、脏腑失调、阴阳失衡的状况。针灸治病就是通过针刺或艾灸相应的腧穴，以疏通经络气血，调节脏腑阴阳，达到治疗疾病的目的。

1. 联系脏腑，沟通内外 《灵枢·海论》曰："夫十二经脉者，内属于腑脏，外络于肢节。"人体的五脏六腑、四肢百骸、五官九窍、皮肉筋骨等组织器官，虽具有不同的生理功能，但互相联系，互相配合，进行有机的整体活动，使人体内外、上下、前后、左右构成了一个有机的整体。这种整体联系和整体活动主要是依靠经络系统的联络沟通作用而实现的。十二经脉及经别主要沟通人体体表与脏腑以及脏腑之间的联系；十二经脉和十五络脉主要沟通体表与体表以及体表与脏腑之间的联系；十二经脉通过奇经八脉加强经与经之间的联系；根结、标本、气街和四海，则加强了人体前后腹背和头身上下的分段联系。

2. 运行气血，营养周身 《灵枢·本藏》曰："经脉者，所以行血气而营阴阳，濡筋骨，利关节者也。"说明经络具有运行气血、濡养周身和协调阴阳的作用。气血是人体生命活动的物质基础。经络是人体气血运行的通道，通过经络的运行，气血输布至全身各个脏腑组织器官，使其得以营养，筋骨得以濡润，关节得以通利，机体才能发挥其正常生理作用，机体内外各部才能保持协调统一，阴阳平衡。

3. 抗御病邪，保卫机体　在疾病情况下，经络有抗御病邪、反映证候的作用。当病邪侵犯时，分布在体表的十二皮部、络脉和卫气发挥重要的抗御作用。在正虚邪乘的情况下，经络又是病邪传注的途径。病邪可由表及里、由浅入深，从皮部、络脉、经脉、脏腑逐步深入，从而出现相应的证候。另外，经络也是脏腑之间、脏腑与体表组织器官之间，病变相互影响的途径。经络反映证候，可以是局部的、一经的、数经的和整体的。寒热虚实的多种证候都是以经络的阴阳、气血盛衰为根据，疾病由表及里，由三阳经传入三阴经的发展变化过程，体现了经络与经络之间，经络与脏腑之间，存在着相互联系。如经络的阳气不足，会出现局部发凉或全身怕冷等症状；太阳病可出现“热结膀胱”和小肠腑症。

4. 传导感应，调整虚实　针灸所以能防病治病是基于经络具有传导感应和调整虚实的作用。《灵枢·官能》曰：“审于调气，明于经隧。”说明针灸治病讲究“调气”。针刺中的得气、行气与气至现象，是经络传导感应的功能表现，是针刺取得疗效的关键。正如《灵枢·九针十二原》说：“刺之要，气至而有效。”经脉的虚实是经络气血盛衰变化的具体反映，也是人体虚实状态的体现。经络调整虚实的功能是在相应的经络腧穴进行针灸刺激时，可通过经络的传导，起到“泻其有余，补其不足，阴阳平复”（《灵枢·刺节真邪》）的作用，最终达治疗疾病的目的。

（二）经络的临床应用

《灵枢·经脉》曰：“凡刺之理，经脉为始。”一切针刺的道理都是以经脉为基础的。经络不仅在人体生理功能的调控上具有重要作用，而且是临床上说明病理变化、指导辨证归经和针灸治疗的重要理论依据，故《医学入门》曰：“医而不明经络，犹人夜行无烛。业者不可不熟。”经络学说在临床上的应用主要体现在诊断和治疗两方面。

1. 诊断方面

（1）分经辨证　经络沟通人体内外上下、前后左右，每条经脉都有自己的循行分布及其所属脏腑组织，因此，根据经络循行联系以分析病证归属何经何络，即称“分经辨证”。通过分经辨证对于经气虚实、经气厥逆等证候的观察，可明确病位，了解疾病的性质、程度、发展和预后，对于疾病的诊断有着重要意义。

将病证按经脉归属和分类见于《足臂十一脉灸经》和《阴阳十一脉灸经》，前者在每条经脉循行联系后列有一组症状，后者则将病证分为两组。这些文献表明，古人从开始认识经络之时就将经脉的循行分布与病证联系在一起，用经脉对病证进行归类。《灵枢·经脉》的内容和体例与《阴阳十一脉灸经》基本相同，都将经脉病证分为“是动则病”和“是主某所生病”。“是动则病”是指如果这条经脉（及其所属脏腑）发生异常变化时可能出现的病证，“是主某所生病”是指本经脉及其穴位能够治疗的病证，二者所涉及的病证均包括其循行所过部位的外经病和相关脏腑病。虽然二者的角度不同，一个是从发病角度，一个是从治疗角度，但却可以相互补充，它们都是该条经脉穴位的主治范围。

除十二经脉的病候外，十五络脉、十二经筋也各有主病。奇经八脉与各经相交会，其所主病证又有特殊性。

（2）经络诊断　经络是人体的网络，它们沟通联络人体内外、上下、前后、左右，使其成为一个有机的整体。在病理状态下，经络也就成为传导病变的信息通道。当机体的脏腑组织发生病变时，常在其所联系的经脉上（尤其肘膝关节以下部位）出现多种阳性反应。通过对经脉所过部位的详细诊查，获得这些阳性反应的信息，并依此判断机体内部发生的病理变化，即为经络诊断。《灵枢·经水》曰“审、切、循、扪、按，视其寒温盛衰而调之”，这些都是就经络部位进行诊察的方法。临床上主要有望诊、问诊和触诊。

①望诊：当脏腑组织发生病变时，可能在相应的经脉系统上出现一些可见的病理变化，如变色、隆起、凹陷、丘疹、出血、血管充盈、皮肤粗糙和脱屑等。这些病理反应可能呈现为线条状，但更多时候为点状、片状，其部位可能为穴位，也可能不是穴位。有些阳性反应，如变色、隆起、凹陷，可能只有在按压之后才会出现或者更加明显。

②问诊：详细询问和了解患者主要症状的部位，以便明确病变的经脉归属。例如，患者主诉头痛，须问清楚头痛的具体部位，是在颠顶、前额、颞侧还是枕部，部位不同，归属的经脉也不同。此外，当脏腑组织发生病变时，也可能在相应的经脉上出现疼痛、厥冷、发热等症状。如痛经、月经不调患者，可能在下肢内侧足太阴脾经的循行路线上出现疼痛；心脏病患者也可能在前臂内侧手少阴心经的循行路线上出现酸胀、麻木或疼痛。

③触诊：触诊指用手指的指腹触摸以感觉皮肤的温度和湿度的变化，或者通过按压等方式探知皮肤和肌肉的隆起、凹陷，以及皮下结节及其软硬度、压痛、过敏等情况。

在经络诊断中，压痛是最常见、最有意义的阳性反应。《灵枢·背腧》曰“按其处，应在中而痛解”，这即是以痛为输。压痛是指当采用相同的力度按压时，在一定的经脉循行线上，有些部位所感受到的疼痛程度会比其他部位明显。一般地讲，在病变部位或附近出现压痛是十分常见的，如肩周炎在肩部一些穴位上出现压痛。而更有意义的是，压痛还经常出现在与病变相关联的经脉上，特别是十二经脉在四肢肘膝关节以下的部分。压痛可以是点状的，也可以是沿着经脉呈线条状分布。压痛点的位置可与理论上的腧穴位置相符，也可能在穴位附近甚至远离穴位处。皮下结节是纤维组织增生的结果，可呈现为条索状或颗粒状，质地坚硬，隐于皮下，常见于慢性病证。如慢性腹泻的患者，可能在下肢内侧足太阴脾经所过处出现皮下硬结。

临床上，上述诊断方法经常配合使用，必须注意的是，当经脉及其所联系的脏腑组织发生病变时，阳性反应主要出现在四肢经脉，特别是肘膝关节以下的部分，即经脉“本”的部分。因此，在经络诊查过程中，尤其应当注意观察这些部位的异常反应。

除了望、问、切诊等传统诊断方法外，近代还采用了皮肤电阻、皮肤温度测定、红外热像、同位素示踪、声波等技术，经络诊断方法更加多样化、现代化，诊断结果也更加客观。

2. 治疗方面

（1）对针灸治疗有重要的指导意义

①指导循经取穴：循经取穴是指在辨证分经的基础上，根据腧穴穴性的不同，选取与病证相关联经脉上的腧穴。腧穴是脏腑经络气血输注于体表的特殊部位。气血运行需要依赖经络系统，《灵枢·卫气失常》说“血气之输，输于诸经，气血留居”，而“穴”就是气血留居之处。人体有病时，气血就容易瘀积阻滞在这些部位，针灸这些穴位就可以疏通经络，使气血运行通畅，疾病即可消除。一般来说，经脉分布联系哪些部位，该经脉所属穴位就能主治发生在这些部位的病证，即“经脉所过，主治所及”。《四总穴歌》所载“肚腹三里留，腰背委中求，头项寻列缺，面口合谷收”就是循经取穴的具体体现。

②指导刺灸方法：根据皮部与经络脏腑的密切联系，可用皮肤针、皮内针治疗脏腑经脉的病证；经络闭阻、气血瘀滞，可以刺其络脉出血进行治疗，如目赤肿痛刺太阳穴出血、软组织挫伤在其损伤局部刺络拔罐等。这些都是经络理论在针灸临床上的应用。

（2）指导药物归经　药物按其主治性能归入某经和某几经，简称药物归经。此说是在分经辨证的基础上发展起来的。因病证可以分经，中药治疗亦可通过经络，使药达病所，从而发挥其治疗作用。如麻黄入肺、膀胱经，故能发汗、平喘和利尿。金元四大家中的张元素、李杲还根据经络学说，创立了“引经报使药”理论，为掌握药物主治性能提供方便。清代徐灵胎《医学源流论》说：“如柴胡治寒热往来，能愈少阳之病；桂枝治畏寒发热，能愈太阳之病；葛根治肢体大热，能愈阳明之病。盖其止寒热、已畏寒、除大热，此乃柴胡、桂枝、葛根专长之事。因其能治何经之病，后人即指为何经之药。”近代药物书中多有归经的记载。

综上所述，经络学说不仅是中医针灸学科的理论核心，而且对中医临床各科均具有重要指导作用。

复习思考

1. 简述经络的概念和经络系统的组成。
2. 简述十二经脉与奇经八脉的主要区别。
3. 简述十二经脉在四肢部的排列规律。
4. 简述十二经脉的交接规律和气血流注顺序。
5. 何为十二皮部？皮部理论有何临床意义？
6. 经络具有哪些作用？

7. 试述循经取穴的临床意义。

扫一扫，看课件

任务三　腧穴总体认知

【学习目标】

掌握十四经穴、经外奇穴、阿是穴的概念及特点；常用特定穴的概念、内容及临床应用；腧穴的定位方法。

熟悉腧穴的主治特点和规律。

了解腧穴的命名。

腧穴是人体脏腑经络气血输注出入体表的特殊部位，既是疾病的反应点，也是针灸防治疾病的刺激点。腧，通“输”，有转输、输注的含义；穴，是孔隙、空窍的意思。《黄帝内经》中又称腧穴为“气穴”“气府”“骨空”“节”“会”等；《针灸甲乙经》中则称为“孔穴”；《太平圣惠方》称作“穴道”；《铜人腧穴针灸图经》称为“腧穴”；《神灸经纶》称为“穴位”。现代则以“腧穴”为标准化名称。在古代文献中，腧、俞、输三字通用，均指腧穴，而现代“腧”是指穴位的统称；“俞”指特定穴中的背俞穴；“输”多用于五输穴。

腧穴并不是孤立于体表的点，而是与深部组织器官有着密切联系，沟通脏腑与体表、疏通气血的特殊反应点。腧穴与经络、脏腑、气血密切相关。经穴分别归属于各经脉，经脉又隶属于各脏腑，故腧穴、经脉、脏腑之间形成了不可分割的联系。腧穴可以在一定程度上反映脏腑的病理状态。临床上通过观察腧穴部位的形、色变化，按压痛点，扪查阳性反应物等辅助诊断，又可通过针刺腧穴，疏通经脉，调理气血，达到治疗疾病之目的。

一、腧穴的分类

人体的腧穴总体上可归纳为十四经穴、经外奇穴和阿是穴三类。

（一）十四经穴

凡归属于十二经脉和任、督二脉的腧穴，称为“十四经穴”，简称“经穴”，是腧穴体系中的主体。经穴的特点是有具体的名称，有固定的部位，有特定的经脉归属关系，有明确的主治病证，是腧穴的主要组成部分。

随着人们的医疗实践，经穴经历了一个由少到多的发展过程。历代具有代表性的针灸医籍及所载经穴总数列表如下（表1-4）。

表 1-4 历代十四经穴总数一览表

年代（公元）	作者	书名	穴名数		
			正中单穴	两侧双穴	穴名总数
战国（前 475~前 221 年）		《黄帝内经》	约 25	约 135	约 160
三国魏晋（256~260 年）	皇甫谧	《针灸甲乙经》	49	300	349
唐（682 年）	孙思邈	《千金翼方》	49	300	349
宋（1026 年）	王惟一	《铜人腧穴针灸图经》	51	303	354
元代（1341 年）	滑伯仁	《十四经发挥》	51	303	354
明代（1061 年）	杨继洲	《针灸大成》	51	308	359
清代（1742 年）	吴谦	《医宗金鉴》	52	308	360
清（1817 年）	李学川	《针灸逢源》	52	309	361
现代（2006 年）	中华人民共和国国家标准 GB/T 12346-2006	《腧穴名称与定位》	53	309	362

（二）经外奇穴

经外奇穴，指未纳入十四经穴范围，但有固定的名称、位置和主治病证的经验效穴，简称“奇穴”。这类腧穴的主治范围比较单纯，多数对某些病证有特殊疗效，如阑尾穴治疗阑尾炎、定喘穴平喘、四缝穴治小儿疳积等。

历代医家对奇穴的应用颇为重视，文献中有很多关于奇穴的记载。如孙思邈《千金方》记载奇穴 187 个，但当时没有“奇穴”这一名词。明代《奇效良方》专列奇穴，记载了 26 个奇穴。《针灸大成》列“经外奇穴”，记载 35 穴。《类经图翼》列“奇俞类集”篇，记载 84 穴。奇穴分布较为分散，一些奇穴虽不在十四经循行路线上，但与经络系统也有着密切联系。有的奇穴是由多个穴位组合而成，如十宣、八邪、八风、华佗夹脊等。有些奇穴就是经穴，如胞门、子户，实际就是水道穴；据《针灸聚英》载，四花即是双侧胆俞、膈俞四穴；灸痨穴即是双侧心俞等。历代对奇穴记载不一，也有一些奇穴在发展过程中被归入经穴。

（三）阿是穴

阿是穴指无具体名称和固定部位，以压痛点或其他反应点作为针灸施术部位的腧穴。又称为“不定穴”“天应穴”。“阿是”之称见于唐代《备急千金要方》：“有阿是之法，言人有病痛，即令捏（掐）其上，若里（果）当其处，不问孔穴，即得便快成（或）痛处，即云阿是，灸刺皆验，故曰阿是穴也。”“阿”字据《汉书·东方朔传》颜师古注，是“痛”的意思，因其按压痛处，病人会发出“啊”的一声，故名为“阿是”。

阿是穴源自《黄帝内经》所言“以痛为输”。这类腧穴既不是经穴，又不是奇穴，无具体名称，也无固定部位，而是以痛处为穴进行针刺或艾灸。临床上，经穴或奇穴也常以压痛反应来取穴，但不能称为阿是穴。阿是穴无一定数目。

二、腧穴的命名

腧穴中除阿是穴外，皆有固定部位和具体名称。腧穴的名称均有一定的意义，孙思邈《千金翼方》指出：“凡诸孔穴，名不徒设，皆有深意。”在古代文献中对腧穴命名的含义多有记载，对穴名意义的理解，有助于记忆腧穴的部位以及掌握其主治功用。

古人对腧穴的命名，取义非常广泛，参照腧穴的所在部位特点、主治作用，结合自然景象和医学理论等，多采用取类比象的方法，远取诸物，近取诸身，上至天文，下至地理，中及人体解剖和生理功能等内容，赋予腧穴一定的名称。现将腧穴的命名方法归纳分类如下：

（一）自然类

以天文学上日月星辰而命名，如日月、上星、璇玑、华盖、太乙、太白、天枢等。

以地理名称结合腧穴的形象而命名，可分以下几类：

1. 以山、陵、丘、墟来比喻腧穴的形象，如承山、大陵、梁丘、商丘、丘墟等。

2. 以溪、谷、沟、渎来比喻腧穴的形象，如后溪、阳溪、陷谷、合谷、支沟、水沟、中渎等。

3. 以海、泽、池、泉、渠、渊来比喻腧穴的流注形象，如少海、小海、尺泽、曲泽、曲池、阳池、曲泉、经渠、太渊、清冷渊等。

4. 以街、道、冲、处、市、廊来比喻腧穴的通路或处所，如气街、水道、关冲、五处、风市、步廊等。

（二）物象类

以动物名称来比喻腧穴的形态，如鱼际、鸠尾、伏兔、鹤顶、犊鼻等。

以植物名称来比喻腧穴的形态，如攒竹、禾髎等。

以建筑物之类来形容腧穴的形态，如天井、玉堂、巨阙、曲垣、库房、府舍、天窗、地仓、梁门、紫宫、内庭、气户等。

以事物之类来形容腧穴的象形或会意，如大杼、地机、颊车、缺盆、天鼎、悬钟等。

（三）人体类

1. 以人体解剖部位来命名，此类腧穴又可分为两类：

（1）以大体解剖名称来命名，如腕骨、完骨、大椎、曲骨、京骨、巨骨等。

（2）以脏腑名称来命名，如肺俞、心俞、肝俞、胆俞、脾俞、胃俞、肾俞、膀胱俞、大肠俞、小肠俞等。

2. 以人体生理功能来命名，此类腧穴可分以下两类：

（1）以一般生理功能来命名，如承浆、承泣、听会、劳宫、廉泉等。

（2）以气血脏腑功能来命名，如气海、血海、神堂、魄户、魂门、意舍等。

3. 以治疗作用来命名，如光明、水分、迎香、归来、筋缩等。

4. 以人体部位和经脉分属阴阳来命名，可分以下三类：

（1）以内外分阴阳来命名，如阳陵泉、阴陵泉等。

（2）以腹背分阴阳来命名，如阴都、阳纲等。

（3）以经脉交会分阴阳来命名，如三阴交、三阳络等。

三、特定穴

十四经穴中具有特殊治疗作用和特定名称的腧穴，称为特定穴。共分十类，分别是位于四肢肘膝以下的五输穴、原穴、络穴、郄穴、八脉交会穴、下合穴；位于胸腹、腰背部的募穴、背俞穴；位于四肢、躯干的八会穴及全身的交会穴。

（一）五输穴

十二经脉分布在四肢肘、膝关节以下，经气出、溜、注、行、入之处，名为井、荥、输、经、合的五类腧穴，总称五输穴。这是古人以自然界水流动向和水流大小所做的比喻，对经脉气血的流注由小到大、由少到多、由浅入深的形容，分别以井、荥、输、经、合来命名，即《灵枢·九针十二原》“所出为井，所溜为荥，所注为输，所行为经，所入为合”，由此说明经气在运行过程中每穴所具有的特殊作用（表1-5）。

1. 分布特点与组成

表1-5　五输穴流注及部位

五腧穴	比喻	经气流注	部位
所出为井	喻水之源头	为经气所出部位	分布于指、趾末端
所溜为荥	喻水微流	为经气流过之处	分布于掌指或跖趾关节之前
所注为输	喻水流由浅入深	为经气灌注之处	分布于掌指或跖趾关节之后
所行为经	喻水如江河畅通无阻	为经气盛行处	分布于前臂或胫部
所入为合	喻百川汇入湖海	为经气充盛入合于脏腑之处	分布于肘膝关节附近

五输穴与五行的配属始见于《灵枢·本输》，指出阴经井穴属木，阳经井穴属金。《难经·六十四难》据此补全了阴、阳各经五输穴的五行属性（表1-6、表1-7）。

表1-6　六阴经五输穴与五行配属表

六阴经	井（木）	荥（火）	输（土）	经（金）	合（水）
肺（金）	少商	鱼际	太渊	经渠	尺泽
肾（水）	涌泉	然谷	太溪	复溜	阴谷
肝（木）	大敦	行间	太冲	中封	曲泉
心（火）	少冲	少府	神门	灵道	少海
脾（土）	隐白	大都	太白	商丘	阴陵泉
心包（相火）	中冲	劳宫	大陵	间使	曲泽

表 1-7 六阳经五输穴与五行配属表

六阳经	井（金）	荥（水）	输（木）	经（火）	合（土）
大肠（金）	商阳	二间	三间	阳溪	曲池
膀胱（水）	至阴	足通谷	束骨	昆仑	委中
胆（木）	足窍阴	侠溪	足临泣	阳辅	阳陵泉
小肠（火）	少泽	前谷	后溪	阳谷	小海
胃（土）	厉兑	内庭	陷谷	解溪	足三里
三焦（相火）	关冲	液门	中渚	支沟	天井

2. 临床运用

（1）按五输穴主病特点选用　《灵枢·顺气一日分为四时》云："病在脏者，取之井；病变于色者，取之荥；病时间时甚者，取之输；病变于音者，取之经；经满而血者，病在胃，及以饮食不节得病者，取之于合。"其后《难经·六十八难》则概括为："井主心下满，荥主身热，输主体重节痛，经主喘咳寒热，合主逆气而泄。"综合近代临床的应用情况，井穴多用于急救，荥穴多用于治疗热病，输穴多用于治疗肢节酸痛，经穴多用于气喘咳嗽，合穴多用于治疗相关脏腑病证。

（2）按五行生克关系选用　五输穴具有五行属性，根据《难经·六十九难》提出"虚者补其母，实者泻其子"的观点，将五输穴配属五行使用，然后按"生我者为母，我生者为子"的原则，虚证用母穴，实证用子穴。这一取穴法亦称为子母补泻取穴法。

在具体运用时，分本经子母补泻和他经子母补泻两种方法。例如，肺经实证"泻其子"，肺在五行中属"金"，因"金生水"，"水"为"金"之子，故可选本经五行中属"水"的合穴即尺泽；肺经虚证"补其母"，肺属"金"，"土生金"，"土"为"金"之母，故应选本经属"土"的五输穴，即输穴太渊。这都属于本经子母补泻法的应用。同样用肺经实证来举例，在五行配属中肺属"金"，肾属"水"，肾经为肺经的"子经"，根据"实则泻其子"的原则，应在其子经（肾经）上选取"金"之"子"即属"水"的五输穴，为肾经合穴阴谷，此为他经子母补泻法的应用。

（3）按时选用　经脉的气血运行流注与季节和每日时辰的不同有密切的关系。《难经·七十四难》云："春刺井，夏刺荥，季夏刺输，秋刺经，冬刺合。"实质上是根据手、足三阴经的五输穴均以井木为始，与一年的季节顺序相应而提出的季节选穴。另外，子午流注针法则是根据十二经脉气血盛衰开合的时间，选用不同的五输穴，亦属于五输穴的按时选用。

（二）原穴

脏腑原气经过和留止于十二经脉的腧穴，称为原穴。

1. 分布特点及组成　十二经脉在腕、踝关节附近各有一个原穴，称为"十二经原穴"，简称"十二原"。原穴首载于《灵枢·九针十二原》，该篇记载了五脏原穴（左右各一），再加膏之原、肓之原，总称"十二原"。《灵枢·本输》补充了六腑原穴，至《难经》以后方补充完整。阴经原穴即本经五输穴的输穴，所以后世有阴经"以输代原"之说；阳经则于输穴之外另有原穴（表1-8）。

表1-8 十二原穴表

经脉	经脉-穴位	经脉-穴位	经脉-穴位
手三阴经	肺经-太渊	心经-神门	心包经-大陵
手三阳经	大肠经-合谷	小肠经-腕骨	三焦经-阳池
足三阴经	脾经-太白	肾经-太溪	肝经-太冲
足三阳经	胃经-冲阳	膀胱经-京骨	胆经-丘墟

2. 临床应用 原穴可用于诊断和治疗脏腑疾病。《灵枢·九针十二原》："五脏有疾也，应出十二原，十二原各有所出，明知其原，睹其应，而知五脏之害矣。"原穴是脏腑原气所留止之处，因此脏腑发生病变时，就会反映到相应的原穴上。

《难经·六十六难》记载："三焦者，原气之别使也，主通行原气，经历于五脏六腑。五脏六腑之有病者，皆取其原也。"《灵枢·九针十二原》说："凡此十二原者，主治五脏六腑之有疾者也。"原穴有调治其脏腑经络虚实各证的功能，针刺原穴能使三焦原气通畅，从而发挥其维护正气，抗御病邪的作用。

（三）络穴

络脉从经脉分出处的腧穴，称为络穴。

1. 分布特点及组成 络穴内容首载于《灵枢·经脉》。十二正经在肘、膝关节以下各有一络穴，加上任脉络穴、督脉络穴和脾之大络，总称十五络穴（表1-9）。

表1-9 十五络穴表

经脉	经脉-穴位	经脉一穴位	经脉一穴位
手三阴经	肺 经-列缺	心 经-通里	心包经-内关
手三阳经	大肠经-偏历	小肠经-支正	三焦经-外关
足三阴经	脾 经-公孙	肾 经-大钟	肝 经-蠡沟
足三阳经	胃 经-丰隆	膀胱经-飞扬	胆 经-光明
任、督、脾大络	任 脉-鸠尾	督 脉-长强	脾大络-大包

2. 临床应用 十二络脉具有加强表里两经联系的作用，络穴能沟通表里二经，故有"一络通二经"之说，因此，十二经的络穴除可治疗本经脉的病证、本络脉的虚实病证外，还能治疗其相表里之经的病证。如手太阴经的络穴列缺，以主治本络脉的病变"实则手锐掌热，虚则欠，小便遗数"为主，也能治疗肺经的咳嗽、喘息以及手阳明大肠经的齿、头

项痛等疾患。

原穴和络穴可单独使用，也可相互配合使用。常用先病经脉的原穴和后病的相表里经脉的络穴相配合，称为“原络配穴法”或“主客原络配穴法”，是表里经配穴法的典型应用。如肺经先病，先取其原穴太渊，大肠经后病，后取其络穴偏历。反之，大肠经先病，先取其原穴合谷，肺经后病，后取该经络穴列缺。

（四）郄穴

各经脉在四肢部经气深聚之处的腧穴，称为郄穴。

1. 分布特点及组成 郄穴内容首载于《针灸甲乙经》，十二正经及阴跻脉、阳跻脉、阴维脉、阳维脉各有一个郄穴，总称十六郄穴。郄穴大多分布于四肢肘膝关节以下（表1-10）。

表1-10 十六郄穴表

经脉	肺经	大肠经	胃经	脾经	心经	小肠经	膀胱经	肾经
郄穴	孔最	温溜	梁丘	地机	阴郄	养老	金门	水泉
经脉	心包经	三焦经	胆经	肝经	阴跻	阳跻	阴维	阳维
郄穴	郄门	会宗	外丘	中都	交信	跗阳	筑宾	阳交

2. 临床应用 郄穴常用于治疗本经循行部位及所属脏腑的急性病证。阴经郄穴多治血证，如孔最治咯血、中都治崩漏；阳经郄穴多治急性痛证，如颈项痛取外丘、胃脘痛取梁丘等。

另外，切、循、按、压郄穴，若有疼痛、酸胀或阳性反应物，还可以协助诊断相应经脉及脏腑疾患。

（五）背俞穴

脏腑之气输注于背腰部的腧穴，称为背俞穴。

1. 分布特点及组成 每一脏腑各有一个背俞穴，分布在背腰部足太阳膀胱经第1侧线上，大体依脏腑所在位置自上而下排列，分别以脏腑名称来命名，其内容首见于《灵枢·背腧》，至《千金要方》方补充完备（表1-11）。

表1-11 脏腑背俞穴表

脏腑	背俞穴	脏腑	背俞穴
肺	肺俞	胃	胃俞
心包	厥阴俞	三焦	三焦俞
心	心俞	肾	肾俞
肝	肝俞	大肠	大肠俞
胆	胆俞	小肠	小肠俞
脾	脾俞	膀胱	膀胱俞

2. 临床应用　背俞穴与脏腑有着特殊的联系，能反映五脏六腑的虚实盛衰。当背俞穴局部出现各种异常反应，如结节、陷下、条索状物、压痛、过敏、出血点、丘疹及温度或电阻变化时，往往反映相关脏腑的功能异常。《素问·阴阳应象大论》说“阴病治阳”，意指背俞穴在临床上主要以治疗五脏疾患为主，如肺俞治咳嗽、喘息、寒热，脾俞治腹胀、飧泄等。背俞穴不仅对脏腑病证有良好的治疗作用，同时也经常用于治疗与之相应脏腑有关的五体、五官疾患，如肝主筋，开窍于目，所以筋挛瘛疭、目视昏糊，取用肝俞。

（六）募穴

脏腑之气结聚于胸腹部的腧穴，称为募穴，又称“腹募穴”。

1. 分布特点及组成　五脏六腑各有一个募穴，均位于胸腹部，位置接近其脏腑所在。始见于《素问·奇病论》，至《针灸甲乙经》后方补充完备（表1-12）。

表1-12　十二募穴表

两侧募穴		正中募穴	
脏腑	募穴	脏腑	募穴
肺	中府	心包	膻中
肝	期门	心	巨阙
胆	日月	胃	中脘
脾	章门	三焦	石门
肾	京门	小肠	关元
大肠	天枢	膀胱	中极

2. 临床应用　募穴可以辅助诊断和治疗相应脏腑病证。不论脏腑病生于内，亦或邪犯于外，均可在相应募穴上出现异常反应，如压痛、酸胀、过敏等。临床根据这些反应，可以辅助诊断相应脏腑病证。《素问·阴阳应象大论》说“阳病治阴”，说明募穴多用于治疗六腑病证，如胃病多取中脘、大肠病多取天枢、膀胱病多取中极等。另外，募穴、背俞穴在治疗相应脏腑病证上常常配合应用，称为“俞募配穴法”。

（七）八会穴

脏、腑、气、血、筋、脉、骨、髓之气会聚的八个腧穴，称为八会穴（表1-13）。

1. 分布特点及组成　首载于《难经·四十五难》。八会穴分布部在躯干部和四肢部，其中脏、腑、气、血、骨之会穴在躯干部，筋、脉、髓之会穴在四肢部。

表1-13　八会穴表

脏会	腑会	气会	血会	筋会	脉会	骨会	髓会
章门	中脘	膻中	膈俞	阳陵泉	太渊	大杼	悬钟

2. 临床应用 八会穴与其所属的脏、腑、气、血、筋、脉、骨、髓的生理功能有着密切关系，是治疗有关各类疾病之要穴。如咯血、吐血、崩漏等血证可取血会膈俞治疗；呃逆、呕吐、泄泻等腑病可取腑会中脘治疗。另外，《难经·四十五难》又说："热病在内者，取其会之气穴也。"说明八会穴还能治某些热病。

（八）八脉交会穴

奇经八脉与十二正经在四肢部脉气相通的八个腧穴，称为八脉交会穴。又称"交经八穴""流注八穴"和"八脉八穴"。

1. 分布特点及组成 均分布于四肢肘膝关节以下（表1-14）。八脉交会穴内容首载于窦默《针经指南》，因窦氏善用此法，故有人称之为"窦氏八穴"。此后，明代刘纯《医经小学》和徐凤《针灸大全》始称此为"八脉交会八穴"。

表1-14 八脉交会穴表

<table>
<tr><th>经属</th><th>八穴</th><th>通八脉</th><th>会合部位</th></tr>
<tr><td>足太阴</td><td>公孙</td><td>冲脉</td><td rowspan="2">胃、心、胸</td></tr>
<tr><td>手厥阴</td><td>内关</td><td>阴维</td></tr>
<tr><td>手少阳</td><td>外关</td><td>阳维</td><td rowspan="2">目外眦、颊、颈、耳后、肩</td></tr>
<tr><td>足少阳</td><td>足临泣</td><td>带脉</td></tr>
<tr><td>手太阳</td><td>后溪</td><td>督脉</td><td rowspan="2">目内眦、项、耳、肩胛</td></tr>
<tr><td>足太阳</td><td>申脉</td><td>阳跻</td></tr>
<tr><td>手太阴</td><td>列缺</td><td>任脉</td><td rowspan="2">胸、肺、膈、喉咙</td></tr>
<tr><td>足少阴</td><td>照海</td><td>阴跻</td></tr>
</table>

2. 临床应用 八脉交会穴的应用极为广泛，李梴《医学入门》说："八法者，奇经八穴为要，乃十二经之大会也。""周身三百六十穴统于手足六十六穴，六十六穴又统于八穴。"强调了八脉交会穴的重要意义。

由于八穴与八脉相会通，八脉交会穴既可以治疗各自所属经脉的病证，也可以治疗所通奇经的病证。如公孙通冲脉，公孙既可治足太阴脾经病证，又可治冲脉病证。此外，还可上下配合应用，如公孙配内关，治疗胃、心、胸部病证；外关配足临泣，治疗目外眦、耳后、肩、颈、颊部病证；后溪配申脉，治疗目内眦、项、耳、肩胛部病证；列缺配照海，治疗肺系、咽喉、胸膈病证。

（九）下合穴

六腑之气下合于足三阳经的六个腧穴，称为下合穴，又称"六腑下合穴"。

1. 分布特点及组成 主要分布于下肢膝关节附近（表1-15）。下合穴的提出主要是基于《灵枢·本输》"六腑皆出足之三阳，上合于手者也"和《灵枢·邪气脏腑病形》"合治内腑"的理论。胃、胆、膀胱三腑的下合穴，即本经五输穴中的合穴，而大肠、小肠下合于胃经，三焦下合于膀胱经。

表1-15　下合穴表

六腑	胃	大肠	小肠	三焦	膀胱	胆
下合穴	足三里	上巨虚	下巨虚	委阳	委中	阳陵泉
穴位归经	足阳明	足阳明	足阳明	足太阳	足太阳	足少阳

2. 临床应用　下合穴主治该腑病证。如足三里治胃脘痛，上巨虚治肠痈、痢疾，下巨虚治泄泻，委阳、委中治膀胱、三焦气化失常而引起的癃闭、遗尿，阳陵泉治胆痛等。

（十）交会穴

两条或两条以上经脉交会通过的腧穴，称为交会穴。

1. 分布特点及组成　交会穴的记载始见于《针灸甲乙经》。其分布以头部、躯干部为主。

2. 临床应用　交会穴不仅能主治本经（脏腑）的病证，而且还能兼治所交会经脉及其脏腑的病证。如三阴交本属足太阴脾经，又与足少阴肾经、足厥阴肝经交会，为足三阴之交会穴，是治疗足三阴经及肝、脾、肾三脏疾患的重要腧穴。关元、中极是任脉穴，又与足三阴经相交会，故既可治疗任脉的疾患，又可治疗足三阴经的疾患。大椎是督脉的腧穴，又是六阳经之交会穴，故具有调节诸阳经、振奋全身阳气的作用，可治诸阳经的全身性疾患。

四、腧穴的主治特点及规律

（一）主治特点

通过刺激腧穴可防治疾病。实践证明，临床各科都有大量适用于刺激腧穴治疗的病证，包括许多功能性疾病、传染性疾病和某些器质性疾病。特别是对各种痛证、感觉障碍和功能失调的病证，尤其适合通过刺激腧穴进行治疗。通过针刺、艾灸等对腧穴的刺激以通其经脉，调其气血，使阴阳平衡，脏腑和调，从而达到扶正祛邪、治疗疾病的目的。腧穴的主治特点主要表现为近治作用、远治作用和特殊作用。

1. 近治作用　指腧穴有主治其所在部位局部及其邻近脏腑、组织、器官病证的作用，即“腧穴所在，主治所在”。这是所有腧穴主治作用的共同特点。如眼区的睛明、承泣等穴均能治疗眼疾；耳区的听宫、听会、翳风、耳门等穴均能治疗耳病；胃脘部的中脘、建里等穴均能治疗胃痛；膝部的阳陵泉、阴陵泉、梁丘等穴均能治疗膝关节病等。近治作用还包括较宽的范围，头和躯干部分段选穴，都出于腧穴的近治作用。如脏腑俞募穴的应用等。

2. 远治作用　指腧穴能主治经脉循行所过的远隔部位的脏腑、组织、器官的病证，即“经脉所过，主治所及”。这是经穴，尤其是十二经脉在四肢肘膝关节以下腧穴的主治特点。如合谷穴不仅可治疗上肢病，还可治颈及头面部病证；三阴交不仅可治疗下肢病，还可治腹泻、遗尿、月经不调等病。“四总穴歌”四个穴位的主治作用就是远治作用的典型例证。

3. 特殊作用　某些腧穴具有特殊的作用，亦体现了腧穴的特性。

（1）双向良性调整作用　当机体处于不同状态时，针刺同一腧穴可起到双向良性的调整作用。如泄泻时针刺天枢穴能止泻，便秘时针刺天枢穴则能通便；心动过速时针刺内关穴能减慢心率，心动过缓时针刺内关穴能加快心率。

（2）相对特异性作用　不同经脉腧穴其主治作用具有相对特异性，同一经脉不同的腧穴，其主治作用亦具有相对特异性。如二间、三间、合谷穴同属手阳明大肠经，均可治疗牙痛，但以合谷疗效最好；至阴能矫正胎位；大椎、合谷能退热；足三里、关元、大椎能强壮身体等；背俞穴、原穴可主治五脏病证；募穴、下合穴主治六腑病证；郄穴主治急性、痛性病证。

（二）主治规律

1. 分经主治规律　腧穴分经主治是指某一经所属腧穴均可治疗本经循行部位及其相应脏腑的病证。如手太阴肺经的腧穴，均可治疗咳嗽、气喘等肺系病证，即“经脉所过，主治所及”。根据分经主治规律，针灸临床治疗时应“宁失其穴，勿失其经”。各经有其主要治疗病证（主病），邻近的经又有类似主治作用，或两经相同，或三经相同，这是“三阴”“三阳”在治疗作用上的共性。手足三阴三阳及任督二脉经穴主治规律如下（表1-16至表1-20）。

表1-16　手三阴经穴主治规律

<table>
<tr><th>经名</th><th>本经主病</th><th>二经相同</th><th>三经相同</th></tr>
<tr><td>手太阴经</td><td>肺、喉病</td><td></td><td rowspan="3">胸部病</td></tr>
<tr><td>手厥阴经</td><td>心、胃病</td><td rowspan="2">神志病</td></tr>
<tr><td>手少阴经</td><td>心病</td></tr>
</table>

表1-17　手三阳经穴主治规律

<table>
<tr><th>经名</th><th>本经主病</th><th>二经相同</th><th>三经相同</th></tr>
<tr><td>手阳明经</td><td>前头、鼻、口齿病</td><td></td><td rowspan="3">眼病、咽喉病、热病</td></tr>
<tr><td>手少阳经</td><td>侧头、胁肋病</td><td rowspan="2">耳病</td></tr>
<tr><td>手太阳经</td><td>后头、肩胛、神志病</td></tr>
</table>

表 1-18　足三阳经穴主治规律

<table>
<tr><th>经名</th><th>本经主病</th><th>二经相同</th><th>三经相同</th></tr>
<tr><td>足阳明经</td><td>前头、口、齿、咽喉、胃肠病</td><td></td><td rowspan="3">神志病、热病</td></tr>
<tr><td>足少阳经</td><td>侧头、耳、项、胁肋、胆病</td><td rowspan="2">眼病</td></tr>
<tr><td>足太阳经</td><td>后头、项、背腰、肛肠病</td></tr>
</table>

表 1-19　足三阴经穴主治规律

<table>
<tr><th>经名</th><th>本经主病</th><th>二经相同</th><th>三经相同</th></tr>
<tr><td>足太阴经</td><td>脾胃病</td><td></td><td rowspan="3">腹部病</td></tr>
<tr><td>足厥阴经</td><td>肝病</td><td rowspan="2">前阴病</td></tr>
<tr><td>足少阴经</td><td>肾、肺、咽喉病</td></tr>
</table>

表 1-20　任督二脉经穴主治规律

<table>
<tr><th>经名</th><th>本经主病</th><th>三经相同</th></tr>
<tr><td>任脉</td><td>中风脱证、虚寒、下焦病</td><td rowspan="2">神志病、脏腑病</td></tr>
<tr><td>督脉</td><td>中风昏迷、热病、头部病</td></tr>
</table>

2. 分部主治规律　腧穴的分部主治是指身体某一部位腧穴均可治疗本部位及某类病证。如头面、颈项部腧穴，以治疗头面五官及颈项部病证为主。腧穴分部主治与其位置特点密切相关，又与四海、气街的功能相关。各部腧穴分部主治规律如下（表 1-21、表 1-22）。

表 1-21　头面颈项部经穴主治规律表

分布	主治
前头、侧头区	眼、鼻病
后头区	神志、头部病
项区	神志、咽喉、眼、头项病
眼区	眼病
鼻区	鼻病
颈区	舌、咽喉、气管、颈部病

表 1-22　胸腹背腰部经穴主治规律表

前	后	主治
胸膺部	上背部	肺、心（上焦病）
胁腹部	下背部	肝胆脾胃（中焦病）
少腹部	腰尻部	前后阴、肾、肠、膀胱（下焦病）

五、 腧穴的定位方法

腧穴定位准确与否直接影响针灸治疗效果，腧穴定位要依据一定的方法，才能保证其准确性。

中医学对人体部位与方位的描述与现代解剖学有所不同。传统取穴姿势（图 1-7）：人体自然直立，两手下垂，掌心向内，两足与肩同宽。主要使用以下三对术语：

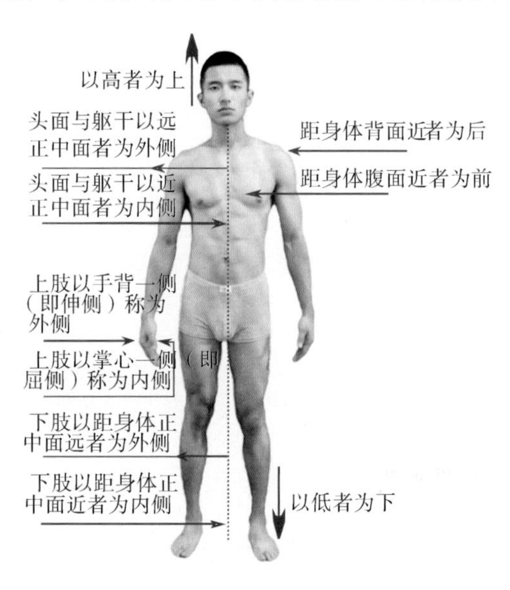

图 1-7 传统取穴姿势示意图

1. 内与外　上肢以掌心一侧（即屈侧）称为内侧；以手背一侧（即伸侧）称为外侧。下肢以距身体正中面近者为内侧；以距正中面远者为外侧；下肢的后部称为后侧。

2. 前与后　距身体腹侧面近者为前，距背侧面近者为后，如人体的经脉分布以阳明在前、太阳在后，太阴在前、少阴在后。针灸学中对于腧穴位置的描述，有时也以远端为前，近端为后，如二间在本节前，三间在本节后。

3. 上与下　一般以高者为上，低者为下。如中脘在脐上 4 寸，中极在关元下 1 寸，足三里在膝眼下 3 寸，内关在大陵上 2 寸。

此外，针灸学中称手、足部掌面与背面皮肤的移行处为“赤白肉际”，掌指关节或跖趾关节都称为“本节”。

国家标准《腧穴名称与定位》（GB/T 12346-2006）中，采用现代人体解剖学术语来描述腧穴定位，以便于国际交流。现代人体解剖学主要方位（图 1-8）术语如下：

1. 内侧与外侧　近于正中面者为内侧，远于正中面者为外侧。在描述前臂时，相同的概念用尺侧、桡侧表示。

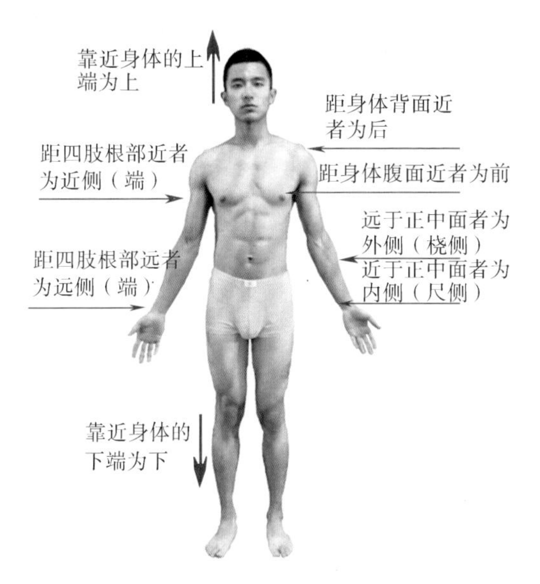

图 1-8 现代人体解剖学方位示意图

2. 上与下　分别指靠近身体的上端与下端。

3. 前与后　距身体腹面近者为前，距身体背面近者为后。

4. 近侧端与远侧端　距四肢根部近者为近侧端，距四肢根部远者为远侧端。

腧穴的定位方法主要包括体表解剖标志定位法、骨度分寸定位法、手指同身寸定位法、简便取穴法四种。临床应用时，各种取穴方法可以结合使用，一般能够用骨度分寸定位的腧穴尽量不用手指同身寸定位法和简便取穴法。

（一）体表解剖标志定位法

体表解剖标志定位法，是以解剖学的各种体表标志为依据确定腧穴定位的方法。体表解剖标志可分为固定标志和活动标志两种。

1. 固定标志　指各部由骨骼和肌肉所形成的凸起和凹陷、五官轮廓、发际、指（趾）甲、乳头、脐窝等。如腓骨小头前下方凹陷处取阳陵泉、三角肌尖端部取臂臑、目内眦角稍上方取睛明、两眉之间取印堂、鼻尖取素髎、脐中取神阙、两乳头连线中点取膻中、耻骨联合上缘中点取曲骨等。

2. 活动标志　指各部的关节、肌肉、肌腱、皮肤随着活动而出现的空隙、凹陷、皱纹、尖端等，如屈肘成直角时肘横纹外侧端凹陷取曲池；握拳掌横纹头取后溪；张口取耳门、听宫、听会；闭口取下关；翘拇指时腕背横纹上拇长、短伸肌腱之间的凹陷中取阳溪；上臂外展至水平位，当肩峰与肱骨粗隆之间会出现两个凹陷，前方凹陷取肩髃，后方凹陷取肩髎等。这些都是在活动状态下取穴定位的标志。

常用定穴解剖标志的体表定位方法如下：

——第 2 肋：平胸骨角水平，锁骨下可触及的肋骨即第 2 肋。

——第 4 肋间隙：男性乳头平第 4 肋间隙。

——第 7 颈椎棘突：颈后隆起最高且能随头旋转而转动者为第 7 颈椎棘突。

——第 2 胸椎棘突：直立，两手下垂时，两肩胛骨上角连线与后正中线的交点。

——第 3 胸椎棘突：直立，两手下垂时，两肩胛冈内侧端连线与后正中线的交点。

——第 7 胸椎棘突：直立，两手下垂时，两肩胛骨下角的水平线与后正中线的交点。

——第 12 胸椎棘突：直立，两手下垂时，横平两肩胛下角与两髂嵴最高点连线的中点。

——第 4 腰椎棘突：两髂嵴最高点连线与后正中线的交点。

——第 2 骶椎：两髂后上棘连线与后正中线的交点。

——骶管裂孔：取尾骨上方左右的骶角，与两骶角平齐的后正中线上。

——肘横纹：与肱骨内上髁、外上髁连线相平。

——腕掌侧远端横纹：与豌豆骨上缘、桡骨茎突尖下连线相平。

——腕背侧远端横纹：与豌豆骨上缘、桡骨茎突尖下连线相平。

（二）骨度分寸定位法

骨度分寸定位法是指以体表骨节为主要标志折量全身各部的长度和宽度，定出分寸，用于腧穴定位的方法。即以《灵枢·骨度》规定的人体各部的分寸为基础，并结合历代学者创用的折量分寸作为取穴的依据，主要方法是：将设定的两骨节点之间的长度折量为一定的等份，每 1 等份为 1 寸。依据国家标准《腧穴名称与定位》（GB/T 12346-2006），全身主要骨度分寸如下（表 1-23、图 1-9）。

表 1-23　骨度分寸表

部位	起止点	折量寸	度量法	说明
头面部	前发际正中→后发际正中	12	直寸	用于确定头部腧穴的纵向距离
	眉间（印堂）→前发际正中	3	直寸	用于确定前或后发际及头部腧穴的纵向距离
	两额角发际（头维）之间	9	横寸	用于确定头前部腧穴的横向距离
	耳后两乳突（完骨）之间	9	横寸	用于确定头后部腧穴的横向距离
胸腹胁部	胸骨上窝（天突）→剑胸结合中点（歧骨）	9	直寸	用于确定胸部任脉穴的纵向距离
	剑胸结合中点（歧骨）→脐中	8	直寸	用于确定上腹部腧穴的纵向距离
	脐中→耻骨联合上缘（曲骨）	5	直寸	用于确定下腹部腧穴的纵向距离
	两肩胛骨喙突内侧缘之间	12	横寸	用于确定胸部腧穴的横向距离
	两乳头之间	8	横寸	用于确定胸腹部腧穴的横向距离
背腰部	肩胛骨内侧缘→后正中线	3	横寸	用于确定背腰部腧穴的横向距离
	大椎以下至尾骶	21 椎		用于确定背腰部腧穴的纵向距离

续表

部位	起止点	折量寸	度量法	说明
上肢部	腋前、后纹头→肘横纹（平尺骨鹰嘴）	9	直寸	用于确定上臂部腧穴的纵向距离
	肘横纹（平尺骨鹰嘴）→腕掌（背）侧远端横纹	12	直寸	用于确定前臂部腧穴的纵向距离
下肢部	耻骨联合上缘→髌底	18	直寸	用于确定大腿内侧部腧穴的纵向距离
	髌底→髌尖	2	直寸	
	髌尖（膝中）→内踝尖	15	直寸	用于确定小腿内侧部腧穴的纵向距离
	胫骨内侧髁下方阴陵泉→内踝尖	13	直寸	
	股骨大转子→腘横纹（平髌尖）	19	直寸	用于确定大腿前外侧部腧穴的纵向距离
	臀沟→腘横纹	14	直寸	用于确定大腿后部腧穴的纵向距离
	腘横纹（平髌尖）→外踝尖	16	直寸	用于确定小腿外侧部腧穴的纵向距离
	内踝尖→足底	3	直寸	用于确定足内侧部腧穴的纵向距离

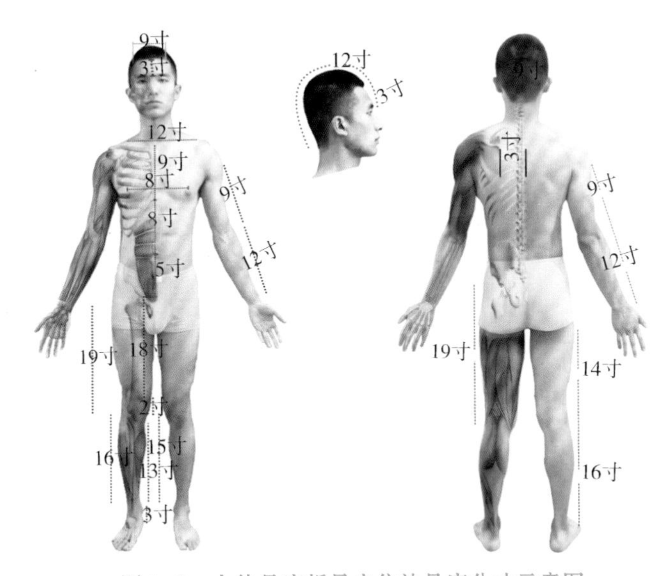

图1-9 人体骨度折量定位法骨度分寸示意图

（三）手指同身寸定位法

手指同身寸定位法是指依据被取穴者本人手指所规定的分寸以量取腧穴的方法，又称手指比量法、指寸取穴法，习称“同身寸”。在具体取穴时，用骨度分寸定位法无法定位的腧穴，可参照被取穴者自身的手指进行比量，以确定腧穴的定位。手指同身寸定位法分中指同身寸、拇指同身寸和横指同身寸三种。

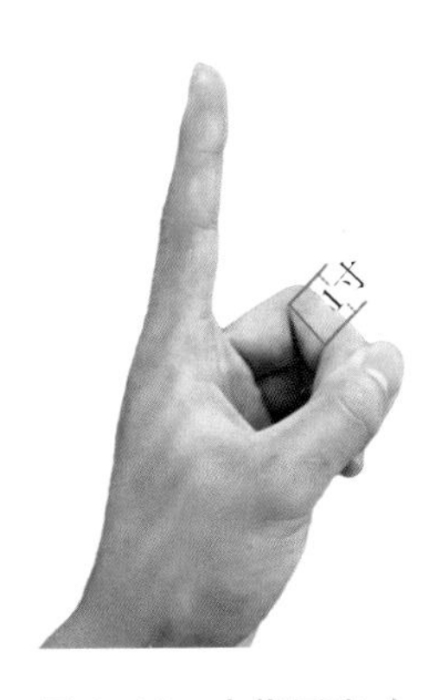

图1-10 中指同身寸

1. 中指同身寸　以被取穴者的中指中节桡侧两端纹头（拇指、中指屈曲成环形）之间的距离作为1寸（图1-10）。

2. 拇指同身寸　以被取穴者拇指的指间关节的宽度作为1寸（图1-11）。

3. 横指同身寸（一夫法）　被取穴者手食、中、无名、小指四指并拢，以其中指中节横纹为准，其四指的宽度作为3寸。因以其四指的宽度为一夫，故横指同身寸又称“一夫法”（图1-12）。

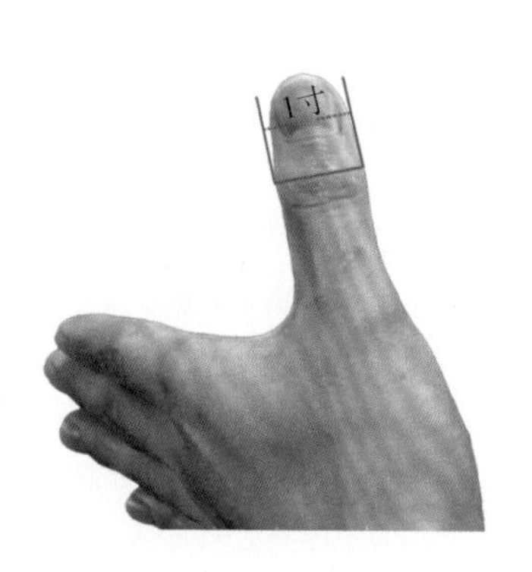

图1-11　拇指同身寸

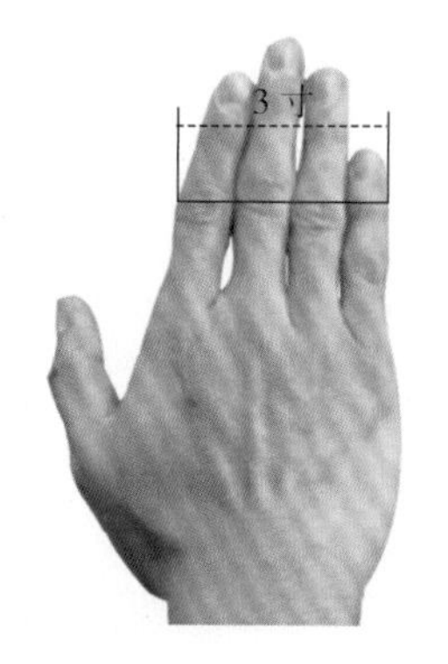

图1-12　横指同身寸

（四）简便取穴法

简便取穴法是临床上一种简便易行的腧穴定位方法。如两虎口自然平直交叉，一手食指压在另一手腕后高骨的上方，当食指尽端处取列缺；半握拳，当中指端所指处取劳宫；立正姿势，两手下垂，于中指尖处取风市；两耳尖连线中点取百会等。简便取穴法是一种辅助取穴方法。

腧穴定位的以上四种方法在应用时需互相结合，主要采用体表解剖标志定位法、骨度分寸定位法，而对少量难以完全采用上述两种方法定位的腧穴，则配合使用手指同身寸定位法和简便取穴法。

附：特定穴歌

井荥输原经合歌

少商鱼际与太渊，经渠尺泽肺相连。商阳二三间合谷，阳溪曲池大肠牵。
隐白大都太白脾，商丘阴陵泉要知。厉兑内庭陷谷胃，冲阳解溪三里随。
少冲少府属于心，神门灵道少海寻。少泽前谷后溪腕，阳谷小海小肠经。
涌泉然谷与太溪，复溜阴谷肾所宜。至阴通谷束京骨，昆仑委中膀胱属。
中冲劳宫心包络，大陵间使曲泽全。关冲液门中渚焦，阳池支沟天井要。
大敦行间太冲看，中封曲泉属于肝。窍阴侠溪临泣胆，丘墟阳辅阳陵泉。

十二原穴歌

太冲原肝丘墟胆，心包大陵胃冲阳，太渊肺而太溪肾，京骨之原本膀胱，
神门心兮太白脾，合谷腕骨大小肠，三焦要从阳池取，十二原穴仔细详。

十五络穴歌

人身络穴一十五，我今逐一从头举，手太阴络为列缺，手少阴络即通里，
手厥阴络为内关，手太阳络支正是，手阳明络偏历当，手少阳络是外关，
足太阳络号飞扬，足阳明络丰隆上，足少阳络为光明，足太阴络公孙寄，
足少阴络名大钟，足厥阴络蠡沟乡，阳督之络号长强，阴任之络号鸠尾，
脾之大络为大包，十五络脉君须记。

十六郄穴歌

郄义即孔隙，本属气血集，证候反应点，临床能救急，肺向孔最取，大肠温溜别，
胃经是梁丘，脾属地机穴，心则取阴郄，小肠养老列，膀胱金门守，肾向水泉施，
心包郄门刺，三焦会宗持，胆郄在外丘，肝经中都是，阳跻跗阳走，阴跻交信期，
阳维阳交穴，阴维筑宾知。

十二背俞穴歌

三椎肺俞厥阴四，心五肝九十胆俞，十一脾俞十二胃，十三三焦椎旁居，
肾俞却与命门平，十四椎外穴是真，大肠十六小十八，膀胱俞与十九平。

十二募穴歌

天枢大肠中府肺，关元小肠巨阙心，中极膀胱京门肾，胆经日月肝期门。
脾募章门胃中脘，气化三焦石门寻，心包募穴何处取，胸前膻中窥浅深。

八会穴歌

脏会章门腑中脘，气血膻中膈俞当，骨会大杼髓绝骨，筋脉阳陵太渊商。

八脉交会穴歌

公孙冲脉胃心胸，内关阴维下总同；临泣胆经连带脉，阳维目锐外关逢；
后溪督脉内眦颈，申脉阳跻络亦通；列缺任脉行肺系，阴跻照海膈喉咙。

下合穴歌

胃经下合三里乡，上下巨虚大小肠，膀胱当合委中穴，三焦下合属委阳，
胆经之合阳陵泉，腑病用之效必彰。

复习思考

1. 列表比较三类腧穴的特点。
2. 列表比较特定穴的分布特点和主治特点。
3. 制定一个适合于自己记忆特定穴和常用骨度分寸的方案。
4. 自制弹性腧穴取穴尺。
5. 查文献阐明先有经络还是先有腧穴。

扫一扫，看课件

任务四　根结标本与气街四海认知

【学习目标】

熟悉标本、根结、气街、四海的概念及内容。

了解标本、根结、气街、四海的应用。

根结、标本、气街、四海的理论是经络学说的重要组成部分，它们从各经的纵向或横向方面进一步阐述了经络腧穴上下内外的对应关系，是关于经络纵横关系的理论，强调了人体四肢与头身的密切关系，指出四肢远端的特定穴与头、胸、腹、背部腧穴的关系，用以指导临床辨证和用穴。根与结、标与本，主要分析经络的纵向关系，气街和四海主要是分析经络的横向关系。

一、 根与结

（一）概念及内容

根结是指十二经脉之气起始和归结的部位。

“根结”一词首见于《灵枢·根结》。“根”，即树根，有起始的含义，是经气所起的根源处，为四肢末端的“井穴”。“结”，即结聚，有归结的含义，是经气所归的结聚处，为在头面、胸、腹的一定部位和器官。根据《灵枢·根结》所载足六经根结的位置，结合相应腧穴列表如下（表 1-24）。

表 1-24 足六经根结部位表

经名	根（井穴）	结
太阳	至阴	命门（目）
阳明	厉兑	颃颡（鼻咽）
少阳	足窍阴	窗笼（耳）
太阴	隐白	太仓（胃）
少阴	涌泉	廉泉（舌下）
厥阴	大敦	玉英，络膻中（胸）

《灵枢·根结》虽只举论足六经之“根”，但从井穴与头面胸腹的关联意义来理解，手六经应与足六经相似，故元代窦默在《标幽赋》中便有了“四根三结”的概括提法。这是在足六经根结的基础上进一步指出十二经脉都是以四肢井穴为根，合称“四根”，以头、胸、腹三部为结，合称“三结”，使经络的根结理论更为完善。

《灵枢·根结》除了论述足三阳、足三阴经的根结部位，还论述了手足三阳经的“根、溜、注、入”部位。

“根、溜、注、入”，是指手足三阳经脉气出入流行的部位。“根”，是经气所起的根源处，为井穴；“溜”，是经气所流经之处，多为原穴或经穴；“注”，是经气所灌注之处，多为经穴或合穴；“入”，是经络之气所进入之处，上部为颈部各阳经穴，下部为络穴。见表 1-25。

表 1-25 六阳经根溜注入穴位表

经脉	根	溜	注	入	
				下（络）	上（颈）
足太阳	至阴（井）	京骨（原）	昆仑（经）	飞扬	天柱
足少阳	足窍阴（井）	丘墟（原）	阳辅（经）	光明	天容
足阳明	厉兑（井）	冲阳（原）	足三里（合）	丰隆	人迎
手太阳	少泽（井）	阳谷（经）	小海（合）	支正	天窗
手少阳	关冲（井）	阳池（原）	支沟（经）	外关	天牖
手阳明	商阳（井）	合谷（原）	阳溪（经）	偏历	扶突

（二）意义及应用

根结理论说明了经气活动的上下联系，强调以四肢末端为出发点，着重于经络之气循行的根源与归结。这与十二经脉的起止点不完全相同，而与五输穴的排列先后却一致。可以说，这是经气运行的重要形式，强调四肢腧穴对于头身的重要作用。临床上对头、胸、腹方面的病证，既可以选取四肢部以井穴为代表的有关穴位，又可以“根部”与“结部”相配合取穴。如《肘后歌》说的“头面之疾针至阴”，“顶心头痛眼不开，涌泉下针定安泰”。临床上还有取商阳配迎香主治齿痛颈肿、鼻塞鼽衄，头临泣配厉兑主治目痛流泪、腹胀和梦魇，隐白配大包主治崩漏、癫狂、胸胁疼痛等，均是“根部”与“结部”相结合的“上下配穴法”。根结理论指出了四肢末端的腧穴对头身疾病的重要治疗作用。

二、标与本

（一）概念及内容

标本是指十二经脉之气集中和弥散的部位。

“标”原意是树梢，意为上部，与人体头面胸背的位置相应。“本”是树根，意为下部，与人体四肢下端相应。经脉的标本，用于说明经脉上下相互关联和本末关系，标本指经脉的本末，强调经气集中于四肢部位为“本”，扩散于头面和躯干一定部位为“标”，人体的头面、躯干与四肢相对来说位置在上，以此阐明经气运行上者应于下、下者应于上的密切联系。十二经脉均有标部与本部。根据《灵枢·卫气》所载标本的位置，结合相应腧穴列表如下（表1-26）。

表1-26 十二经脉标本

十二经脉	本		标	
	部位	相应腧穴	部位	相应腧穴
足太阳	跟以上5寸中	跗阳	命门（目）	睛明
足少阳	窍阴之间	足窍阴	窗笼（耳）之前	听会
足阳明	厉兑	厉兑	人迎、颊、颃颡	人迎
足少阴	内踝下上2寸中	交信、复溜	背俞与舌下两脉	肾俞、廉泉
足厥阴	行间上5寸所	中封	背俞	肝俞
足太阴	中封前上4寸中	三阴交	背俞与舌本	脾俞、廉泉
手太阳	外踝之后	养老	命门（目）之上1寸	攒竹
手少阳	小指次指之间上2寸	中渚	耳后上角、下外眦	丝竹空
手阳明	肘骨中，上至别阳	曲池	颜下合钳上	扶突
手太阴	寸口之中	太渊	腋内动脉	中府
手少阴	锐骨之端	神门	背俞	心俞
手厥阴	掌后两筋之间2寸中	内关	腋下3寸	天池

（二）意义及应用

十二经脉的标本理论，可应用于针灸临床的诊断和治疗。诊断方面，当经脉及其所属脏腑组织发生病变时，常常在经脉的根、本部位出现异常反应，如压痛、变形、血管充盈等。因此，通过望诊、切诊等手段检查经脉的根、本部位（尤其穴位处）的变化，对诊断头面、躯干及内脏病证有重要意义。此外，胸腹背部的穴位，以俞募穴位为代表，对诊断相应脏腑疾病也有特殊意义。治疗方面，《素问·五常政大论》：“病在上，取之下；病在下，取之上；

病在中，傍取之。”《灵枢·终始》：“病在上者，下取之；病在下者，上取之；病在头者，取之足；病在腰者，取之腘。”这些论述，都是从标本理论提出的配穴原则，指导临床取穴。一般来说，四肢肘膝以下本部和根部是十二经经气交接流注的重要部位，本部的腧穴具有治疗本经远隔部位疾患的重要作用。如特定穴中的五输穴、原穴、十二经络穴、郄穴、八脉交会穴、下合穴皆在本部。这些腧穴临床中对头面、胸、腹及内脏疾病往往有很好的治疗效果。标本理论，以头、胸背部为“标”。在头面标部的腧穴，主要治疗头面、五官及脑的疾病；在胸背标部的腧穴，以俞募穴为代表，对治疗胸腹内脏疾病有重要的意义。

三、气街

（一）概念及内容

气街是经气聚集汇通的共同通路。《说文解字》：“街，四通道也。”气街，分别是头、胸、腹、胫四处气街。《灵枢·卫气》说：“请言气街，胸气有街，腹气有街，头气有街，胫气有街。故气在头者，止之于脑；气在胸者，止之膺与背俞；气在腹者，止之背俞与冲脉于脐左右之动脉者；气在胫者，止之气街与承山踝上以下。”说明头之气街，分布于头与脑之间，指头面部与脑之间的内外通路；胸之气街，分布于胸膺部脏腑与背部腧穴之间，指的是膈以上各脏与背部之间的内外通路；腹之气街，分布于腹部脏腑与背腰部腧穴及脐旁冲脉之间，指的是膈以下各脏腑与背部之间的内外通路；胫之气街，分布于气冲、承山穴及踝部上下之间，指下肢部气冲穴以下的一些通路。

气街，主要说明头、胸、腹、胫这些部位是经气循行的共同通道，气街理论从部位上联系“标”和“结”，可以看出，头、胸、腹是“标”和“结”的所在，与气街关系密切。气街与“结”和“标”部位对照表如下（表1-27）。

表1-27　气街与“结”“标”部位对照表

<table>
<tr><th>部位</th><th>气街</th><th>结</th><th>标</th></tr>
<tr><td rowspan="3">头</td><td rowspan="3">脑</td><td>目（命门）</td><td>目（命门）上</td></tr>
<tr><td>耳（窗笼）</td><td>耳（窗笼）前</td></tr>
<tr><td>鼻咽（颃颡）</td><td>耳后上角、目外眦、颊、颃颡</td></tr>
<tr><td rowspan="3">胸</td><td rowspan="3">膺、背俞（心、肺）</td><td>胸喉（玉英、膻中）</td><td>背俞（心俞）</td></tr>
<tr><td rowspan="2">舌（廉泉）</td><td>腋内动脉（肺）</td></tr>
<tr><td>腋下三寸（心）</td></tr>
<tr><td rowspan="3">腹</td><td rowspan="3">冲脉、背俞（肝、脾、肾）</td><td rowspan="3">胃（太仓）</td><td>背俞（肝、脾、肾俞）</td></tr>
<tr><td>舌本（脾）</td></tr>
<tr><td>舌下两脉（肾）</td></tr>
<tr><td>胫</td><td>气街（气冲）、承山、踝上下</td><td></td><td></td></tr>
</table>

（二）意义及应用

气街理论，着重阐述头、胸、腹、胫部是经气汇合共同循行的通道。气街所在部位同时也是经脉之“标”与“结”所在的部位（胫气街除外），这些部位的穴位以治疗局部病证为主。

手足三阳经及督脉均循行至头面，分别与脑、头面、五官相联系，其气输注于头面部腧穴。如《灵枢·海论》以脑为髓海，其腧穴上在百会、下在风府；手三阴经均循行至胸，分别与肺、心、心包相联系，其气输注汇聚于胸部和背俞穴；足三阴经均循行至腹，分别与肝、脾、肾及六腑相联系，其气输注汇聚于腹部和背俞穴。因此，凡分布在相应气街部位的腧穴，可治疗各相关部位的疾病。同时，气街横贯脏腑经络，纵分头、胸、腹、胫的网络状分布特点也扩大了十四经穴的主治范围，各经穴不仅能治疗本经的病证，而且还可以治疗其他经脉的病变。

此外，气街理论对于针灸临床腧穴配伍有重要指导意义。针灸临床上采用的俞募配穴法、前后配穴法、近部取穴法等，均以气街理论为依据。

四、四海

（一）概念及内容

四海，是指人体气血营卫产生、分化和汇聚的四个重要部位。

“海”，《说文解字》：“天池也，以纳百川者。”按经络理论，人身十二经脉主运行气血，就像大地上的河流，比拟为“十二经水”。水归于大海，十二经脉气血也归于人身的“四海”。《灵枢·海论》中明确指出：“人有髓海，有血海，有气海，有水谷之海，凡此四者以应四海也。”

《灵枢·海论》将胃、冲脉、膻中、脑四个部位，分别称为水谷之海、血海、气海、髓海，并且指出了四海各有所输注的穴位：“胃者，水谷之海，其输上在气街，下至三里；冲脉者，为十二经之海，其输上在于大杼，下出于巨虚之上下廉；膻中者，为气之海，其输上在于柱骨之上下，前在于人迎；脑为髓之海，其输上在于其盖，下在风府。”即胃为水谷之海，所输注的部位上在少腹气冲穴处，下在足阳明胃经足三里穴处。冲脉为血海，又称十二经之海，所输注的部位上在膀胱经之大杼穴处，下出于胃经的上巨虚穴和下巨虚穴。膻中为气海，所输注的穴位上在项部哑门穴与大椎穴之间，前在人迎穴处。脑为髓海，所输注的部位上在头之颠顶百会穴处，下在项后风府穴处。四海部位及所输注的腧穴如下（表1-28）。

表 1-28　四海部位及输注穴表

四海	部位	所输注腧穴	
		上输穴	下输穴
脑为髓海	头部	百会	风府
膻中为气海	胸部	哑门、大椎	人迎
胃为水谷之海	上腹部	气冲	足三里
冲脉为血海、十二经之海	下腹部	大杼	上巨虚、下巨虚

四海与气街具有其一致性。从位置上讲，脑为髓海，与头气街相通；膻中为气海，与胸气街相通；胃为水谷之海，与腹气街相通；冲脉为血海、十二经脉之海，与腹气街和胫气街相通。可以说四海与气街着重于经络气血横向的联系与汇通。

（二）意义及应用

四海理论与气街理论相一致，都是用于说明经脉之“结”与“标”的。四海是全身气、血、精、神的生成和汇集之地，是十二经脉之归结所在，也是对头、胸和腹功能的高度概括。

脑为髓海，位居头部，是“元神之府”，是神气的本源，人体精神的主宰。督脉和足太阳经与脑直接相连，而督脉又与手足三阳经相连，因此，可以认为髓海为人体阳气的依归。膻中为气海，位居上焦胸中，为宗气汇聚之处，是对心肺功能的概括，与手三阴经联系密切。胃为水谷之海，位居中焦，主受纳水谷，是化生营卫、气血的本源，为五脏六腑所禀受，故又称为“五脏六腑之海”。足阳明经脉属胃，其气血最盛。冲脉为血海，又为十二经脉之海，其部位主要在下焦，与足三阴经和任脉关系密切。冲脉起于肾下胞中，为“脐下肾间动气”所在，肾主藏精，故冲脉又与肾精有关。四海之间相互配合，水谷之海是化生气血的本源；其上部为气海，主一身之气；下部为血海，主一身之血；血气之精华则上聚于脑髓，是为“精明之府”和“元神之府”。

《灵枢·海论》详述了四海之有余不足之症：“气海有余者，气满胸中，悗息面赤；气海不足，则气少不足以言。血海有余，则常想其身大，怫然不知其所病；血海不足，亦常想其身小，狭然不知其所病。水谷之海有余，则腹满；水谷之海不足，则饥不受谷食。髓海有余，则轻劲多力，自过其度；髓海不足，则脑转耳鸣，胫酸眩冒，目无所见，懈怠安卧。”治疗上应当以“审守其输而调其虚实”为总原则。

复习思考

1. 何谓根结、标本、气街、四海？
2. 简述经脉根结、标本理论的临床应用？
3. 简述临床如何应用气街、四海理论？

项目二

十二经络与腧穴识别及应用

扫一扫，看课件

任务一　手太阴经络与腧穴识别及应用

【学习目标】

掌握本经脉循行和常用腧穴（中府、尺泽、孔最、列缺、太渊、鱼际、少商）的定位、主治和刺灸注意事项。

熟悉本经脉的主治概要。

了解本经的络脉、经筋、经别及其他腧穴。

一、手太阴经络

（一）手太阴经脉

经脉循行

【原文】

《灵枢·经脉》：肺手太阴之脉，起[1]于中焦[2]，下络[3]大肠，还循[4]胃口[5]，上膈属[6]肺。从肺系[7]，横出腋下，下循臑[8]内，行少阴、心主[9]之前，下肘中，循臂[10]内上骨[11]下廉[12]，入寸口[13]，上鱼，循鱼际[14]，出大指之端。

其支[15]者，从腕后，直出次指内廉，出其端。（图 2-1）

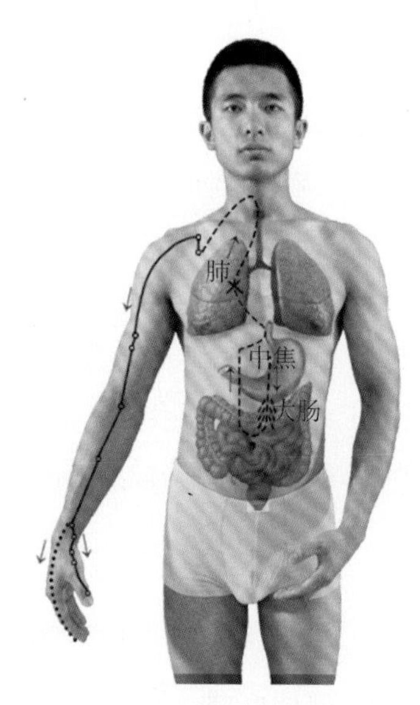

图 2-1　手太阴经脉循行示意图

【注释】

[1] 起：起始，出发。

[2] 中焦：脐以上膈以下胃脘部。

[3] 络：联络，网络，散络。

[4] 还循：还，回来；循，顺沿，沿着。

[5] 胃口：指胃之上口，贲门部。

[6] 属：隶属、统属。

[7] 肺系：指与肺相关联的喉咙、气管等组织。

[8] 臑（nào）：指上臂。屈侧称臑内，当肱二头肌部；伸侧称臑外，当肱三头肌部。

[9] 少阴、心主：指手少阴心经及手厥阴心包经。

[10] 臂：指前臂。

[11] 上骨：指桡骨。

[12] 廉：指边缘、棱角部。

[13] 寸口：腕后桡动脉搏动处。

[14] 鱼际：指大鱼际部。

[15] 支：经脉分出的支脉。

【语译】

手太阴肺经，起于中焦，向下联络大肠，再返回沿胃上口，穿过横膈，入属于肺。从肺系（气管、喉咙部）向外横行至腋窝下，沿上臂内行，循行于手少阴与手厥阴经之前，下至肘中，沿着前臂内侧桡骨尺侧缘下行，经寸口动脉搏动处，行至大鱼际，再沿大鱼际桡侧缘循行直达拇指末端。

其支脉，从手腕后分出，沿着食指桡侧直达食指末端。

经脉病候

【原文】

《灵枢·经脉》：是动则病[1]，肺胀满，膨膨而喘咳，缺盆[2]中痛，甚则交两手而瞀[3]，此为臂厥[4]。

是主肺所生病者[5]，咳，上气，喘喝[6]，烦心，胸满，臑臂内前廉痛厥，掌中热。

气盛有余，则肩背痛，风寒汗出中风，小便数而欠[7]；气虚，则肩背痛、寒，少气不足以息，溺色变[8]。

【注释】

[1] 是动则病：动，变动。原指经脉变动异常，此指这一经脉发生异常变化就可能出

现有关病证。

［2］缺盆：指锁骨上窝。

［3］瞀（mào）：指心胸闷乱，视物模糊。

［4］臂厥：指前臂经脉所过处发生气血阻逆的见症。

［5］是主肺所生病者：主，主治。指本经腧穴能主治有关肺及其经脉异常变化所发生的病证。

［6］喘喝：气喘声粗。

［7］欠：原指呵欠。此处属实证，当是指张口出气。

［8］溺色变：指小便颜色异常。

【语译】

本经异常变化表现为下列病证：肺部胀满，膨膨气喘、咳嗽，锁骨上窝内（包括喉咙部分）疼痛，严重的则交捧着两手，感到胸部烦闷，视觉模糊，还可发生前臂部的气血阻逆如厥冷、麻木、疼痛等症。

本经穴主治有关“肺”方面所发生的病证：咳嗽，气急，喘息，心烦，胸闷，上臂、前臂的内侧前缘酸痛或厥冷，或掌心发热。

当气盛有余时，可见肩背酸痛，感受风寒而汗出，伤风，小便频数，张口嘘气；而气虚不足时，则见肩背冷痛，气短，小便颜色异常。

主治概要

1. 胸、肺、咽喉部及肺脏有关病证：咳嗽，气喘，咽喉肿痛，咯血，胸痛等。

2. 经脉循行部位的其他病证：肩背痛，肘臂挛痛，手腕痛等。

（二）手太阴络脉

【原文】

《灵枢·经脉》：手太阴之别[1]，名曰列缺。起于腕上分间[2]，并[3]太阴之经，直入掌中，散入于鱼际。（图 2-2）

实，则手锐[4]掌热；虚，则欠㰦[5]，小便遗数[6]。取之去腕一寸半，别走阳明也。

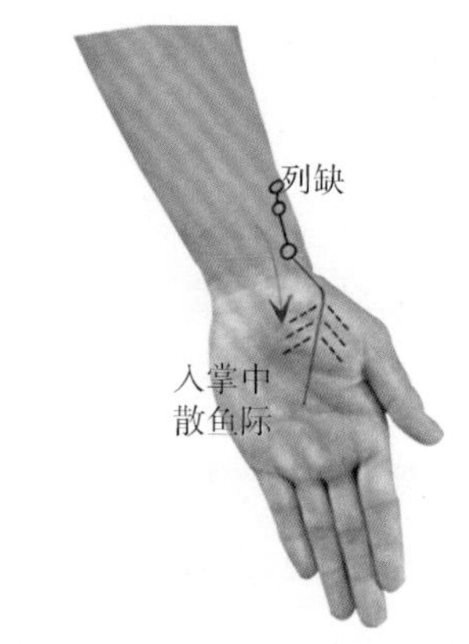

图 2-2　手太阴络脉循行示意图

【注释】

［1］别：分支，此指络脉。

［2］分间：即分肉之间。

［3］并：指与经脉并列而行。

［4］手锐：手的锐骨部，在小鱼际后方。

［5］欠㰦（qù）：欠，呵欠；㰦，同呿，张口的样

子。欠款，指张口出气，为肺气不足所致。

［6］遗数：遗，小便不禁；数，小便频数。此属虚证。

【语译】

手太阴络脉，名列缺，起于腕关节上方一寸半处的分肉之间，走向手阳明经脉；与手太阴经并行，直走入手掌中，散布在大鱼际部。

实证，手腕和手掌部灼热；虚证，张口出气、尿频、遗尿。可取手太阴络穴治疗。

（三）手太阴经别

【原文】

《灵枢·经别》：手太阴之正[1]，别入渊腋[2]少阴之前，入走肺，散之大肠，上出缺盆，循喉咙，复合阳明[3]。（图 2-3）

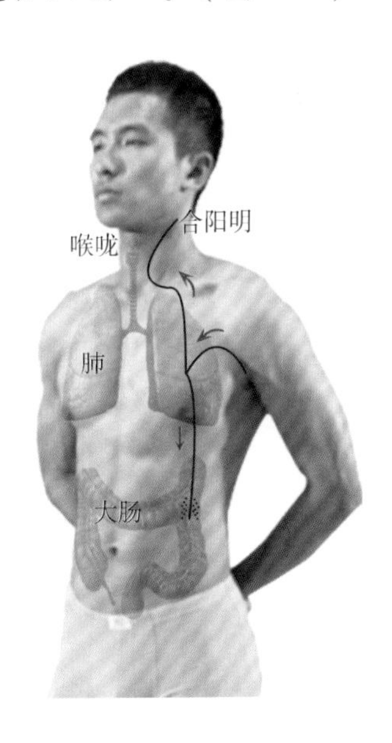

图 2-3　手太阴经别循行示意图

【注释】

［1］正：十二经别又称为别行之正经，意指从十二经脉分出。

［2］别入渊腋：指分支进入腋窝。“渊腋”不宜作穴名解。

［3］复合阳明：又合于手阳明经，约当扶突穴部。经别无所属穴，为说明其出入所在，故结合穴位表示。

【语译】

手太阴经别，从手太阴经脉分出，进入腋下，行于手少阴经别之前，入胸腔后走向肺脏，散布到大肠，向上通过缺盆部，沿喉咙，在约当扶突穴处又合于手阳明经脉。

（四）手太阴经筋

【原文】

《灵枢·经筋》：手太阴之筋，起于大指之上，循指上行，结于鱼后[1]；行寸口外侧，上循臂，结肘中；上臑内廉，入腋下，出缺盆，结肩前髃[2]；上结缺盆，下结胸里，散贯贲[3]，合贲下，抵季胁。（图 2-4）

其病：当所过者，支转筋[4]痛，其成息贲[5]者，胁急、吐血。

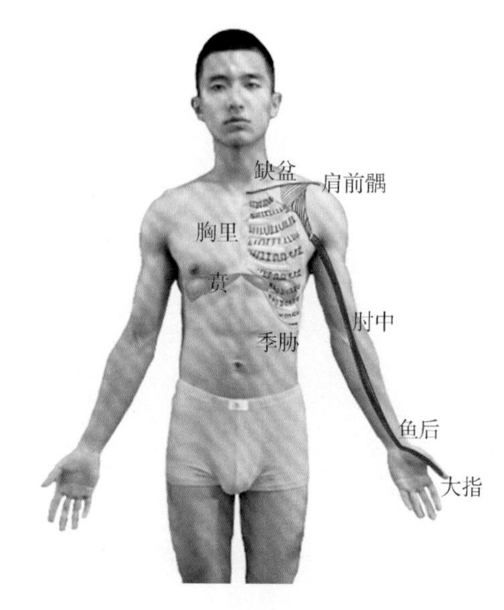

图 2-4 手太阴经筋循行示意图

【注释】

［1］鱼后：鱼际的后边。

［2］肩前髃：肩髃部，即肩峰前方。

［3］贲：膈肌。

［4］支转筋：支，支撑、牵拉不适；转筋，肌肉拘紧痉挛。

［5］息贲：贲，音奔。息贲，古病名，为五积之一，属肺之积。主要症状为胁下有积块而气逆上奔。

【语译】

手太阴经筋，起于大指之上，沿大指上行，结于鱼际之后；行寸口脉外侧，上行沿前臂，结于肘中；向上经过上臂内侧，进入腋下，出缺盆部，结于肩峰前方；其上行结于缺盆，向下内行结于胸里；分散通过膈部，会合于膈下，到达季胁。

其病证：本经筋循行、结聚部位出现强滞、痉挛和酸痛，若成为“息贲”病，可见胁肋拘急，上逆吐血。

二、手太阴肺经腧穴（11穴）（图2-5）

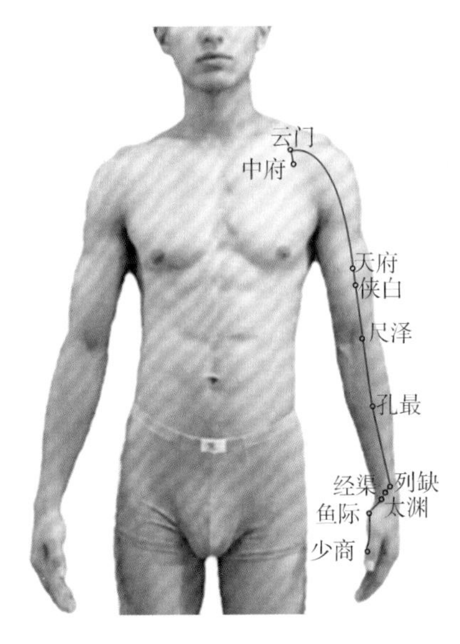

图2-5　手太阴经穴

1. 中府*（Zhōngfǔ，LU 1）　肺募穴，手太阴经、足太阴经之交会穴

【定位】在胸部，横平第1肋间隙，锁骨下窝外侧，前正中线旁开6寸。（图2-6）

【主治】①咳嗽、气喘、胸满痛等胸肺病证。②肩背痛。

【操作】向外斜刺或平刺0.5~0.8寸，不可向内深刺。可灸。

2. 云门（Yúnmén，LU 2）

【定位】在胸部，锁骨下窝凹陷中，肩胛骨喙突内缘，前正中线旁开6寸。（图2-6）

【主治】①咳嗽，气喘。②胸痛，肩痛。

【操作】向外斜刺0.5~0.8寸，不可向内深刺。可灸。

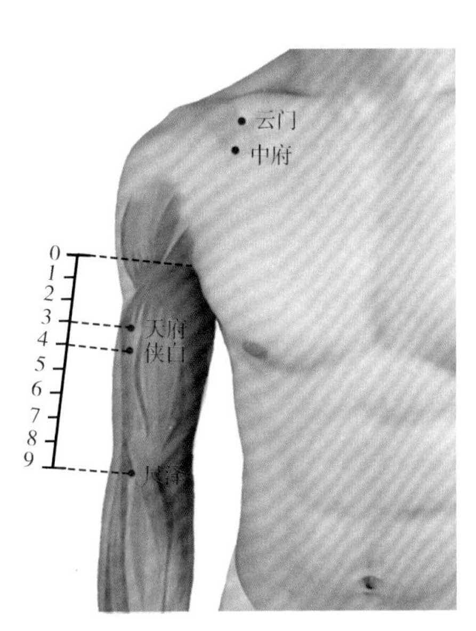

图2-6

3. 天府（Tiānfǔ，LU 3）

【定位】在臂前区，腋前纹头下3寸，肱二头肌桡侧缘处。（图2-6）

【主治】①咳嗽，气喘，鼻衄。②瘿气。③肩及上臂内侧痛。

【操作】直刺0.5~1寸。不宜灸。

4. 侠白（Xiábái，LU 4）

【定位】在臂前区，腋前纹头下4寸，肱二头

肌桡侧缘处。(图 2-6)

【主治】①咳嗽，气喘。②干呕，烦满。③上臂内侧痛。

【操作】直刺 0.5~1.2 寸。可灸。

5. 尺泽*(Chǐzé，LU 5)　合穴

【定位】在肘区，肘横纹上，肱二头肌腱桡侧凹陷中。(图 2-6)

【主治】①咳嗽、气喘、咯血、咽喉肿痛等肺系实热性病证。②肘臂挛痛。③急性吐泻、中暑、小儿惊风等急症。

【操作】直刺 0.8~1.2 寸；或点刺出血。可灸。

6. 孔最*(Kǒngzuì，LU 6)　郄穴

【定位】在前臂前区，腕掌侧远端横纹上 7 寸，尺泽与太渊连线上。(图 2-7)

【主治】①咯血、鼻衄、咳嗽、气喘、咽喉肿痛等肺系病证。②肘臂挛痛。③痔血。

【操作】直刺 0.5~1.2 寸。可灸。

知识链接

配伍参考：①配天泉、太溪、行间、俞府、神封、腹结、少商、浮白，治咳逆。②配尺泽、内关，治急性咯血。

7. 列缺*(Lièquē，LU 7)　络穴，八脉交会穴（通任脉）

【定位】在前臂，腕掌侧远端横纹上 1.5 寸，拇短伸肌腱与拇长展肌腱之间，拇长展肌腱沟的凹陷中。(图 2-7)

简便取穴法：两手虎口自然平直交叉，一手食指按在另一手桡骨茎突上，指尖下凹陷中是穴。

【主治】①咳嗽、气喘、咽喉肿痛等肺系病证。②头痛、齿痛、项强、口眼㖞斜等头面部疾患。③手腕痛。

【操作】向上或向内斜刺 0.3~0.8 寸。可灸。

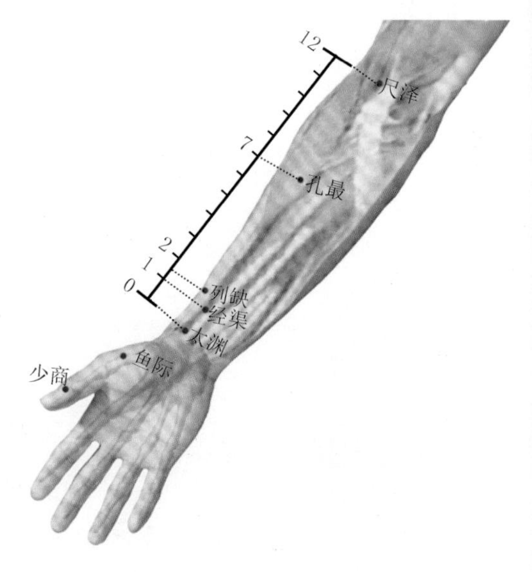

图 2-7

知识链接

配伍参考：①配大椎、合谷、外关、鱼际，治外感咳嗽。②配中脘、合谷、上星、太渊、百会、头维、丝竹空、风池、太阳，治头痛。

8. 经渠（Jīngqú，LU 8） 经穴

【定位】在前臂前区，腕掌侧远端横纹上 1 寸，桡骨茎突与桡动脉之间。（图 2–7）

【主治】①咳嗽、胸痛等肺系疾病。②手腕痛。

【操作】避开桡动脉，直刺 0.3~0.5 寸。不灸。

9. 太渊*（Tàiyuān，LU 9） 输穴，原穴，八会穴之脉会

【定位】在腕前区，桡骨茎突与舟状骨之间，拇长展肌腱尺侧凹陷中。（图 2–7）

注：在腕掌侧横纹桡侧，桡动脉搏动处。

【主治】①咳嗽、气喘、咽痛、胸痛等肺系疾患。②无脉症。③腕臂痛。

【操作】避开桡动脉，直刺 0.3~0.5 寸。慎灸。

10. 鱼际*（Yújì，LU 10） 荥穴

【定位】在手外侧，第 1 掌骨桡侧中点赤白肉际处。（图 2–7）

【主治】①咳嗽、咯血、咽干、咽喉肿痛、失音等肺系热性病证。②掌中热。③小儿疳积。

【操作】直刺 0.5~0.8 寸。可灸。治小儿疳积可用割治法。

11. 少商*（Shàoshāng，LU 11） 井穴

【定位】在手指，拇指末节桡侧，指甲根角侧上方 0.1 寸。（图 2–8）

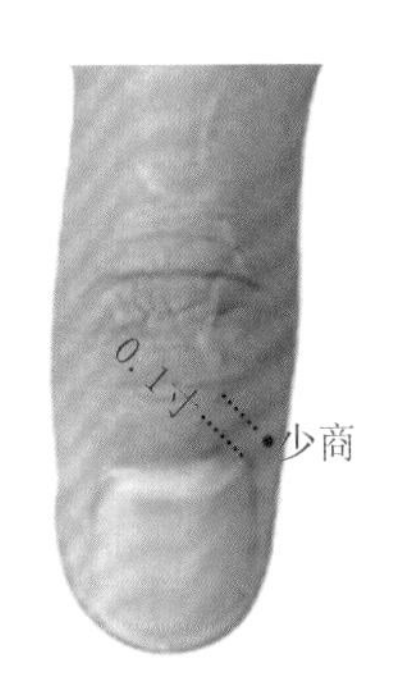

图 2–8 少商穴

【主治】①咽喉肿痛、鼻衄等肺系实热证。②高热，昏迷，癫狂。③指肿，麻木。

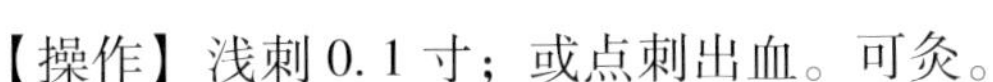
【操作】浅刺 0.1 寸；或点刺出血。可灸。

附：经穴歌

一手太阴属肺经，胸臑臂内向拇循，经穴十一中府始，拇指根角少商停，
中府乳上三肋傍，云门锁骨下窝藏，尺泽肘中肌腱外，孔最腕上七寸凭，
列缺腕上一寸半，经渠寸口陷中临，太渊掌后横纹动，鱼际大鱼骨边中，
少商拇指根角外，经穴左右君要明，是动则病痰嗽喘，鼻咽肿痛咳失音，
缺盆胸痛背怕冷，胸肺疾患咳喘宁。

复习思考

1. 制作本经经络循行示意图。
2. 小组协作录制本经常用腧穴的点穴操作微视频。
3. 对本经的特定穴进行列表归纳记忆。
4. 查找关于列缺穴定位的古今文献资料，分小组开展讨论，分班级写出《古今文献记载列缺穴定位综述》。

扫一扫，看课件

任务二 手阳明经络与腧穴识别及应用

【学习目标】

掌握本经脉循行和常用腧穴（商阳、合谷、阳溪、偏历、手三里、曲池、肩髃、扶突、迎香）的定位、主治和刺灸注意事项。

熟悉本经脉的主治概要。

了解本经的络脉、经筋、经别及其他腧穴。

一、手阳明经络

（一）手阳明经脉

经脉循行

【原文】

《灵枢·经脉》：大肠手阳明之脉，起于大指次指[1]之端，循指上廉[2]，出合谷两骨[3]之间，上入两筋[4]之中，循臂上廉，入肘外廉，上臑外前廉，上肩，出髃骨[5]之前廉，上出于柱骨之会[6]上，下入缺盆，络肺，下膈，属大肠。

其支者，从缺盆上颈，贯颊[7]，入下齿中；还出挟口，交人中——左之右、右之左，上挟鼻孔。（图 2-9）

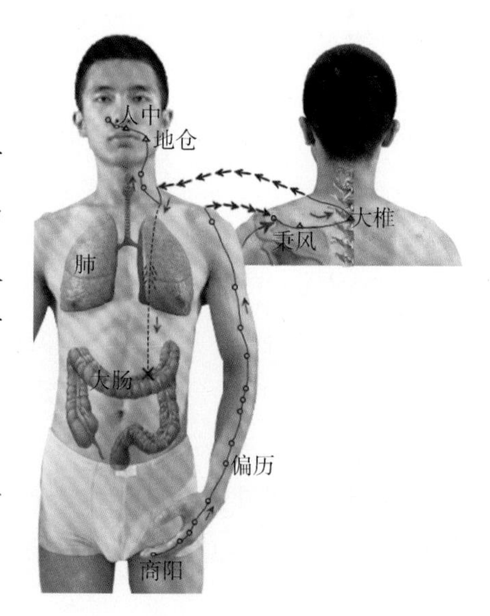

图 2-9 手阳明经脉循行示意图

【注释】

[1] 大指次指：即食指。

[2] 指上廉：食指的桡侧边。

[3] 合谷两骨：指第1、2掌骨。中间为合谷穴，即以其开合凹陷如谷而得名。

[4] 两筋：指拇长伸肌腱与拇短伸肌腱。

[5] 髃（yú）骨：此指肩胛骨的肩峰部。

[6] 柱骨之会：柱骨，指颈椎；会，此指大椎穴。

[7] 頄：一说面旁的总称，如王冰："頄，谓两旁也"；一说为下颌角部，如滑寿注："耳以下曲处为頄"。

【语译】

手阳明大肠经，起于食指之尖端（桡侧），沿食指桡侧，经过第1、2掌骨之间，上行至腕后两筋之间，沿前臂外侧前缘，至肘部外侧，再沿上臂外侧前缘上行到肩部，肩峰前，向上循行至背部，与诸阳经交会于大椎穴，再向前行进入缺盆，络于肺，下行穿横膈，属于大肠。

其支脉，从缺盆部上行颈部，经面颊进入下齿之中，又返回经口角到上口唇，交会于人中（水沟穴），左脉右行，右脉左行，止于对侧鼻孔旁。

经脉病候

【原文】

《灵枢·经脉》：是动则病，齿痛，颈肿。

是主津所生病者，目黄[1]，口干，鼽衄[2]，喉痹[3]，肩前臑痛，大指次指痛不用。

气有余，则当脉所过者热肿；虚，则寒栗不复[4]。

【注释】

[1] 目黄：指眼睛昏黄，不同于黄疸。

[2] 鼽（qiú）衄（nǜ）：鼽，为鼻流清涕；衄，指鼻出血。

[3] 喉痹：指咽喉肿痛，壅闭不通。

[4] 寒栗不复：发冷颤抖，难以回温。

【语译】

本经异常变化表现为下列病证：齿痛，面颊部肿胀。

本经所属腧穴能主治有关"津"方面的病证：眼睛昏黄，口干，鼻流清涕或出血，喉咙痛，肩前、上臂部痛，食指疼痛、活动不利。

当本经气盛有余时，经脉所过部位发热、肿胀；而气虚不足时，则发冷、战栗，难以复温。

主治概要

1. 头面五官病：齿痛，咽喉肿痛，鼻衄，口眼㖞斜，耳聋等。

2. 神志病、热病：昏迷，发热，眩晕，癫狂等。

3. 肠胃病：腹胀，腹痛，肠鸣，泄泻等。

4. 皮肤病：瘾疹，痤疮，神经性皮炎等。

5. 经脉循行部位的其他病证：手臂酸痛，半身不遂，手臂麻木等。

（二）手阳明络脉

【原文】

《灵枢·经脉》：手阳明之别，名曰偏历，去腕三寸，别走太阴；其别者，上循臂，乘肩髃，上曲颊偏齿[1]；其别者，入耳，合于宗脉[2]。（图 2-10）

实，则龋、聋；虚，则齿寒、痹膈[3]，取之所别也。

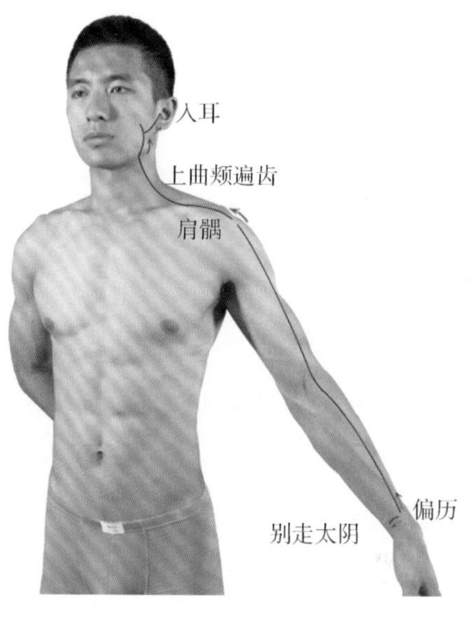

图 2-10　手阳明络脉循行示意图

【注释】

[1] 曲颊偏齿：曲颊，指下颌角呈弯曲处。络脉上行到曲颊部，偏络于下齿龈。

[2] 宗脉：指总脉、大脉。耳中为手、足少阳、手太阳脉所总会。

[3] 痹膈：指胸膈痹阻。

【语译】

手阳明络脉，名偏历，在腕关节后三寸处分出，走向手太阴经脉；其支脉向上沿着臂膊，跨过肩峰部，上行到下颌角处，遍布于牙齿根部；另一支脉进入耳中，与耳内所聚集的各条经脉（宗脉）会合。

实证，见龋齿痛、耳聋；虚证，见齿冷、胸膈痹阻不畅通，可取手阳明络穴治疗。

（三）手阳明经别

【原文】

《灵枢·经别》：手阳明之正，从手循膺乳[1]，别于肩髃，入柱骨[2]，下走大肠，属于肺，上循喉咙，出缺盆，合于阳明也。（图 2-11）

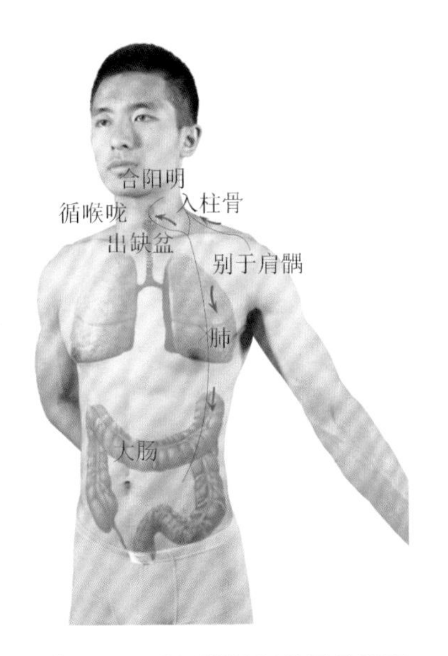

图 2-11　手阳明经别循行示意图

【注释】

[1] 膺乳：膺，胸旁；乳，乳部。

[2] 柱骨：此处指锁骨。

【语译】

手阳明经别，从手走胸，在肩峰处分出，进入锁骨上部，下行走向大肠，属于肺脏，上沿喉咙，浅出于缺盆部，仍会合于手阳明。

（四）手阳明经筋

【原文】

《灵枢·经筋》：手阳明之筋，起于大指次指之端，结于腕；上循臂，上结于肘外；上臑，结于肩髃。其支者，绕肩胛，挟脊；其直者从肩髃上颈。其支者上颊，结于頄[1]；直者上出于手太阳之前，上左角，络头，下右颔[2]。（图 2-12）

其病：当所过者，支痛及转筋，肩不举，颈不可左右视。

【注释】

[1] 頄（qiú）：颧部。《甲乙经》《黄帝内经太素》作“鼽”，杨注：“鼻形谓之鼽也”。

[2] 颔：此指颞颌关节部。

【语译】

手阳明经筋，起始于食指桡侧端，结于腕背部；向上沿前臂，结于肘外侧；上经上臂外侧，结于肩峰部。分支绕肩胛部，夹脊柱两旁；直行的经筋从肩峰部上颈。分支上向面颊，结于鼻旁颧部；直行的经筋走手太阳经筋前方，上额角，散络头部，下向对侧颔部。

其病证：本经筋循行、结聚部位牵扯不适、酸痛及痉挛，肩关节不能高举，颈不能向两侧转动。

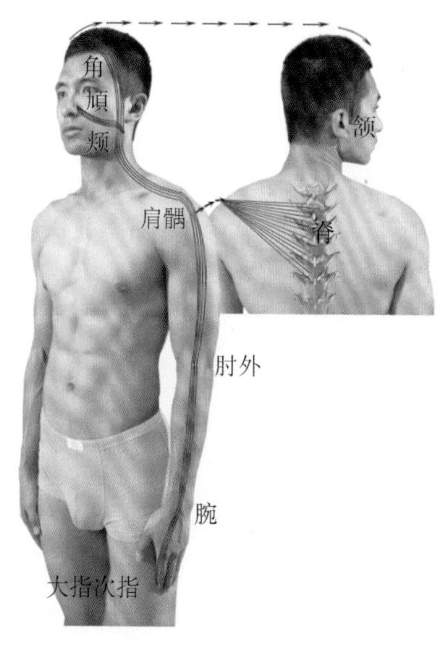

图 2-12 手阳明经筋分布示意图

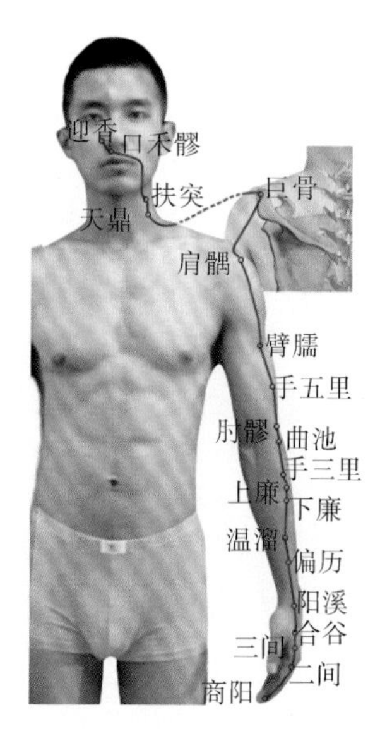

图 2-13 手阳明经穴

二、 手阳明大肠经腧穴（20 穴）（图 2-13）

1. 商阳*（Shāngyáng，LI 1） 井穴

【定位】在手指，食指末节桡侧，指甲根角侧上方 0.1 寸（指寸）。(图 2-14)

【主治】①齿痛、咽喉肿痛等五官疾患。②热病、昏迷等热证、急症。③手指麻木。

【操作】浅刺 0.1~0.2 寸；或点刺出血。可灸。

2. 二间（Èrjiān，LI 2） 荥穴

【定位】在手指，第 2 掌指关节桡侧远端赤白肉际处。(图 2-14)

【主治】①咽喉肿痛、齿痛、口眼㖞斜等头面五官病证。②热病。③食指伸屈不利。

【操作】直刺 0.2~0.4 寸。可灸。

3. 三间（Sānjiān，LI 3） 输穴

【定位】在手背，第 2 掌指关节桡侧近端凹陷中。(图 2-14)

【主治】①齿痛、咽喉肿痛。②腹胀、肠鸣。③嗜睡。④食指及手背肿痛。

【操作】直刺 0.5~0.8 寸。可灸。

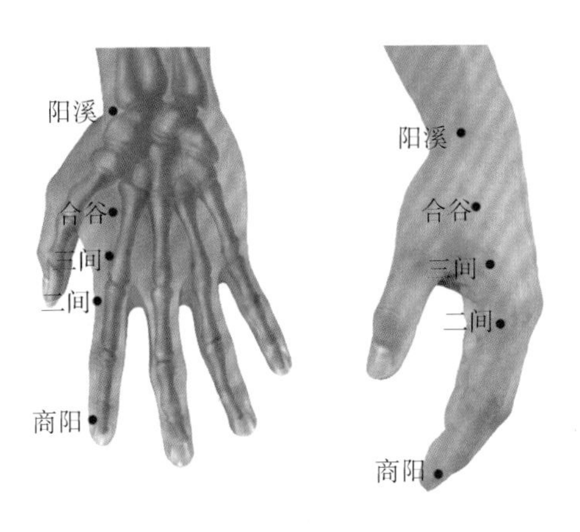

图 2-14

4. 合谷*（Hégǔ，LI 4）　原穴

【定位】在手背，第 2 掌骨桡侧的中点处。（图 2-14）

简便取穴法：以一手的拇指指间关节横纹，放在另一手拇、食指之间的指蹼缘上，屈指当拇指尖下是穴。

【主治】①头痛、目赤肿痛、鼻衄、齿痛、口眼㖞斜、耳聋等头面五官诸疾。②发热恶寒等外感病证。③热病无汗或多汗。④经闭、滞产等妇产科病证。⑤上肢疼痛、不遂。⑥牙拔除术、甲状腺手术等口面五官及颈部手术针麻常用穴。

【操作】直刺 0.5~1 寸。可灸。针刺时手呈半握拳状。孕妇慎用。

知识链接

配伍参考：①配下关、颊车，治牙痛。②配复溜治汗证。③配三阴交治妇科病。

文献摘要：①面口合谷收（《四总穴歌》）。②四关穴，即两合谷、两太冲是也（《针灸大成》）；手连肩脊痛难忍，合谷针时要太冲（《席弘赋》）；鼻塞、鼻痔及鼻渊，合谷太冲随手取（《杂病穴法歌》）。

禁忌：孕妇禁针灸。妇人妊娠不可刺之，损胎气（《铜人腧穴针灸图经》）。

5. 阳溪*（Yángxī，LI 5）　经穴

【定位】在腕区，腕背侧远端横纹桡侧，桡骨茎突远端，解剖学“鼻咽窝”凹陷中。（图 2-15）

注：手拇指充分外展和后伸时，手背外侧部拇长伸肌腱与拇短伸肌腱之间形成一明显的凹陷，即解剖学“鼻咽窝”，其最凹陷处即是本穴。

【主治】①头痛、目赤肿痛、齿痛、咽喉肿痛、耳聋等头面五官疾患。②手腕痛。

【操作】直刺 0.5~0.8 寸。可灸。

6. 偏历 *(Piānlì, LI 6)　络穴

【定位】在前臂，阳溪与曲池连线上，腕背侧远端横纹上 3 寸处。(图 2-15)

【主治】①耳鸣、鼻衄、喉痛、目赤等五官疾患。②手臂酸痛。③腹部胀满。④水肿。

【操作】直刺或斜刺 0.5~0.8 寸。可灸。

7. 温溜 (Wēnliū, LI 7)　郄穴

【定位】在前臂，阳溪与曲池连线上，腕背侧远端横纹上 5 寸处。(图 2-15)

【主治】①肠鸣、腹痛等肠腑病证。②疔疮。③头痛、面肿、咽喉肿痛。④肩臂酸痛。

【操作】直刺 0.5~1 寸。可灸。

8. 下廉 (Xiàlián, LI 8)

【定位】在前臂，阳溪与曲池连线上，肘横纹下 4 寸处。

【主治】①肘臂痛。②头痛、眩晕、目痛。③腹胀、腹痛。

【操作】直刺 0.5~1 寸。可灸。

9. 上廉 (Shànglián, LI 9)

【定位】在前臂，阳溪与曲池连线上，肘横纹下 3 寸处。(图 2-15)

【主治】①肘臂痛、麻，半身不遂。②头痛。③肠鸣、腹痛等肠腑病证。

【操作】直刺 0.5~1 寸。可灸。

10. 手三里 *(Shǒusānlǐ, LI 10)

【定位】在前臂，阳溪穴与曲池穴连线上，肘横纹下 2 寸处。(图 2-15)

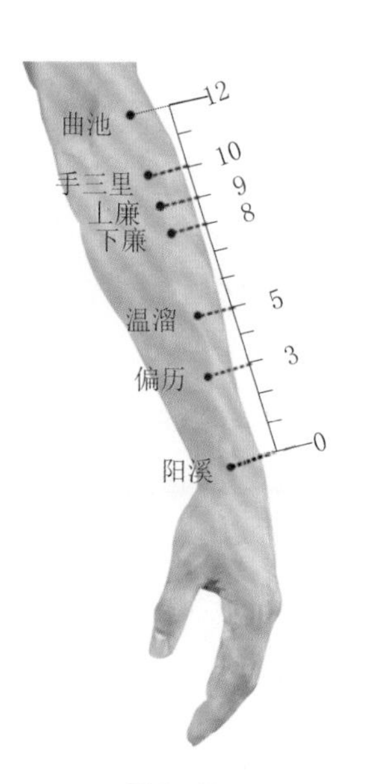

图 2-15

【主治】①肩臂痛麻、上肢不遂等上肢病证。②腹痛、腹泻。③齿痛、颊肿。

【操作】直刺 0.8~1.2 寸。可灸。

11. 曲池 *(Qūchí, LI 11)　合穴

【定位】在肘区，尺泽与肱骨外上髁连线的中点凹陷处。(图 2-15)

【主治】①手臂痹痛、上肢不遂等上肢病证。②热病。③眩晕。④腹痛、吐泻等肠胃病证。⑤咽喉肿痛、齿痛、目赤肿痛等五官热性病证。⑥瘾疹、湿疹、瘰疬等疾患。⑦癫狂。

【操作】直刺 1~1.5 寸。可灸。

知识链接

配伍参考：①配足三里、人迎，治高血压。②配血海，治荨麻疹、皮肤瘙痒。

12. 肘髎（Zhǒuliáo，LI 12）

【定位】在肘区，肱骨外上髁上缘，髁上嵴的前缘。（图 2-16）

【主治】肘臂疼痛、麻木、挛急。

【操作】直刺 0.5~1 寸。可灸。

13. 手五里（Shǒuwǔlǐ，LI 13）

【定位】在臂部，肘横纹上 3 寸，曲池与肩髃连线上。（图 2-16）

【主治】①肘臂挛痛。②瘰疬。

【操作】避开动脉，直刺 0.5~1 寸。可灸。

14. 臂臑（Bìnào，LI 14）

【定位】在臂部，曲池上 7 寸，三角肌前缘处。（图 2-16）

【主治】①肩臂、颈项疼痛、拘挛。②瘰疬。③目疾。

【操作】直刺或向上斜刺 0.8~1.5 寸；可灸。

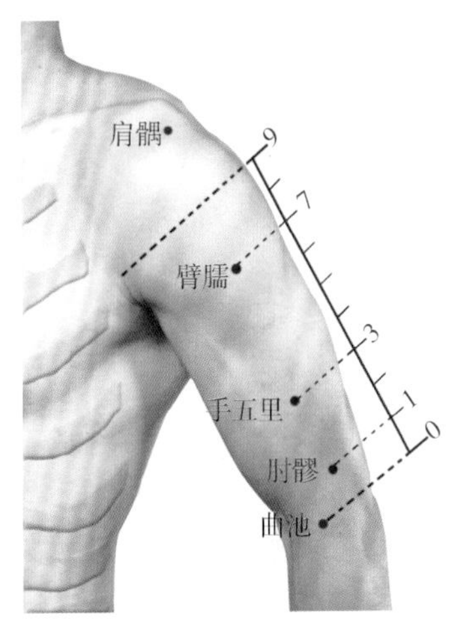

图 2-16

15. 肩髃*（Jiānyú，LI 15）　手阳明、阳跻脉之交会穴

【定位】在三角肌区，肩峰外侧缘前端与肱骨大结节两骨间凹陷中。

简便取穴法：屈臂外展，肩峰外侧缘呈现前后两个凹陷，前下方的凹陷即是本穴。

【主治】①肩臂挛痛、上肢不遂等肩、上肢病证。②瘾疹、瘰疬。

【操作】直刺或向下斜刺 0.8~1.5 寸。可灸。

16. 巨骨（Jùgǔ，LI 16）　手阳明经、阳跻脉之交会穴

【定位】在肩胛区，锁骨肩峰端与肩胛冈之间凹陷中。（图 2-17）

【主治】①肩臂挛痛、不举。②瘰疬、瘿气。

【操作】直刺或微斜向外下方刺 0.5~1 寸。可灸。直刺不可过深，以免刺入胸腔造成气胸。

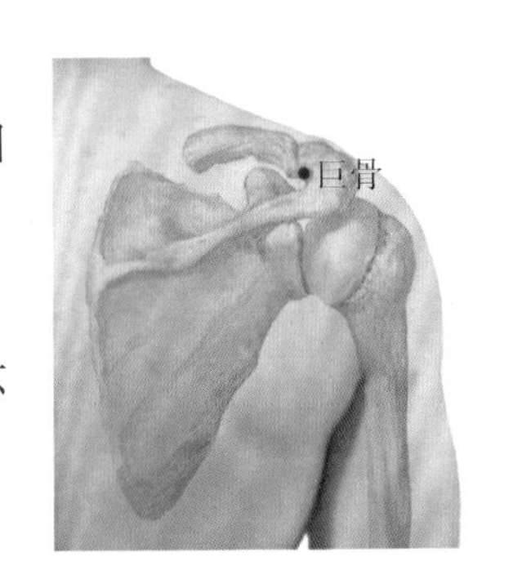

图 2-17　巨骨穴

17. 天鼎（Tiāndǐng，LI 17）

【定位】在颈部，横平环状软骨，胸锁乳突肌后缘。（图 2-

18）

【主治】①咽喉肿痛、暴喑。②瘰疬、瘿气。

【操作】直刺 0.5~0.8 寸。可灸。

18. 扶突* （Fútū，LI 18）

【定位】在胸锁乳突肌区，横平喉结，胸锁乳突肌前、后缘中间。（图 2-18）

【主治】①咽喉肿痛、暴喑、吞咽困难等咽喉部病证。②咳嗽、气喘。③瘿气、瘰疬。④颈部手术针用穴。

【操作】直刺 0.5~0.8 寸。可灸。注意避开颈动脉，不可过深。一般不使用电针，以免引起迷走神经反应。

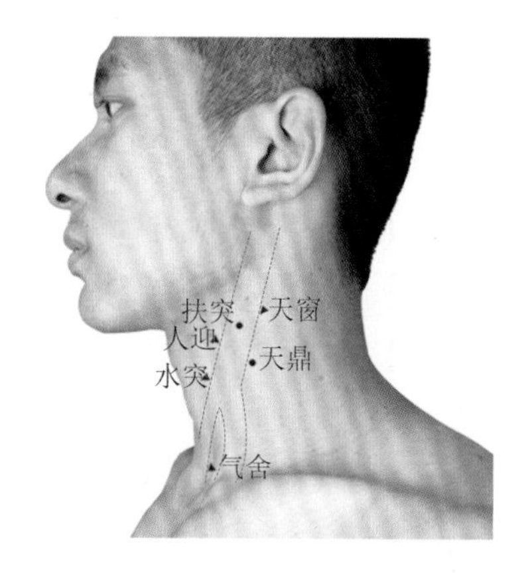

图 2-18

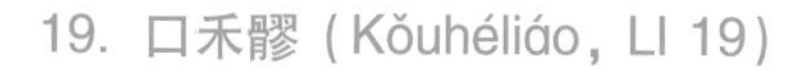
19. 口禾髎（Kǒuhéliáo，LI 19）

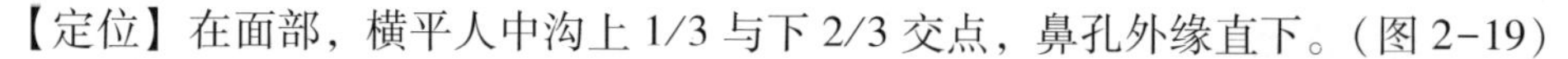
【定位】在面部，横平人中沟上 1/3 与下 2/3 交点，鼻孔外缘直下。（图 2-19）

【主治】鼻塞、鼽衄、口㖞、口噤等局部病证。

【操作】直刺或斜刺 0.3~0.5 寸。可灸。

20. 迎香* （Yíngxiāng，LI 20） 手阳明、足阳明之交会穴

【定位】在面部，鼻翼外缘中点旁，鼻唇沟中。（图 2-19）

【主治】①鼻塞、鼽衄等鼻病。②口㖞、面痒等面部病证。③胆道蛔虫症。

【操作】略向内上方斜刺或平刺 0.3~0.5 寸。慎灸。

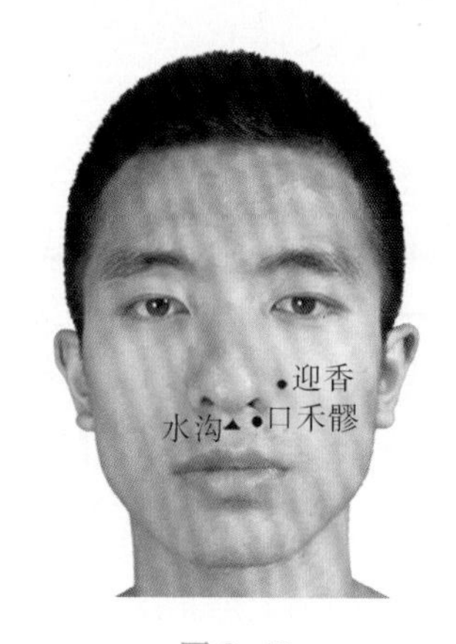

图 2-19

知识链接

文献摘要：鼻鼽不利，窒洞气塞，㖞僻多洟，鼽衄有痈，迎香主之（《针灸甲乙经》）。

附：经穴歌

二经二十属大肠，穴起商阳止迎香。商阳食指桡侧取，二三本节前后寻，
合谷虎口歧骨间，阳溪腕上两筋陷，偏历腕后三寸接，温溜腕后上五寸，

池下三四上下廉，池下二寸三里安，曲池屈肘纹头尽，肘髎肱骨边缘擒，
池上三寸寻五里，臂臑三角肌下寻，肩髃肩端举臂处，巨骨肩峰冈陷临，
缺盆之上是天鼎，扶突结喉三寸定，禾髎水沟成一行，鼻旁五分号迎香。
是动则病齿颈肿，头面五官咽喉痛，胃肠热病与神昏，肩臂指痛外经平。

复习思考

1. 制作本经经络循行示意图。
2. 小组协作录制本经常用腧穴的点穴操作微视频。
3. 对本经的特定穴进行列表归纳记忆。
4. 比较合谷与曲池主治作用。
5. 查找关于合谷穴的临床运用古今文献资料，分小组开展讨论，分班级写出《古今文献记载合谷穴的运用》。

任务三　足阳明经络与腧穴识别及应用

扫一扫，看课件

【学习目标】

掌握本经脉循行和常用腧穴（承泣、四白、地仓、颊车 、下关、头维、人迎、梁门、天枢、归来、梁丘、足三里、上巨虚、条口、下巨虚、丰隆、解溪、内庭、厉兑）的定位、主治和刺灸注意事项。

熟悉本经脉的主治概要。

了解本经的络脉、经筋、经别及其他腧穴。

一、 足阳明经络

（一）足阳明经脉

经脉循行

【原文】

《灵枢·经脉》：胃足阳明之脉，起于鼻，交頞[1]中，旁约太阳之脉[2]，下循鼻外，入上齿中，还出挟口，环唇，下交承浆，却循颐[3]后下廉，出大

迎，循颊车，上耳前，过客主人[4]，循发际，至额颅[5]。

其支者，从大迎前，下人迎[6]，循喉咙，入缺盆，下膈，属胃，络脾。

其直者，从缺盆下乳内廉，下挟脐，入气街[7]中。

其支者，起于胃口[8]，下循腹里，下至气街中而合。以下髀关，抵伏兔，下膝髌中，下循胫外廉，下足跗[9]，入中指内间[10]。

其支者，下膝三寸而别，以下入中指外间。

其支者，别跗上，入大指间，出其端。（图 2-20）

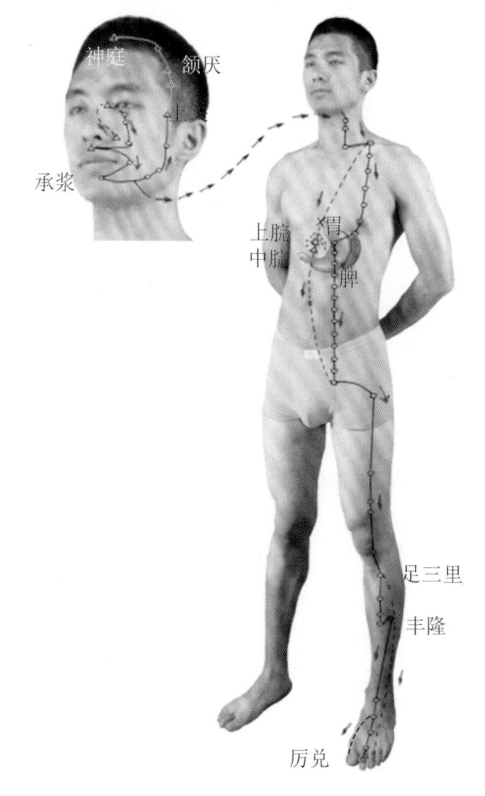

图 2-20 足阳阴经脉循行示意图

【注释】

［1］頞（è）：指鼻根的凹陷处。

［2］旁约太阳之脉：太阳之脉，指足太阳膀胱经。旁约太阳之脉，指与足太阳经交会于眼睛。

［3］颐：下颌部。

［4］客主人：即上关穴，当耳前颧弓下缘。

［5］额颅：即前额骨部，在发下眉上处。

［6］人迎：穴在结喉两侧，颈动脉搏动处。

［7］气街：此处指气冲部，当股动脉搏动处。

［8］胃下口：幽门部。

［9］足跗：足背。

［10］中指内间：第 2、3 趾之间。

【语译】

足阳明胃经，起于鼻旁，上行鼻根，与足太阳经脉相汇合，再沿鼻的外侧下行，入上齿龈中，返回环绕口唇，入下唇交会于承浆穴；再向后沿下颌下缘，至大迎穴处，再沿下颌角至颊车穴，上行到耳前，过足少阳经的上关穴处，沿发际至额颅部。

其支脉，从大迎前下走人迎穴，沿喉咙入缺盆，下横膈，入属于胃，联络于脾。

其直行的经脉，从缺盆沿乳房内侧下行，经脐旁到下腹部的气冲部。

一支脉从胃口分出，沿腹内下行，至气冲部与直行经脉相汇合。由此经髀关、伏兔穴下行，至膝关节中。再沿胫骨外侧前缘下行，经足背到第 2 足趾外侧端（厉兑穴）。

一支脉从膝下 3 寸处分出，下行到中趾外侧端。

一支脉从足背分出，沿足大趾内侧直行到末端。

经脉病候

【原文】

《灵枢·经脉》：是动则病，洒洒振寒，善伸，数欠，颜黑，病至则恶人与火，闻木声则惕然而惊，心欲动，独闭户塞牖[1]而处；甚则欲上[2]高而歌，弃衣而走；贲响[3]腹胀，是为骭厥[4]。

是主血[5]所生病者，狂，疟，温淫[6]，汗出，鼽衄，口㖞，唇胗[7]，颈肿，喉痹，大腹水肿，膝膑肿痛；循膺、乳、气街、股、伏兔、骭外廉、足跗上皆痛，中指不用。

气盛，则身以前皆热，其有余于胃，则消谷善饥，溺色黄；气不足，则身以前皆寒栗，胃中寒则胀满。

【注释】

［1］牖（yǒu）：指窗口。

［2］上：《素问·阳明脉解》作“登”，《素问·脉解》作“乘”。

［3］贲响：当胸膈肠胃部作响，肠鸣之症均属此。

［4］骭厥：指足胫部气血阻逆。

［5］主血：胃为水谷之海，化生精微之气而为血，其脉多气多血，故主血所生病。

［6］温淫：指热性病证。

［7］唇胗：胗与“疹”通，指唇疡。

【语译】

本经异常变化表现为下列病证：颤抖发冷，喜欢伸腰，屡屡呵欠，面黑。病发时，厌恶见人和火光，听到木器声音就恐惧和惊慌，心跳剧烈，独自关闭户门、遮塞窗户而睡；严重的则可能登高而歌、弃衣而走；胸膈部响，腹部胀满，还可发为小腿部的气血阻逆，如厥冷、麻木、酸痛等症。

本经所属腧穴能主治有关“血”方面的病证：躁狂，疟疾，温热病，自汗出，鼻塞流涕或出血，口㖞，唇生疮疹，颈部肿，喉咙痛，大腹水肿，膝关节肿痛；沿着胸前、乳部、气街（气冲穴部）、腹股沟部、大腿前侧、小腿外侧、足背上均痛，足中趾活动不利。

当本经气盛有余时，则身体前面都发热，有余的症状表现在胃部，则消化强而容易饥饿，小便颜色黄；属于气虚不足的症状，则身体前面都发冷、寒战，胃部寒冷则感到胀满。

主治概要

1. 胃肠病：食欲不振，胃痛，呕吐，噎膈，腹胀，泄泻，痢疾，便秘等。

2. 头面五官病：目赤痛痒，目翳，眼睑瞤动。

3. 神志病、热病：癫狂，发热等。

4. 皮肤病：瘾疹，痤疮，神经性皮炎等。

5. 经脉循行部位的其他病证：下肢痿痹，转筋。

（二）足阳明络脉

【原文】

《灵枢·经脉》：足阳明之别，名曰丰隆，去踝八寸，别走太阴；其别者，循胫骨外廉，上络头项，合诸经之气，下络喉嗌。（图 2-21）

气逆则喉痹卒瘖[1]。实，则狂癫；虚，则足不收，胫枯[2]。取之所别也。

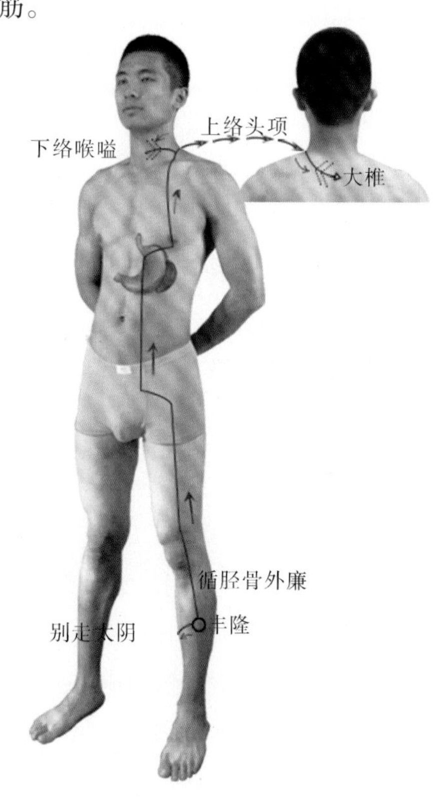

图 2-21 足阳明络脉循行示意图

【注释】

[1] 卒瘖：卒，通作“猝”，突然；瘖，失音，音哑。

[2] 足不收，胫枯：指下肢迟缓、松软无力，胫部肌肉萎缩，气血亏虚所致。

【语译】

足阳明络脉，名丰隆，在距离外踝上 8 寸处分出，走向足太阴经；其支脉沿着胫骨外缘，向上联络头颈部（会大椎），与各经的脉气相会合，向下联络喉咙和咽峡部。

气厥逆，就会患喉部肿痛，突然音哑。实证，发生癫病、狂病；虚证，见下肢弛缓无力，胫部肌肉萎缩。可取足阳明络穴治疗。

（三）足阳明经别

【原文】

《灵枢·经别》：足阳明之正，上至髀，入于腹里[1]，属胃，散之脾，上通于心，上循咽，出于口，上颎頔[2]，还系目系[3]，合于阳明也。（图 2-22）

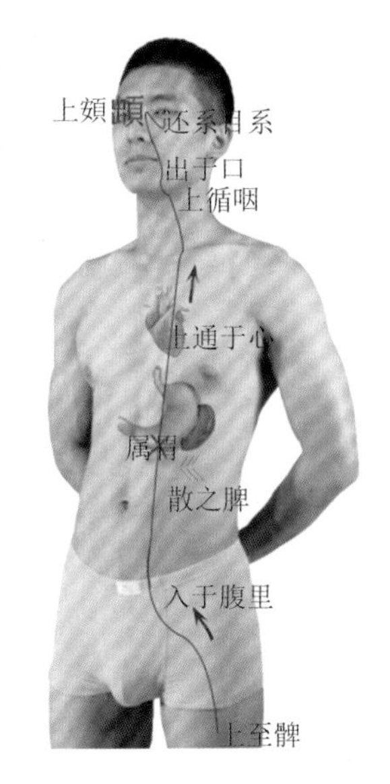

图 2-22　足阳明络脉循行示意图

【注释】

［1］腹里：腹腔之内。

［2］頔：眼眶下部。

［3］目系：眼后内连于脑的组织。

【语译】

足阳明经别，在大腿前面从足阳明经分出，进入腹腔之内，属于胃腑，散布到脾脏，向上通连心脏，沿着食道浅出于口腔，上达于鼻根和眼眶下部，回过来联系到眼后与脑相连的组织（目系），仍合于足阳明经。

（四）足阳明经筋

【原文】

《灵枢·经筋》：足阳明之筋，起于中三指[1]，结于跗上；邪外加于辅骨，上结于膝外廉，直上结于髀枢；上循胁，属脊。其直者，上循骭，结于膝。其支者，结于外辅骨，合少阳。其直者，上循伏兔，上结于髀，聚于阴器，上腹而布，至缺盆而结。上颈，上挟口，合于頄，下结于鼻，上合于太阳。太阳为目上纲[2]，阳明为目下纲。其支者，从颊结于耳前。(图 2-23)

其病：足中指支，胫转筋，脚跳坚[3]，伏兔转筋，髀前肿，㿗疝[4]，腹筋急，引缺盆及颊。卒口僻[5]，急者目不合；热则筋纵、目不开。颊筋有寒则急，引颊移口；有热则筋弛纵，缓不胜收，故僻。

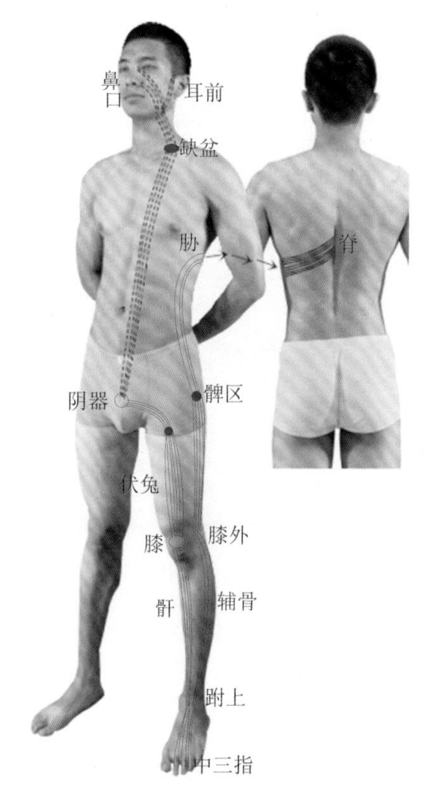

图 2-23 足阳明络脉循行示意图

【注释】

[1] 中三指：中间三趾之意，即足次趾、中趾及无名趾。

[2] 纲：原作“网”，此据《针灸甲乙经》《黄帝内经太素》改。

[3] 脚跳坚：脚部活动感觉僵硬不舒适。

[4] 㿗（tuí）疝：因疝气下颓，故名。

[5] 口僻：指口角歪斜。

【语译】

足阳明经筋，起始于足次趾、中趾及无名趾，结于足背；斜向外行加附于腓骨，上结于膝外侧，直上结于髀枢（髋关节），又向上沿胁部属于脊。其直行的经筋上沿胫骨，结于膝部；分支之筋结于腓骨部，合并足少阳经筋。直行的经筋沿伏兔上行，结于大腿部而聚会于阴器，再向上分布到腹部，至缺盆处结集。再向上至颈，夹口旁，合于鼻旁鼽部，相继下结于鼻，从鼻旁合于足太阳经筋。太阳经筋为"目上纲"（上睑），阳明经筋为"目下纲"（下睑）。另一分支，从面颊结于耳前部。

其病证：可出现足中趾及胫部支撑不适，拘紧疼痛，足部活动感觉到僵硬不舒，股前拘紧疼痛，大腿前部肿，疝气，腹部筋肉拘紧，向上牵掣到缺盆和颊部。突然发生口角㖞斜，如有寒邪则掣引眼睑不能闭合；如有热邪则筋松弛使眼睑不能睁开。颊筋有寒使筋脉紧急，牵引颊部致口角移动；有热时则筋肉松弛收缩无力，所以口㖞。

二、足阳明胃经腧穴（45穴）（图2-24）

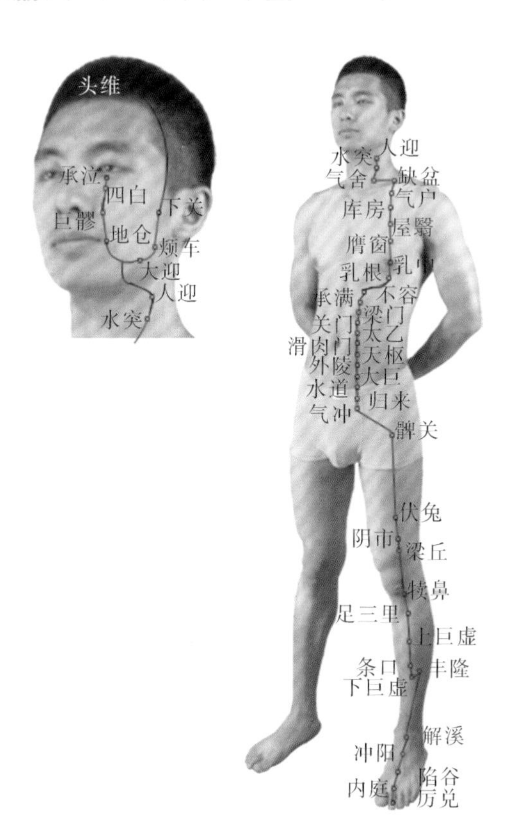

图2-24　足阳明经穴

1. 承泣*（Chéngqì，ST 1）

【定位】在面部，眼球与眶下缘之间，瞳孔直下。（图2-25）

【主治】①眼睑瞤动、迎风流泪、夜盲、近视等目疾。②口眼㖞斜，面肌痉挛。

【操作】嘱患者闭目，术者用押手向上轻推固定眼球，刺手持针紧靠眶下缘缓慢直刺

0.5~1 寸，不宜施提插、捻转等手法，以防刺破血管引起血肿。出针时应用消毒干棉球稍加按压，以防出血。禁灸。

知识链接

承泣是足阳明经、阳跻脉、任脉之交会穴。

《针灸甲乙经》：承泣，在目下七分，直目瞳子。

《针灸甲乙经》：目不明，泪出，目眩瞀，瞳子痒，远视，昏夜无见，目动与项口参相引，僻口不能言，刺承泣。

2. 四白* (Sìbái，ST 2)

【定位】在面部，眶下孔处。(图 2-25)

【主治】①目赤痛痒、眼睑瞤动、目翳等目疾。②口眼㖞斜、面痛、面肌痉挛等面部病证。③头痛，眩晕。④胆道蛔虫症。

【操作】直刺或微向外上斜刺 0.3~0.5 寸。不宜灸。

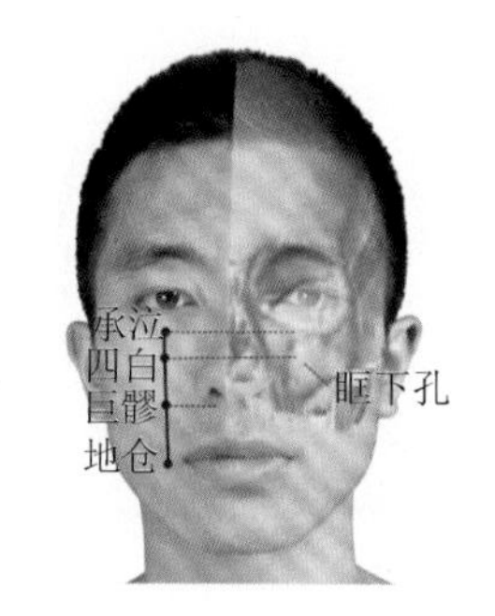

图 2-25

3. 巨髎 (Jùliáo，ST 3)

【定位】在面部，横平鼻翼下缘，瞳孔直下。(图 2-25)

【主治】①口角㖞斜，面痛，齿痛。②鼻衄，眼睑唇颊肿。

【操作】直刺 0.5~0.8 寸。可灸。

知识链接

巨髎是足阳明经、阳跻脉之交会穴。

配伍参考：①配合谷穴治齿痛。②配地仓穴，颊车穴治口㖞。

4. 地仓* (Dìcāng，ST 4)

【定位】在面部，口角旁约 0.4 寸（指寸）。(图 2-25)

注 1：口角旁，在鼻唇沟或鼻唇沟延长线上。

注 2：口角旁约 0.4 寸，上直对瞳孔。

【主治】口㖞、流涎、面痛等局部病证。

【操作】斜刺或平刺 0.5~0.8 寸。可向颊车穴透刺。可灸。

知识链接

地仓是手足阳明经、阳跷脉、任脉之交会穴。

5. 大迎（Dàyíng，ST 5）

【定位】在面部，下颌角前方，咬肌附着部的前缘凹陷中，面动脉搏动处。（图 2-26）

【主治】① 口噤不开，口角㖞斜。② 面痛，齿痛，颊肿。

【操作】避开动脉，斜刺或平刺 0.3～0.5 寸。可灸。

6. 颊车*（Jiáchē，ST 6）

【定位】在面部，下颌角前上方一横指（中指），闭口咬紧牙时咬肌隆起，放松时按之凹陷处。（图 2-26）

注：沿下颌角角平分线上一横指，闭口咬紧牙时咬肌隆起，放松时按之有凹陷处。

【主治】齿痛、牙关不利、颊肿、口角㖞斜等局部病证。

【操作】直刺 0.3～0.5 寸，或平刺 1～1.5 寸；可向地仓穴透刺。可灸。

7. 下关*（Xiàguān，ST 7）

【定位】在面部，颧弓下缘中央与下颌切迹之间凹陷中。（图 2-26）

注：上关（GB3）直下，颧弓下缘凹陷中，闭口取穴。

【主治】①牙关不利、面痛、齿痛、口眼㖞斜等面口病证。②耳聋、耳鸣、聤耳等耳疾。

【操作】直刺 0.5～1.2 寸，留针时不宜做大幅度的张口动作，以免弯针、折针。可灸。

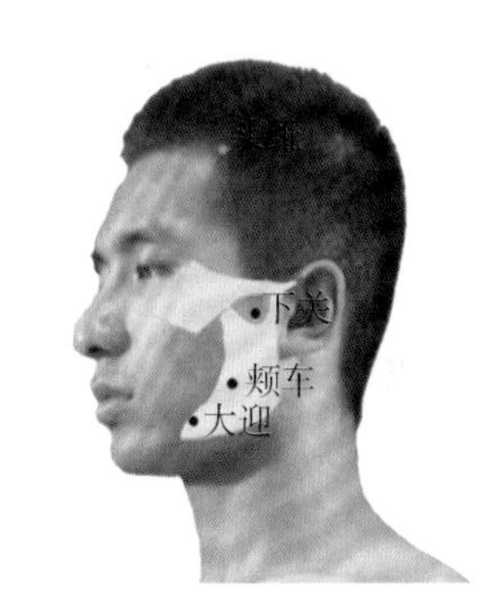

图 2-26

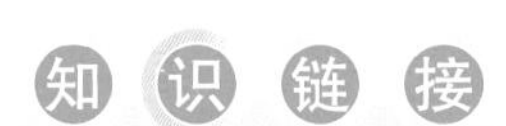

下关是足阳明经、足少阳经之交会穴。

《针灸甲乙经》："失欠，下齿龋，下牙痛，肿，下关主之。"

《铜人腧穴针灸图经》："偏风，口目㖞，牙车脱臼。"

8. 头维*（Tóuwéi，ST 8）

【定位】在头部，当额角发际直上 0.5 寸，头正中线旁开 4.5 寸。（图 2-26）

【主治】头痛、眩晕、目痛、迎风流泪等头目病证。

【操作】平刺 0.5~1 寸。可灸。

知识链接

头维是足阳明经、足少阳经、阳维脉之交会穴。

《玉龙歌》:“眉间疼痛苦难当，攒竹沿皮刺不防，若是眼昏皆可治，更针头维即安康。”

《医宗金鉴》:“头维、攒竹二穴，主治头风疼痛如破，目痛如脱，泪出不明。”

9. 人迎*(Rényíng，ST 9)

【定位】在颈部，横平喉结，胸锁乳突肌前缘，颈总动脉搏动处。(图 2-27)

注 1：取一侧穴，令病人头转向对侧以显露胸锁乳突肌，抗阻力转动时则肌肉显露更明显。

注 2：本穴与扶突（LI18）天窗（SI16）二穴的关系为：胸锁乳突肌前缘处为人迎（ST9），后缘为天窗（SI16），中间为扶突（LI18）。

【主治】①瘿气、咽喉肿痛、瘰疬等颈部病证。②高血压。③气喘。

【操作】避开颈总动脉，直刺 0.3~0.8 寸。不宜灸。

知识链接

人迎是足阳明经、足少阳经之交会。

10. 水突(Shuǐtū，ST 10)

【定位】在颈部，横平环状软骨，胸锁乳突肌前缘。(图 2-27)

注 1：取一侧穴，令病人头转向对侧以显露胸锁乳突肌，抗阻力转动时则肌肉显露更明显。

注 2：人迎（ST9）直下，在锁骨的上缘处。

【主治】①咽喉肿痛，瘰疬，瘿瘤。②咳嗽，气喘。③呃逆。

【操作】直刺 0.3~0.5 寸。可灸。

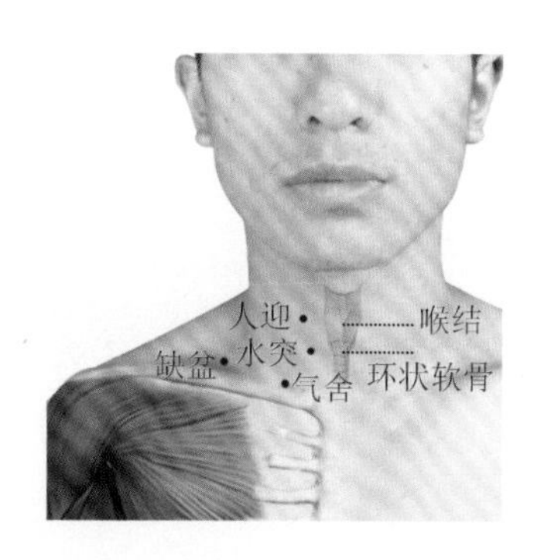

图 2-27

11. 气舍(Qìshě，ST 11)

【定位】在锁骨胸骨端上缘，胸锁乳突肌胸骨头与锁骨头中间的凹陷中。(图 2-27)

【主治】①咽喉肿痛，瘿瘤，瘰疬。②气喘，呃逆。③颈项强痛。
【操作】直刺0.3~0.5寸。可灸。

知识链接

本经气舍至乳根诸穴，深部有大动脉及肺、肝等重要脏器，不可深刺。

12. 缺盆（Quēpén，ST 12）
【定位】在颈外侧区，锁骨上大窝，锁骨上缘凹陷中，前正中线旁开4寸。（图2-27）
【主治】①咳嗽，气喘。②咽喉肿痛，缺盆中痛，瘰疬。
【操作】直刺或斜刺0.3~0.5寸。可灸。

知识链接

《类经图翼》：孕妇禁针。

13. 气户（Qìhù，ST 13）
【定位】在胸部，锁骨下缘，前正中线旁开4寸。（图2-28）
【主治】①咳嗽，气喘，呃逆。②胸胁满痛。
【操作】斜刺或平刺0.5~0.8寸。可灸。
14. 库房（Kùfáng，ST 14）
【定位】在胸部，第1肋间隙，前正中线旁开4寸。（图2-28）
【主治】①咳嗽，气喘，咳唾脓血。②胸胁胀痛。
【操作】斜刺或平刺0.5~0.8寸。可灸。
15. 屋翳（Wūyì，ST 15）
【定位】在胸部，第2肋间隙，前正中线旁开4寸。（图2-28）
注：先于胸骨角水平确定第2肋，其下为第2肋间隙；男性可以乳头定第4肋间隙，再向上2肋为第2肋间隙。
【主治】①咳嗽，气喘，咳唾脓血。②胸胁胀痛。③乳痈，皮肤疼痛。
【操作】斜刺或平刺0.5~0.8寸。可灸。
16. 膺窗（Yīngchuāng，ST 16）
【定位】在胸部，第3肋间隙，前正中线旁开4寸。（图2-28）
【主治】①咳嗽，气喘。②胸胁胀痛。③乳痈。
【操作】斜刺或平刺0.5~0.8寸。可灸。

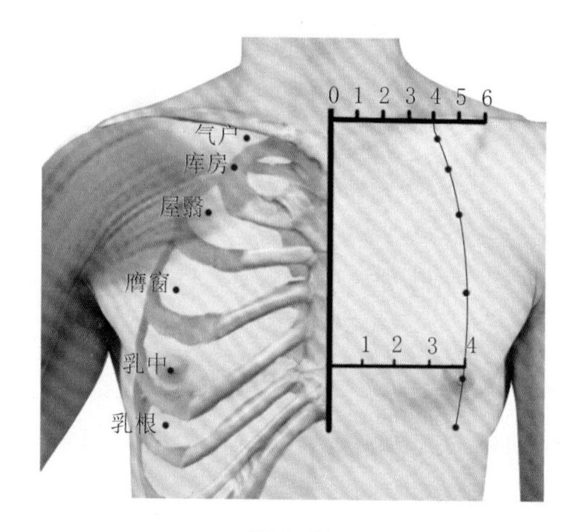

图 2-28

17. 乳中（Rǔzhōng，ST 17）

【定位】在胸部，乳头中央。（图 2-28）

【主治】采用穴位按摩、穴位敷贴等方法治疗产后缺乳、多汗症等疾患。

【操作】本穴不针不灸，只作胸腹部腧穴的定位标志。

知识链接

《针灸甲乙经》："禁不可针灸，灸刺之，不幸生蚀疮，疮中有脓血清汁者可治，疮中有息肉若蚀疮者死。"

18. 乳根（Rǔgēn，ST 18）

【定位】在胸部，第 5 肋间隙，前正中线旁开 4 寸。（图 2-28）

注：男性在乳头下 1 肋，即乳中线与第 5 肋间隙的相交处。女性在乳房根部弧线中点处。

【主治】①乳痈，乳汁不足。②咳嗽，气喘。③胸痛。

【操作】斜刺或平刺 0.5~0.8 寸。可灸。

19. 不容（Bùróng，ST l9）

【定位】在上腹部，脐中上 6 寸，前正中线旁开 2 寸。（图 2-29）

注：巨阙（ CVl4）旁开 2 寸。

【主治】①呕吐，胃痛，腹胀。②食少纳呆。

【操作】直刺 0.5~0.8 寸。可灸。

对于某些肋弓角较狭小的人，此穴下可能正当肋骨，可采用斜刺的方法；不容、承满、梁门过饱者禁针，肝大者慎针或禁针，不宜做大幅度提插。

20. 承满（Chéngmǎn，ST 20）

【定位】在上腹部，脐中上 5 寸，前正中线旁开 2 寸。（图 2-29）

注：天枢（ST25）上 5 寸，不容（ST19）下 1 寸，上脘（CV13）旁开 2 寸。

【主治】①胃痛，呕吐，腹胀。②食少纳呆。

【操作】直刺 0.8~1 寸。可灸。

21. 梁门（Liángmén，ST 21）

【定位】在上腹部，脐中上 4 寸，前正中线旁开 2 寸。（图 2-29）

注：天枢（ST25）上 4 寸，承满（ ST20）下 1 寸，中脘（ CV12）旁开 2 寸。

【主治】纳少、胃痛、呕吐、腹胀等胃疾。

【操作】直刺 0.8~1.2 寸；过饱者禁针，肝大者慎针或禁针，不宜做大幅度提插。可灸。

22. 关门（Guānmén，ST 22）

【定位】在上腹部，脐中上 3 寸，前正中线旁开 2 寸。（图 2-29）

注：横平内侧的石关（KI18）、建里（ CV11）。

【主治】①腹胀，腹痛，肠鸣，泄泻。②水肿，小便不利。

【操作】直刺 0.8~1.2 寸。可灸。

23. 太乙（Tàiyǐ，ST 23）

【定位】在上腹部，脐中上 2 寸，前正中线旁开 2 寸。（图 2-29）

注：横平内侧的商曲（KI17）、下脘（CV10）。

【主治】①腹痛，腹胀，胃痛，食少纳呆。②心烦，癫狂。

【操作】直刺 0.8~1.2 寸。可灸。

24. 滑肉门（Huáròumén，ST 24）

【定位】在上腹部，脐中上 1 寸，前正中线旁开 2 寸。（图 2-29）

注：横平内侧的水分（ CV9 ）。

【主治】①腹痛，腹胀，胃痛，呕吐。②癫狂。

【操作】直刺 0.8~1.2 寸。可灸。

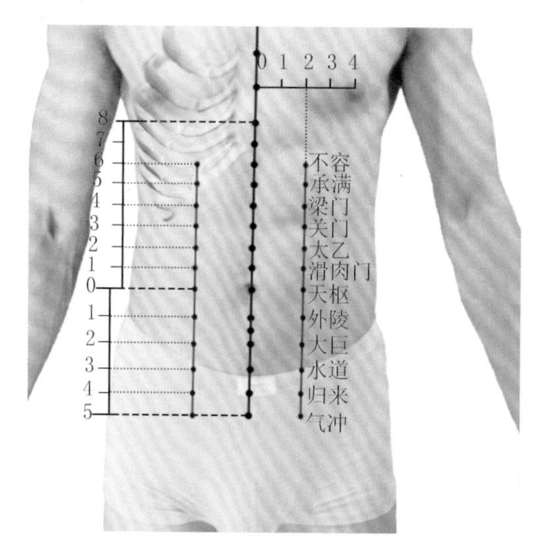

图 2-29

25. 天枢*（Tiānshū，ST 25） 大肠募穴

【定位】在腹部，横平脐中，前正中线旁开 2 寸。(图 2-29)

【主治】①腹痛、腹胀、便秘、腹泻、痢疾等胃肠病证。②月经不调、痛经等妇科疾患。

【操作】直刺 0.8～1.2 寸。可灸。

知识链接

《备急千金要方》：孕妇不可灸。

26. 外陵（Wàilíng，ST 26）

【定位】在下腹部，脐中下 1 寸，前正中线旁开 2 寸。(图 2-29)

注：横平内侧的中注（KI15）、阴交（CV7）。

【主治】①腹痛，疝气。②痛经。

【操作】直刺 1～1.5 寸。可灸。

27. 大巨（Dàjù，ST 27）

【定位】在下腹部，脐中下 2 寸，前正中线旁开 2 寸。(图 2-29)

注：横平内侧的四满（KI14）、石门（CV5）。

【主治】①小腹胀满，小便不利，疝气。②遗精，早泄。

【操作】直刺 1～1.5 寸。可灸。

28. 水道（Shuǐdào，ST 28）

【定位】在下腹部，脐中下 3 寸，前正中线旁开 2 寸。(图 2-29)

注：天枢（ST25）下3寸，大巨（ST27）下1寸，关元（CV4）旁开2寸。

【主治】①小腹胀满，腹痛。②小便不利，疝气。③痛经，不孕。

【操作】直刺1~1.5寸。可灸。

29. 归来*（Guīlái，ST 29）

【定位】在下腹部，脐中下4寸，前正中线旁开2寸。（图2-29）

注：天枢（ST25）下4寸，水道（ST28）下1寸，中极（CV3）旁开2寸。

【主治】①小腹痛，疝气。②月经不调、带下、阴挺、闭经等妇科病证。

【操作】直刺1~1.5寸。可灸。

30. 气冲（Qìchōng，ST 30）　足阳明、冲脉之交会穴

【定位】在腹股沟区，耻骨联合上缘，前正中线旁开2寸，动脉搏动处。（图2-29）

注：天枢（ST25）下5寸，曲骨（CV2）旁开2寸。

【主治】①小腹痛，疝气。②月经不调、带下、阴挺、闭经等妇科病证。

【操作】直刺0.5~1寸。不宜灸。

31. 髀关（Bìguān，ST 31）

【定位】在股前区，股直肌近端、缝匠肌与阔筋膜张肌之间凹陷中。（图2-30）

注1：翘足，稍屈膝，大腿稍外展外旋，绷紧肌肉，在股直肌近端显现出2条相交叉的肌肉（斜向内侧为缝匠肌，外侧为阔筋膜张肌），3条肌肉间围成一个三角形凹陷，其三角形顶角下凹陷中即为本穴。

注2：约相当于髂前上嵴、髌底外侧端连线与耻骨联合下缘水平线的交点处。

【主治】下肢痿痹，腰痛膝冷。

【操作】直刺1~2寸。可灸。

32. 伏兔（Fútù，ST 32）

【定位】在股前区，髌底上6寸，髂前上棘与髌底外侧端的连线上。（图2-30）

【主治】①下肢痿痹，腰痛膝冷。②疝气。

【操作】直刺1~2寸。可灸。

33. 阴市（Yīnshì，ST 33）

【定位】在股前区，髌底上3寸，髂前上棘与髌底外侧端的连线上。

注：伏兔（ST32）与髌底外侧端连线中点。

【主治】①下肢痿痹，膝关节屈伸不利。②疝气。③腹胀，腹痛。

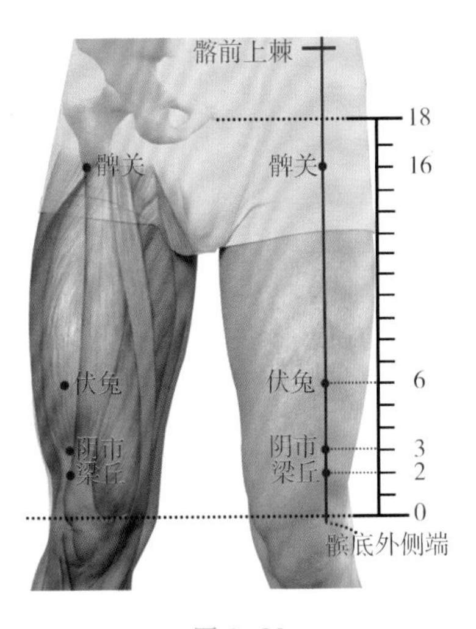

图2-30

【操作】直刺1~1.5寸。可灸。

34. 梁丘*(Liángqiū, ST 34)　郄穴

【定位】在股前区，髌底上2寸，股外侧肌与股直肌肌腱之间（髂前上棘与髌骨外上缘连线上）。(图2-30)

注：令大腿肌肉绷紧，显现股直肌肌腱与股外侧肌，于两肌之间，阴市直上1寸处取穴。

【主治】①膝肿痛、下肢不遂等下肢病证。②急性胃痛。③乳痈、乳痛等乳疾。

【操作】直刺1~1.5寸。可灸。

35. 犊鼻(Dúbí, ST 35)

【定位】在膝前区，髌韧带外侧凹陷中。(图2-31)

注：屈膝45°，髌骨外下方的凹陷中。

【主治】膝痛，屈伸不利。

【操作】向后内斜刺0.8~1.5寸。可灸。

36. 足三里*(Zúsanlǐ, ST 36)　合穴，胃下合穴

【定位】在小腿外侧，犊鼻下3寸，胫骨前嵴外一横指处，犊鼻与解溪连线上。(图2-31)

注：在胫骨前肌上取穴。

【主治】①胃痛、呕吐、噎膈、腹胀、腹泻、痢疾、便秘等胃肠病证。②下肢痿痹。③心悸、眩晕、癫狂等神志病。④乳痈、肠痈等外科疾患。⑤虚劳诸证，为强壮保健要穴。

【操作】直刺1~2寸。可灸。用于强壮保健时，多用灸法。

知识链接

配伍参考：①配天枢、三阴交、肾俞、行间，有调理肝脾，补益气血的作用，主治月经过多，心悸。②配曲池、丰隆、三阴交，有健脾化痰的作用，主治头晕目眩。③配梁丘、期门、内关、肩井，有清泻血热，疏肝理气，宽胸利气的作用，主治乳痈。④配上巨虚、三阴交、手术切口两旁腧穴，有良好的镇痛作用，用于胃次全切除术。⑤配中脘、内关，有和胃降逆，宽中利气的作用，主治胃脘痛。

37. 上巨虚*(Shàngjùxū, ST 37)　大肠下合穴

【定位】在小腿外侧，犊鼻下6寸，犊鼻与解溪连线上。(图2-31)

注：在胫骨前肌上取穴。

【主治】①肠鸣、腹痛、腹泻、便秘、肠痈等胃肠病证。②下肢痿痹。

【操作】直刺1~2寸。可灸。

38. 条口*（Tiáokǒu，ST 38）

【定位】在小腿外侧，犊鼻下8寸，犊鼻与解溪连线上。

注：在胫骨前肌上取穴，横平丰隆（ST40）。

【主治】①下肢痿痹，转筋。②肩臂痛。③脘腹疼痛。

【操作】直刺1~1.5寸。可灸。

39. 下巨虚*（Xiàjùxū，ST 39） 小肠下合穴

【定位】在小腿外侧，犊鼻下9寸，犊鼻与解溪连线上。

注：在胫骨前肌上取穴，横平外丘（GB36）、阳交（GB35）。

【主治】①腹泻、痢疾、小腹痛等胃肠病证。②下肢痿痹。③乳痈。

【操作】直刺1~1.5寸。可灸。

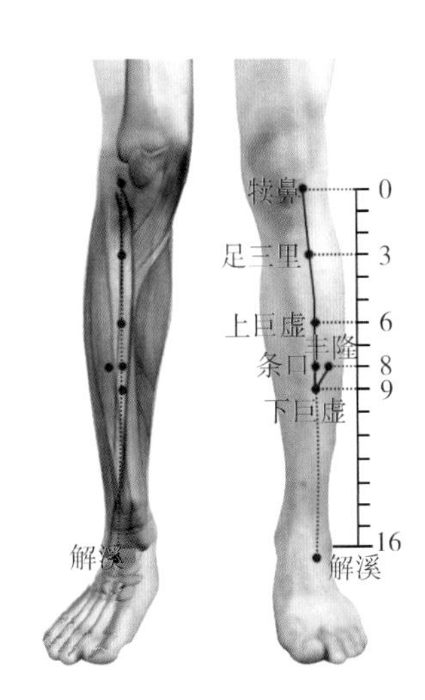

图2-31

40. 丰隆*（Fēnglóng，ST 40） 络穴

【定位】在小腿外侧，外踝尖上8寸，胫骨前肌外缘，条口旁开1寸。（图2-31）

注：犊鼻（ST35）与解溪（ST41）连线的中点，条口（ST38）外侧一横指处。

【主治】①头痛、眩晕、癫狂。②咳嗽、痰多等病证。③下肢痿痹。④腹胀，便秘。

【操作】直刺1~1.5寸。可灸。

知识链接

配伍参考：①配冲阳，有豁痰宁神的作用，主治狂妄行走，登高而歌，弃衣而走。②配肺俞、尺泽，有祛痰镇咳的作用，主治咳嗽，哮喘。③配照海、陶道，有涤痰醒神的作用，主治癫痫。

41. 解溪*（Jiěxī，ST 41） 经穴

【定位】在踝区，踝关节前面中央凹陷中，拇长伸肌腱与趾长伸肌腱之间。（图2-32）

注：令足趾上翘，显现足背部两肌腱，穴在两腱之间，相当于内、外踝尖连线的中点处。

【主治】①下肢痿痹、踝关节病、足下垂等下肢、踝关节疾患。②头痛，眩晕，癫狂。③腹胀，便秘。

【操作】直刺0.5~1寸。可灸。

知识链接

配伍参考：①配条口、丘墟、太白，有通经活络止痛的作用，主治膝股肿痛，脚转筋。②配血海、商丘，有和胃降逆的作用，主治腹胀。③配商丘、丘墟、昆仑、太溪，有舒筋活络的作用，主治踝部痛。

42. 冲阳（Chōngyáng，ST42） 原穴

【定位】在足背，第 2 跖骨基底部与中间楔状骨关节处，可触及足背动脉。（图 2-32）

【主治】①胃痛，腹胀。②口眼㖞斜，面肿齿痛。③癫狂痫。④足背肿痛，足痿无力。

【操作】避开动脉，直刺 0. 3~0. 5 寸。慎灸。

43. 陷谷（Xiàngǔ，ST43） 输穴

【定位】在足背，第 2、3 跖骨间，第 2 跖趾关节近端凹陷中。（图 2-32）

【主治】①面肿，水肿。②足背肿痛，足痿无力。③肠鸣腹痛。④热病，目赤肿痛。

【操作】直刺或斜刺 0. 3~0. 5 寸。可灸。

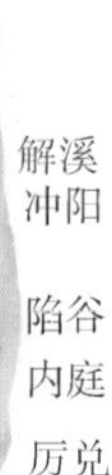

图 2-32

44. 内庭*（Nèitíng，ST 44） 荥穴

【定位】在足背，第 2、3 趾间，趾蹼缘后方赤白肉际处。（图 2-32）

【主治】①齿痛、咽喉肿痛、鼻衄等五官热性病证。②热病。③胃病吐酸、腹泻、痢疾、便秘等肠胃病证。④足背肿痛，跖趾关节痛。

【操作】直刺或斜刺 0. 5~1 寸。可灸。

知识链接

配伍参考：①配合谷，治疗牙痛、扁桃体炎。②配地仓、颊车，治疗面瘫。③配太冲、曲池、大椎，治疗热证。④配上星，治疗眼睛痛。

45. 厉兑*（Lìduì，ST 45） 井穴

【定位】在足趾，第 2 趾末节外侧，趾甲根角侧后方 0. 1 寸（指寸）。（图 2-32）

注：足第 2 趾外侧甲根角侧后方（即沿角平分线方向）0. 1 寸。相当于沿爪角外侧画一直线与爪甲基底缘水平线交点处取穴。

【主治】①鼻衄、齿痛、咽喉肿痛等实热性五官病证。②热病。③多梦、癫狂等神志病证。

【操作】浅刺0.1~0.2寸，或用三棱针点刺出血。可灸。

附：经穴歌

三经四五是胃经，起于承泣厉兑停，胃肠血病与神志，头面热病五官病。
承泣下眶边缘上，四白穴在眶下孔，巨髎鼻旁直瞳子，地仓吻旁四分灵，
大迎肌前动脉处，颊车咬肌高处迎，下关张口骨支起，头维四五旁神庭，
人迎结喉旁动脉，水突环骨肌前行，肌间气舍锁骨上，缺盆锁骨上窝中，
气户锁下一肋上，相去中线四寸平，库房屋翳膺窗接，都隔一肋乳中停，
乳根乳下一肋中，胸部诸穴要记清，不容巨阙旁二寸，其下承满与梁门，
关门太乙滑肉门，天枢脐旁二寸平，外陵大巨水道穴，归来气冲曲骨邻，
髀关髂下耻骨下，伏兔膝上六寸中，阴市膝上方三寸，梁丘膝上二寸呈，
膝外下陷是犊鼻，膝下三寸三里迎，膝下六寸上巨虚，膝下八寸条口行，
再下一寸下巨虚，条外一指是丰隆，解溪跗上系鞋处，冲阳跗上动脉凭，
陷谷跖趾关节后，次中趾缝寻内庭，厉兑次趾外甲角，四十五穴要记清。

复习思考

1. 制作本经经络循行示意图。
2. 小组协作录制本经常用腧穴的点穴操作微视频。
3. 对本经的特定穴进行列表归纳记忆。
4. 写出承泣、颊车、足三里、下巨虚、内庭穴的定位及刺灸方法。
5. 写出五个治疗面瘫的腧穴名称与定位。
6. 简述足阳明胃经在下肢膝以下部位的经脉循行。

任务四　足太阴经络与腧穴识别及应用

扫一扫，看课件

【学习目标】

掌握本经脉循行和常用腧穴（隐白、太白、公孙、三阴交、地机、阴陵泉、血海、大横、大包）的定位、主治和刺灸注意事项。

熟悉本经脉的主治概要。

了解本经的络脉、经筋、经别及其他腧穴。

一、足太阴经络

（一）足太阴经脉

经脉循行

【原文】

《灵枢·经脉》：脾足太阴之脉，起于大指之端，循指内侧白肉际，过核骨[1]后，上内踝前廉，上腨[2]内，循胫骨后，交出厥阴[3]之前，上循膝股内前廉，入腹，属脾，络胃，上膈，挟咽[4]，连舌本[5]，散舌下。（图 2-33）

其支者，复从胃别，上膈，注心中。

脾之大络，名曰大包，出渊腋下三寸，布胸胁。

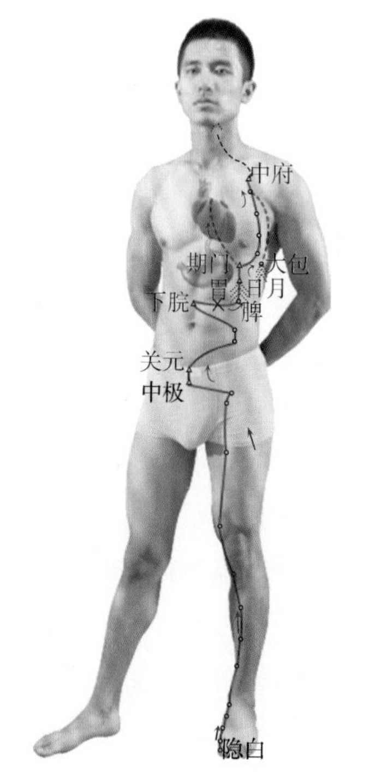

图 2-33 足太阴经脉循行示意图

【注释】

［1］核骨：即第 1 跖趾关节内侧的圆形突起。

［2］腨（shuàn）：通“踹”，小腿肚，即腓肠肌部。

［3］厥阴：指足厥阴肝经。

［4］咽：此兼指食管而言。

［5］舌本：指舌根部。

【语译】

足太阴脾经，起于足大趾末端，沿着大趾内侧赤白肉际，经过大趾本节后的第 1 跖趾关节后面，上行至内踝前面，再沿小腿内侧胫骨后缘上行，至内踝上 8 寸处交于足厥阴经之前，再沿膝股部内侧前缘上行，进入腹部，属脾，联络胃；再经过横膈上行，夹咽部两旁，系舌根，分散于舌下。

其支脉，从胃部分出，向上通过横膈，流注心中，与手少阴心经相接。

脾之大络，穴名大包，位在渊腋穴下 3 寸，分布于胸胁。

经脉病候

【原文】

《灵枢·经脉》：是动则病，舌本强，食则呕，胃脘痛，腹胀善噫，得后与气[1]，则快然如衰[2]，身体皆重。

是主脾所生病者，舌本痛，体重不能动摇，食不下，烦心，心下急痛，溏瘕泄[3]，水闭[4]，黄疸，不能卧，强立[5]，股膝内肿、厥，足大指不用。

脾之大络……实则身尽痛，虚则百节皆纵。

【注释】

[1] 得后与气：后，指大便；气，指矢气，即肛门排气。

[2] 快然如衰：感到病情松解。

[3] 溏瘕泄：溏，指大便溏薄；瘕，指腹部忽聚忽散的痞块；泄，指水泻。

[4] 水闭：指小便不通等症。

[5] 强立：《太素》作“强欠”。是指想打呵欠而气出不畅。强立：结合前后文当理解为强行或勉强站立之意。

【语译】

本经异常变化表现为下列病证：舌根部发僵，食后就要呕吐，胃脘痛，腹胀，时时嗳气，大便或矢气后就感到轻松，全身感到沉重无力。

本经所属腧穴能主治有关“脾”方面的病证：舌根部痛，身体不能灵活活动，吃不下，心胸烦闷，心窝下急痛，大便溏，腹有痞块，泄泻，或小便不通，黄疸，不能安睡，勉强站立时，大腿和小腿内侧肿、厥冷，足大趾不能灵活运用。

脾大络病证：实证，浑身酸痛；虚证，百节松弛软弱。

主治概要

1. 脾胃病：胃痛，呕吐，腹痛，泄泻，便秘等。

2. 妇科病：月经过多，崩漏等。

3. 前阴病：阴挺，不孕，遗精，阳痿等。

4. 经脉循行部位的其他病证：下肢痿痹，胸胁痛等。

（二）足太阴络脉

【原文】

《灵枢·经脉》：足太阴之别，名曰公孙，去本节后一寸，别走阳明；其别者，入络肠胃。（图 2-34）

厥气上逆则霍乱。实，则肠[1]中切痛；虚，则鼓胀。取之所别也。

【注释】

[1] 肠：《脉经》《黄帝内经太素》作“腹”。

【语译】

足太阴络脉，名公孙，在距离足大趾本节后方 1 寸处分出，走向足阳明经；其支脉进入腹腔，与肠胃相联络。

气厥逆就挥霍缭乱，上吐下泻。实证，见腹内绞痛；虚证，见腹部胀气。可取足太阴络穴治疗。

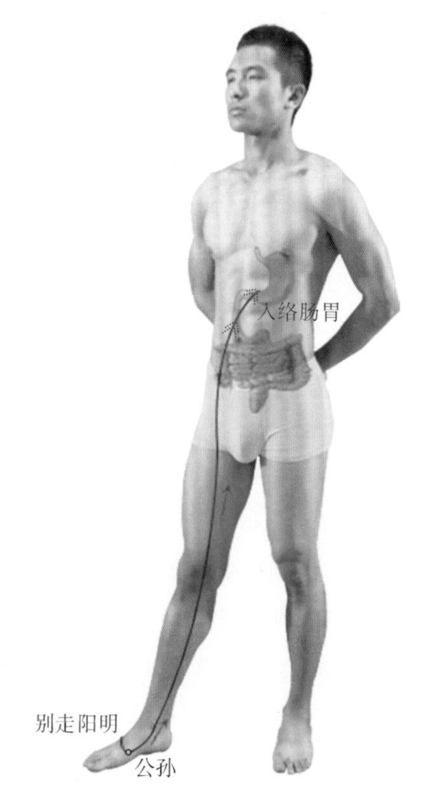

图 2-34 足太阴络脉循行示意图

（三）足太阴经别

【原文】

《灵枢·经别》：足太阴之正，上至髀[1]，合于阳明。与别俱行[2]，上结于咽，贯舌本[3]。（图 2-35）

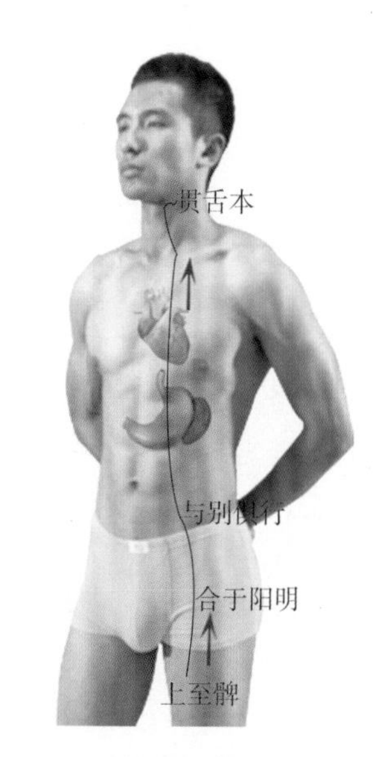

图 2-35 足太阴经别循行示意图

【注释】

［1］髀：为下肢膝上部分的通称。此指股前，约当冲门、气冲部会合入腹。

［2］与别俱行：指阴经经别与阳经经别同行。

［3］舌本：原作“舌中”，据《针灸甲乙经》《黄帝内经太素》改。

【语译】

足太阴经别，从足太阴经脉分出，到达大腿前面，同足阳明经别相合并行，向上结于咽喉，贯通到舌根。

（四）足太阴经筋

【原文】

《灵枢·经筋》：足太阴之筋，起于大指之端内侧，上结于内踝；其直者，结于膝内辅骨，上循阴股[1]，结于髀，聚于阴器。上[2]腹，结于脐，循腹里，结于肋，散于胸中；其内者，着于脊。

其病：足大指支，内踝痛，转筋痛，膝内辅骨痛，阴股引髀而痛，阴器纽痛，上引脐与[3]两胁痛，引膺中，脊内痛。

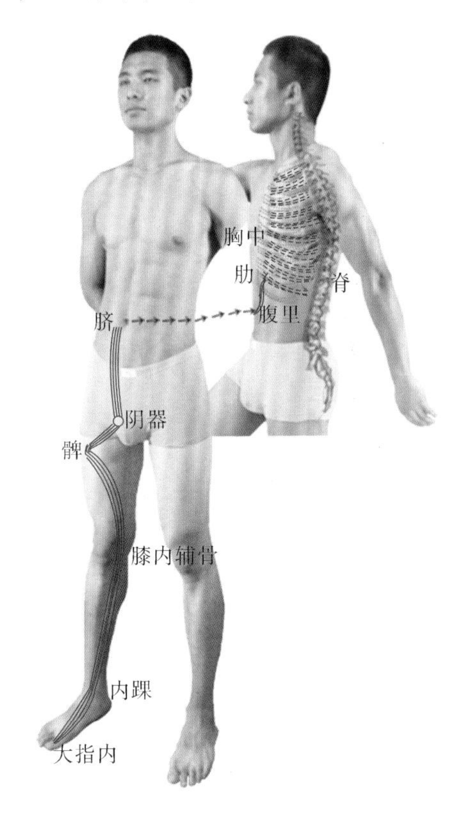

图 2-36　足太阴经筋循行示意图

【注释】

［1］阴股：指大腿的内侧。

［2］上：原作“下”，据《黄帝内经太素》改。

［3］与：原缺，据《针灸甲乙经》《黄帝内经太素》补。

【语译】

足太阴经筋，起始于足大趾内侧端，上行结于内踝；直行向上结于膝内辅骨（胫骨内髁部），向上沿着大腿内侧，结于股前，会聚于阴器部。向上到腹部，结于脐，再沿着腹内结于肋骨，散布到胸中；在内的经筋则附着于脊旁。

其病证：可出现足大趾支撑不适，牵引内踝作痛，转筋，膝内辅骨痛，股内侧牵引髀部作痛，阴器部有扭转疼痛，并可向上引脐及两胁作痛，且能牵引胸膺和脊内疼痛。

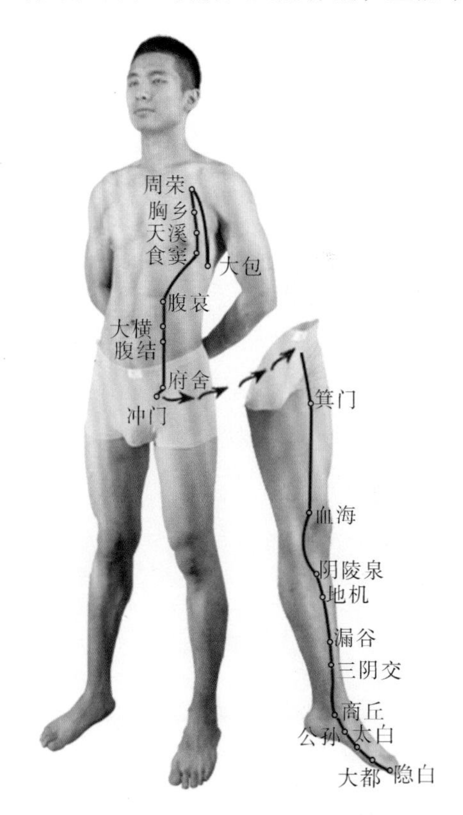

图 2-37　足太阴经穴

二、 足太阴脾经腧穴（21 穴）（图 2-37）

1. 隐白* （Yǐnbái，SP 1）　井穴

【定位】在足趾，大趾末节内侧，趾甲根角侧后方 0.1 寸。（图 2-38）

注：足大趾内侧甲根角侧后方（即沿角平分线方向）0.1 寸。相当于沿爪角内侧画一直线与爪甲基底缘水平线交点处取穴。

【主治】①月经过多、崩漏等妇科病。②便血、尿血等出血证。③癫狂，多梦。④惊风。⑤腹满，暴泄。

【操作】浅刺 0.1 寸；或用三棱针点刺出血。可灸。

2. 大都（Dàdū，SP 2）　荥穴

【定位】在足趾，第 1 跖趾关节远端赤白肉际凹陷中。（图 2-38）

【主治】①腹胀、胃痛、呕吐、泄泻、便秘等脾胃病证。②足大趾本节红肿、疼痛。

③热病无汗，体重肢肿，手足厥冷，心痛，心烦。

【操作】直刺 0.3~0.5 寸。可灸。

3. 太白*（Tàibái，SP 3） 输穴，原穴

【定位】在跖区，第 1 跖趾关节近端赤白肉际凹陷中。（图 2-38）

【主治】①肠鸣、腹胀、腹泻、胃痛、便秘等脾胃病证。②体重节痛，脚气。

【操作】直刺 0.5~0.8 寸。可灸。

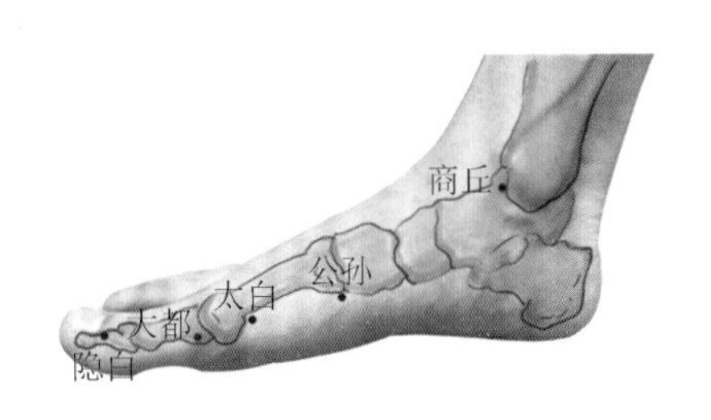

图 2-38

4. 公孙*（Gōngsūn，SP 4） 络穴，八脉交会穴（通冲脉）

【定位】在跖区，第 1 跖骨基底部的前下方赤白肉际处。（图 2-38）

注：沿太白（SP3）向后推至第 1 跖骨基底部的前下方凹陷，即为本穴。

【主治】①胃痛、呕吐、腹痛、腹泻、痢疾等脾胃肠腑病证。②心烦失眠、狂证等神志病证。③逆气里急、气上冲心（奔豚气）等冲脉病证。

【操作】直刺 0.5~1 寸。可灸。

5. 商丘（Shāngqiū，SP 5） 经穴

【定位】在踝区，足内踝前下方，舟骨粗隆与内踝尖连线中点的凹陷中。（图 2-38）

注 1：内踝前缘直线与内踝下缘横线的交点处。

注 2：本穴前为中封（LR4），后为照海（KI6）。

【主治】①呕吐，吞酸，腹胀，肠鸣，泄泻，食不化，便秘，痢疾，痔疾，黄疸。②癫狂，小儿癫痫，善笑，梦魇，善太息。③足踝肿痛，舌本强痛。④体重节痛，怠惰嗜卧。

【操作】直刺 0.3~0.5 寸。可灸。

6. 三阴交*（Sānyīnjiāo，SP 6）

【定位】在小腿内侧，内踝尖上 3 寸，胫骨内侧缘后际。（图 2-39）

注：交信（KI8）上 1 寸。

【主治】①肠鸣腹胀、腹泻等脾胃病证。②月经不调、带下、阴挺、不孕、滞产等妇产科病证。③遗精、阳痿、遗尿等生殖泌尿系统疾患。④心悸，失眠，眩晕。⑤下肢痿痹。⑥阴虚诸证。⑦湿疹，荨麻疹。

【操作】直刺 1~1.5 寸。可灸。孕妇禁针。

知识链接

三阴交是足太阴经、足少阴经、足厥阴经之交会穴

配伍参考：①配合谷，采用泻法，治疗滞产经闭。②配内关、风池、百会，采用补法，治疗失眠。③配人中、内关，采用强泻法，清脑开窍治疗中风。④配行间、阳陵泉治疗腰腿痹证。

7. 漏谷（Lòugǔ，SP 7）

【定位】在小腿内侧，内踝尖上 6 寸，胫骨内侧缘后际。（图 2-39）

注：三阴交（SP6）上 3 寸处。

【主治】①腹胀，肠鸣。②小便不利，遗精。③下肢痿痹。

【操作】直刺 1~1.5 寸。可灸。

8. 地机*（Dìjī，SP 8）　郄穴

【定位】在小腿内侧，阴陵泉下 3 寸，胫骨内侧缘后际。（图 2-39）

【主治】①痛经、崩漏、月经不调等妇科病。②腹痛、腹泻等脾胃病证。③小便不利、水肿，脾不运化水湿病证。④下肢痿痹。

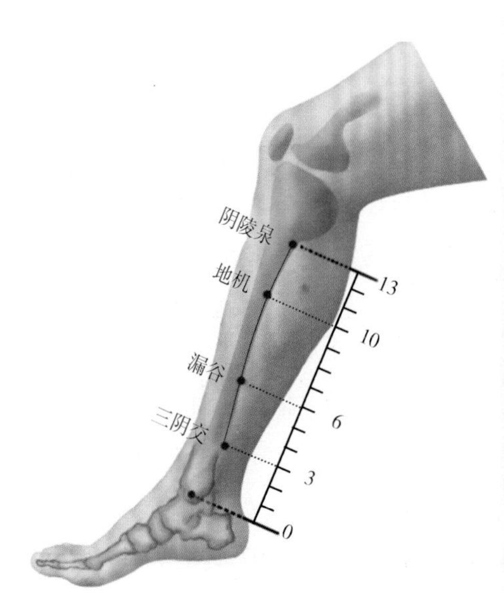

图 2-39

【操作】直刺 1~1.5 寸。可灸。

9. 阴陵泉*（Yīnlíngquán，SP 9）　合穴

【定位】在小腿内侧，胫骨内侧髁下缘与胫骨内侧缘之间的凹陷中。（图 2-39）

注：用拇指沿胫骨内缘由下往上推，至拇指抵膝关节下时，胫骨向内上弯曲的凹陷中即是本穴。

【主治】①腹胀、腹泻、水肿、黄疸等脾湿证。②小便不利、遗尿、尿失禁等泌尿系统疾患。③膝痛、下肢痿痹等下肢病证。④阴部痛、痛经、带下、遗精等妇科、男科病证。

【操作】直刺 1~2 寸。可灸。

知识链接

配伍参考：①配三阴交，有温中运脾的作用，主治腹寒。②配水分，有利尿

行消肿的作用，主治水肿。③配三阴交、日月、至阳、胆俞、阳纲，有清热利湿的作用，主治黄疸。

10. 血海*（Xuèhǎi，SP 10）

【定位】在股前区，髌底内侧端上 2 寸，股内侧肌隆起处。（图 2-40）

简便取穴法：患者屈膝，医者以左手掌心按于患者右膝髌骨上缘，第 2~5 指向上伸直，拇指约呈 45°斜置，拇指尖下是穴。对侧取法仿此。

【主治】①月经不调、痛经、经闭等妇科病。②瘾疹、湿疹、丹毒等血热性皮外科病。③膝股内侧痛。

【操作】直刺 1~1.2 寸。可灸。

11. 箕门（Jīmén，SP 11）

【定位】在股前区，髌底内侧端与冲门的连线上 1/3 与下 2/3 交点，长收肌和缝匠肌交角的动脉搏动处。（图 2-40）

【主治】①小便不利，淋证，遗尿。②腹股沟肿痛。

【操作】避开动脉，直刺 0.5~1 寸。不宜灸。

12. 冲门（Chōngmén，SP 12）　足太阴、足厥阴、阴维脉之交会穴

【定位】在腹股沟区，腹股沟斜纹中，髂外动脉搏动处的外侧。（图 2-40）

注：横平曲骨（CV2），府舍（SP13）稍内下方。

【主治】①腹痛，疝气。②崩漏、带下等妇科病证。

【操作】避开动脉，直刺 0.5~1 寸。慎灸。

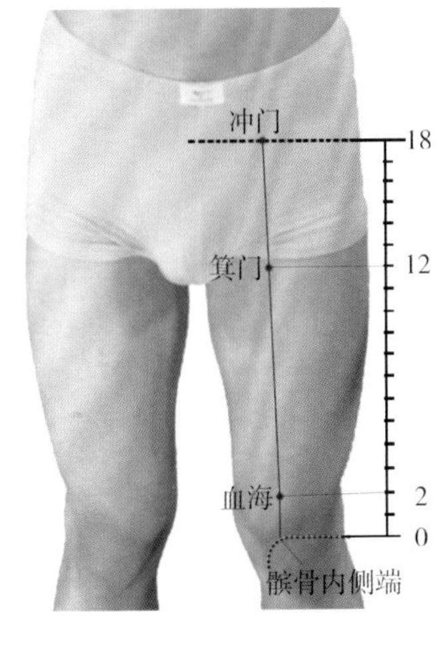

图 2-40

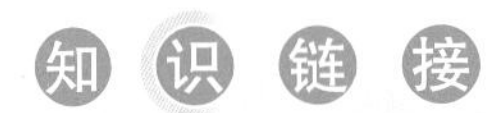

知识链接

《针灸甲乙经》：寒气腹满，癃，淫泺，身热，腹中积聚疼痛，冲门主之。

《备急千金要方》：乳难，子上冲心，阴疝，刺冲门入七分，灸五壮。

13. 府舍（Fǔshè，SP 13）　足太阴经、足厥阴经、阴维脉之交会穴

【定位】在下腹部，脐中下 4.3 寸，前正中线旁开 4 寸。（图 2-41）

【主治】①腹痛，积聚。②疝气。

【操作】直刺 1~1.2 寸。可灸。

知识链接

本穴与手太阴肺经的中府穴命名同义，取上下相应也。中府为胸气之府，府舍为腹气之府。在腹部呼吸，有府舍、腹结之收，而佐以冲门、气冲之放，亦即往复升沉之道也。

14. 腹结（fùjié，SP 14）

【定位】在下腹部，脐中下 1.3 寸，前正中线旁开 4 寸。（图 2-41）

【主治】①腹痛，泄泻，便秘。②疝气。

【操作】直刺 1~2 寸。可灸。

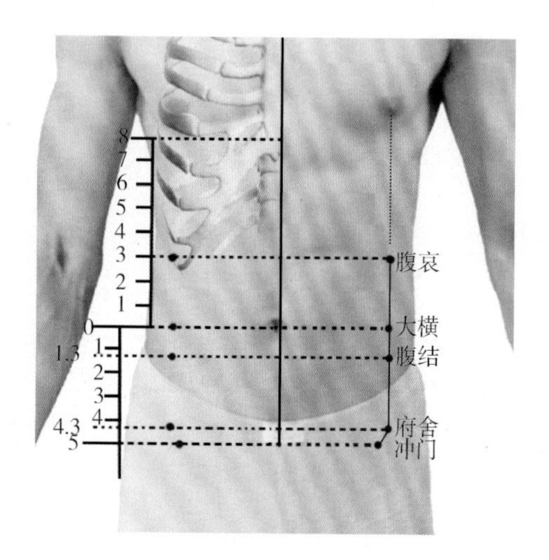

图 2-41

15. 大横*（Dàhéng，SP 15） 足太阴经、阴维脉之交会穴

【定位】在腹部，脐中旁开 4 寸。（图 2-41）

注：横平内侧的天枢（ST25）、肓俞（KI16）、神阙（CV8）。

【主治】腹痛、腹泻、便秘等脾胃病证。

【操作】直刺 1~2 寸。可灸。

知识链接

《针灸甲乙经》：大风，逆气，多寒，善悲，大横主之。

《备急千金要方》：惊怖心忪，少力，灸大横五十壮。四肢不可举动，多汗洞痢，灸大横随年壮。

16. 腹哀（Fùāi，SP 16） 足太阴经、阴维脉之交会穴

【定位】在上腹部，脐中上 3 寸，前正中线旁开 4 寸。（图 2-41）

注：大横（SP15）直上 3 寸，横平建里（CV11）。

【主治】腹痛、消化不良、便秘、泄泻等脾胃病证。

【操作】直刺 1~1.5 寸。可灸。

17. 食窦（Shídòu，SP 17）

【定位】在胸部，第 5 肋间隙，前正中线旁开 6 寸。（图 2-42）

注：横平内侧的乳根（ST18）、步廊（KI22）、中庭（CV16），4 穴略呈一弧形分布，其弧度与第 5 肋间隙弧度相应。

【主治】①胸胁胀痛。②嗳气，反胃，食入即吐。③水肿。

【操作】斜刺或向外平刺 0.5~0.8 寸。可灸。

知识链接

本经食窦至大包诸穴，深部为肺脏，不可深刺。

18. 天溪（Tiānxī，SP 18）

【定位】在胸部，第 4 肋间隙，前正中线旁开 6 寸。（图 2-42）

注：横平内侧的乳中（ST17），神封（KI23），膻中（CV17），4 穴略呈一弧形分布，其弧度与第 4 肋间隙弧度相应。

【主治】①胸胁疼痛，咳嗽。②乳痈，乳汁不足。

【操作】斜刺或向外平刺 0.5~0.8 寸。可灸。

19. 胸乡（Xiōngxiāng，SP 19）

【定位】在胸部，第 3 肋间隙，前正中线旁开 6 寸。（图 2-42）

注：横平内侧的膺窗（ST16），灵墟（KI24），玉堂（CV18），4 穴略呈一弧形分布，其弧度与第 3 肋间隙弧度相应。

【主治】①胸胁胀痛。②乳痈，乳汁不足。

【操作】斜刺或向外平刺 0.5~0.8 寸。可灸。

20. 周荣（Zhōuróng，SP 20）

【定位】在胸部，第 2 肋间隙，前正中线旁开 6 寸。（图 2-42）

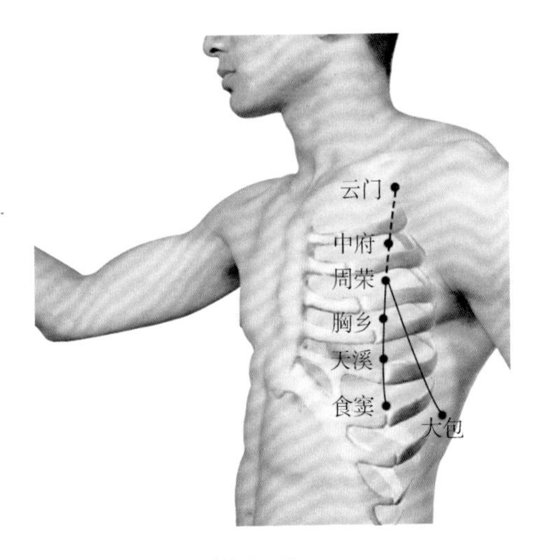

图 2-42

注：横平内侧的屋翳（ST15），神藏（KI25），紫宫（CV19），4 穴略呈一弧形分布，其弧度与第 2 肋间隙弧度相应。

【主治】①咳嗽，气逆。②胸胁胀满。

【操作】斜刺或向外平刺 0.5~0.8 寸。可灸。

21. 大包*（Dàbāo，SP 21） 脾之大络

【定位】在侧胸部，腋中线上，当第 6 肋间隙处。（图 2-42）

注：侧卧举臂，在第 6 肋间隙与腋中线的交点处。

【主治】①气喘。②胸胁痛。③全身疼痛。④岔气。⑤四肢无力。

【操作】斜刺或向后平刺 0.5~0.8 寸。可灸。

附：经穴歌

四足太阴是脾经，穴起隐白大包停，经穴二一君需记，左右定位切要明。
隐白大趾内甲角，大都节前陷中找，太白节后白肉际，节后一寸公孙邻，
商丘内踝前下陷，踝上三寸三阴交，再上三寸漏谷是，陵下三寸地机朝，
膝内辅下阴陵泉，血海膝髌肌头间，箕门血海上六寸，冲门曲骨三五旁，
冲上斜七连府舍，横下三寸是腹结，大横脐旁四寸是，直上三寸号腹哀，
中庭旁六肋间量，五窦四溪三胸乡，二肋周荣接大包，腋中线上六肋量。
脾胃消化呕腹胀，泌尿生殖失眠狂，沿经肿痛舌本强，太阴脾经穴自当。

复习思考

1. 制作本经经络循行示意图。
2. 小组协作录制本经常用腧穴的点穴操作微视频。
3. 对本经的特定穴进行总结归纳记忆。
4. 写出足太阴脾经的体内联系。
5. 写出阴陵泉和三阴交的定位和主治作用。

任务五　手少阴经络与腧穴识别及应用

扫一扫，看课件

【学习目标】

掌握本经脉循行和常用腧穴（极泉、少海、通里、阴郄、神门、少冲）的定位、主治和刺灸注意事项。

熟悉本经脉的主治概要。

了解本经的络脉、经筋、经别及其他腧穴。

一、　手少阴经络

（一）手少阴经脉

经脉循行

【原文】

《灵枢·经脉》：心手少阴之脉，起于心中，出属心系[1]，下膈，络小肠。

其支者，从心系，上挟咽[2]，系目系[3]。

其直者，复从心系，却上肺，下出腋下，下循臑内后廉，行太阴、心主[4]之后，下肘内，循臂内后廉，抵掌后锐骨[5]之端，入掌内后廉[6]，循小指之内，出其端。(图 2-43)

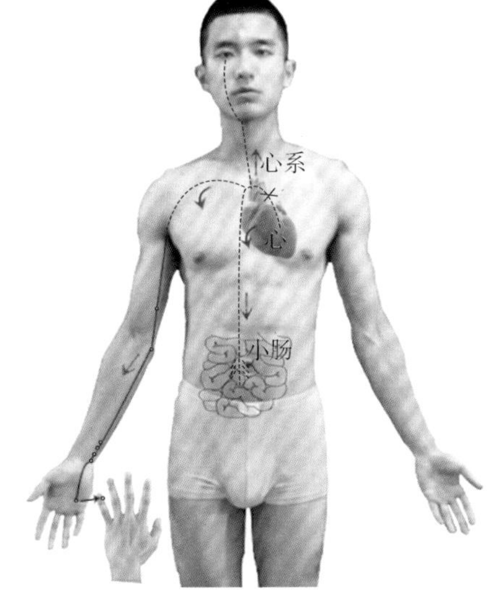

图 2-43　手少阴经脉循行示意图

【注释】

［1］心系：指心与各脏腑相连的组织。

［2］咽：指食管。

［3］目系：指眼后与脑相接连的组织。

［4］太阴、心主：指手太阴肺经和手厥阴心包经。

［5］掌后锐骨：指豌豆骨。锐，通作"兑"。

［6］掌内后廉：指掌心的后边（尺侧）。

【语译】

手少阴心经，起于心中，出属心系（心与其他脏器相连的组织）；下行经过横膈，联络小肠。

其支脉，从心系向上，夹着食道上行，连于目系（眼球连接于脑的组织）。

其直行经脉，从心系上行到肺部，再向外下到达腋窝部，沿着上臂内侧后缘，行于手太阴经和手厥阴经的后面，到达肘窝；再沿前臂内侧后缘，至掌后豌豆骨部，进入掌内，止于小指桡侧末端。

经脉病候

【原文】

《灵枢·经脉》：是动则病：嗌[1]干，心痛，渴而欲饮，是为臂厥。

是主心所生病者，目黄，胁痛，臑臂内后廉痛、厥，掌中热。

【注释】

［1］嗌（yì）：《说文解字》："嗌，咽也。"按：嗌，指咽峡部分，而咽则兼指食管。

【语译】

本经异常变动就出现下列病证：咽喉干燥，心痛，口渴想喝水；还可发生前臂部的气血阻逆，如厥冷、麻木、疼痛等症。

本经主治有关"心"方面所发生的病证：眼睛昏黄，胁肋疼痛，上臂、前臂内侧的后边疼痛、厥冷，掌心热。

主治概要

1. 心、胸、神志病：心痛，心悸，癫狂痫等。

2. 经脉循行部位的其他病证：肩臂疼痛，胁肋疼痛，腕臂痛等。

（二）手少阴络脉

【原文】

《灵枢·经脉》：手少阴之别，名曰通里。去腕一寸[1]，别而上行，循经入于心中，系舌本，属目系。取之去腕[2]后一寸。别走太阳也。（图 2-44）

其实，则支膈[3]；虚，则不能言[4]。

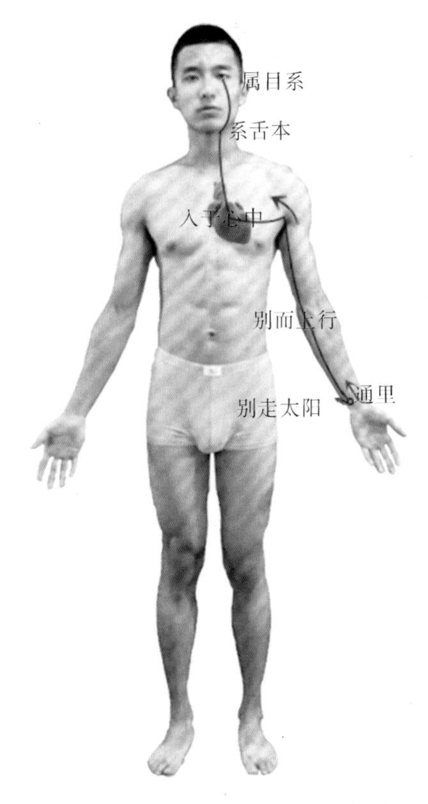

图 2-44　手少阴络脉循行示意图

【注释】

[1] 一寸：原作“一寸半”，据《黄帝内经太素》改。

[2] 腕：原作“掌”，据《黄帝内经太素》《针灸甲乙》改。

[3] 支膈：胸膈间胀满、支撑不适。

[4] 不能言：分支联系舌本，故不能言。

【语译】

手少阴络脉，名通里。在腕关节后 1 寸处，分出上行，沿着本经进入心中，向上联系舌根部，归属于眼与脑相连的组织。本络走向手太阳小肠经脉。

出现的实证，胸膈部支撑胀满；虚证，不能说话。可取手少阴络穴治疗。

（三）手少阴经别

【原文】

《灵枢·经别》：手少阴之正，别入于渊腋[1]两筋之间，属于心[2]，上走喉咙，出于面[3]，合目内眦。（图 2-45）

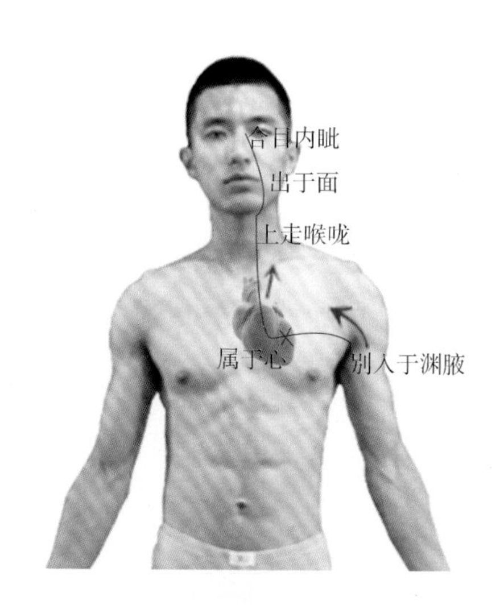

图 2-45 手少阴经别循行示意图

【注释】

［1］渊腋：指腋窝部，非胆经穴名，此处约当极泉部。

［2］属于心：此经未记与小肠的联系，应补。

［3］出于面：约经天容穴部与手太阳经会合后上行。

【语译】

手少阴经别，分出后进入腋下两筋之间，归属于心脏，向上走至喉咙，浅出面部，与手太阳小肠经在目内眦会合。

（四）手少阴经筋

【原文】

《灵枢·经筋》：手少阴之筋，起于小指之内侧，结于锐骨[1]，上结肘内廉；上入腋，交太阴，伏[2]乳里，结于胸中，循贲[3]，下系于脐。（图 2-46）

其病：内急，心承伏梁[4]，下为肘纲[5]，其病当所过者支转筋、筋痛。

【注释】

［1］锐骨：手掌后之高骨，即腕骨之豌豆骨的高起处，其下凹陷处为神门穴。

［2］伏：原作“挟”。据《黄帝内经太素》及杨注改。

［3］贲：原作“臂”。据《黄帝内经太素》《针灸甲乙》改。

［4］伏梁：古病名。五积之一，为心之积。主要症状为积块见于脐上、心下，伏而不动，有如横梁，故名。

［5］纲：原作“网”，据《黄帝内经太素》《针灸甲乙》改。

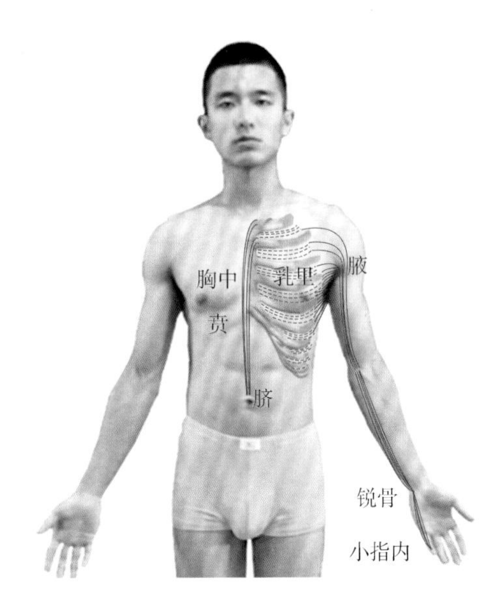

图 2-46　手少阴经筋循行示意图

【语译】

手少阴经筋，起于小指内侧，结于豌豆骨处，向上结于肘内侧，上入于腋内，交手太阴经筋，伏行于乳里，结聚于胸中，沿膈向下，联系于脐部。

其病证：可见胸内拘急，心下积块如承受横梁，上肢筋有病，则肘部出现牵拉不适，本经经筋循行部位支撑不适、转筋和疼痛。

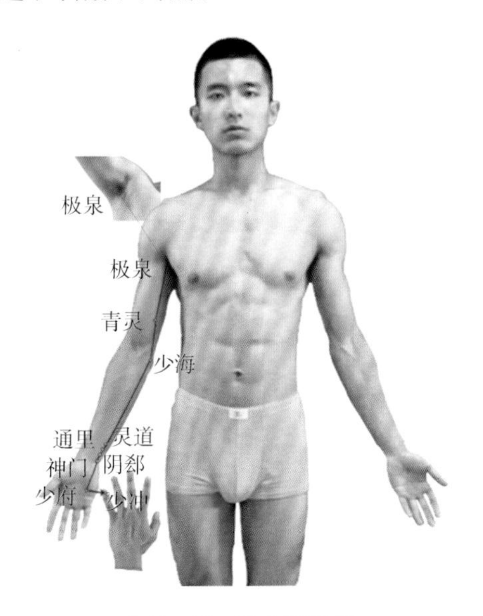

图 2-47　手少阴经穴

二、 手少阴心经腧穴（9穴）（图2-47）

1. 极泉*（Jíquán，HT 1）

【定位】在腋区，腋窝中央，腋动脉搏动处。（图2-48）

【主治】①心痛、心悸等心疾。②肩臂疼痛、胁肋疼痛、上肢不遂等上肢病证。③瘰疬、腋臭。④上肢针麻用穴。

【操作】上臂外展，避开腋动脉，直刺或斜刺0.5~0.8寸。慎灸。

2. 青灵（Qīnglíng，HT 2）

【定位】在臂前区，肘横纹上3寸，肱二头肌的内侧沟中。（图2-49）

注：屈肘举臂，在极泉与少海连线的上2/3与下1/3交点处取穴。

【主治】①头痛、胁痛、肩臂疼痛。②目视不明。

【操作】直刺0.5~1寸。可灸。

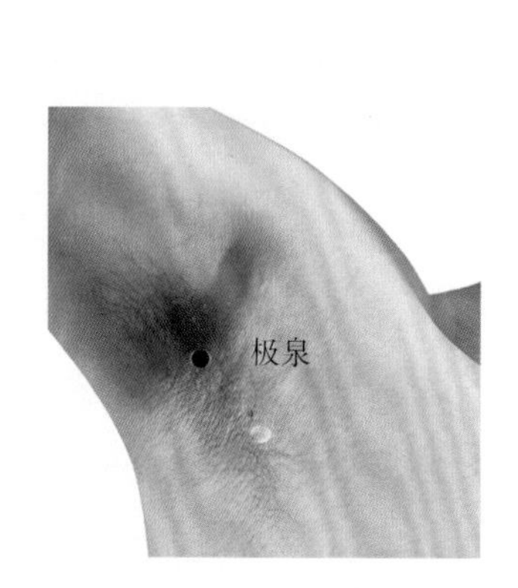

图2-48 极泉穴

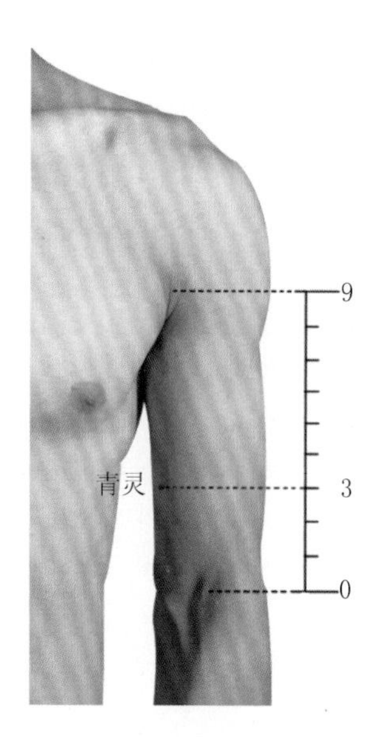

图2-49 青灵穴

3. 少海*（Shàohǎi，HT 3）合穴

【定位】在肘前区，横平肘横纹，肱骨内上髁前缘。（图2-50）

注：屈肘成直角，在肘横纹内侧端与肱骨内上髁连线的中点处取穴。

【主治】①心痛、癔症等心病、神志病。②肘臂挛痛、臂麻手颤。③头项痛、腋胁部痛。④瘰疬。

【操作】直刺0.5~1寸。可灸。

4. 灵道（Língdào，HT 4）经穴

【定位】在前臂前区，腕掌侧远端横纹上 1.5 寸，尺侧腕屈肌腱的桡侧缘。（图 2-51）

注：神门（ HT7 ）上 1.5 寸，横平尺骨头上缘（根部）。

【主治】①心痛、心悸。②暴喑。③肘臂挛痛、手指麻木。

【操作】直刺 0.3~0.5 寸。不宜深刺，以免伤及血管和神经。留针时，不可做屈腕动作。可灸。

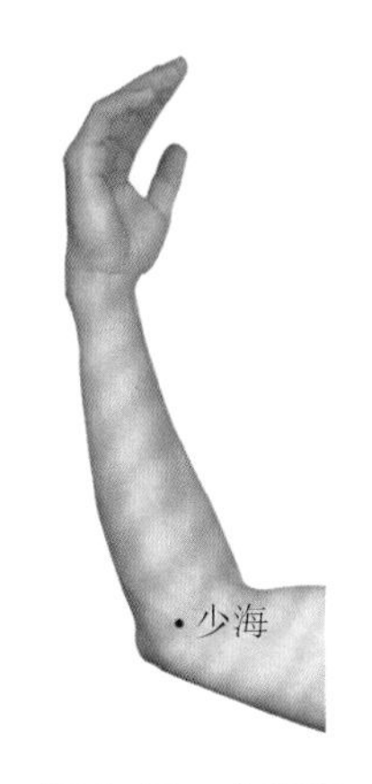

图 2-50　少海穴

5. 通里*（Tōnglǐ，HT 5）络穴

【定位】在前臂前区，腕掌侧远端横纹上 1 寸，尺侧腕屈肌腱的桡侧缘。（图 2-51）

注：神门（HT7）上 1 寸。该穴与灵道（HT4）、阴郄（HT6）2 穴的位置关系为：横平尺骨头根部是灵道（HT4），横平尺骨头中部是通里（HT5），横平尺骨头头部是阴郄（HT6）。

【主治】①心悸、怔忡等心病。②舌强不语、暴喑。③腕臂痛。

【操作】直刺 0.3~0.5 寸。不宜深刺，以免伤及血管和神经。留针时，不可做屈腕动作。可灸。

6. 阴郄*（Yīnxì，HT 6）郄穴

【定位】在前臂前区，腕掌侧远端横纹上 0.5 寸，尺侧腕屈肌腱的桡侧缘。（图 2-51）

注：神门（HT7）上 0.5 寸。横平尺骨头根部是灵道（HT4），横平尺骨头的下缘（头部）。

【主治】①心痛、惊悸等心病。②骨蒸盗汗。③吐血、衄血。

【操作】避开尺动、静脉，直刺 0.3~0.5 寸。不宜深刺，以免伤及血管和神经。留针时，不可做屈腕动作。可灸。

7. 神门*（Shénmén，HT 7）输穴，原穴

【定位】在腕前区，腕掌侧远端横纹尺侧端，尺侧腕屈肌腱的桡侧缘。（图 2-51）

注：于豌豆骨上缘桡侧凹陷中，在腕掌侧远端横纹上取穴。

【主治】①心痛、心烦、惊悸、怔忡、健

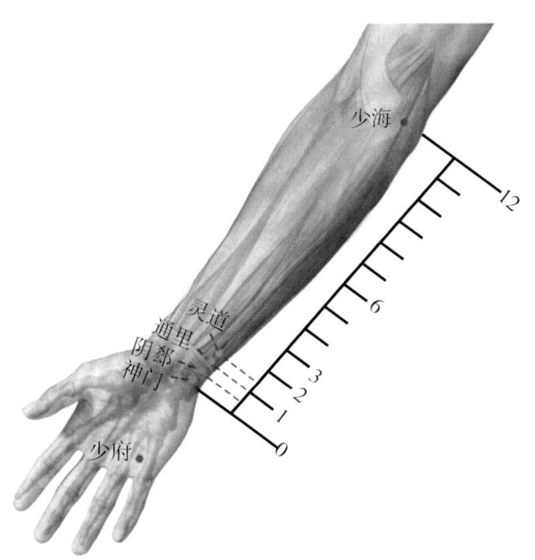

图 2-51

忘、失眠、痴呆、癫狂痫志病证。②高血压。③胸胁痛。

【操作】直刺0.3~0.5寸。可灸。

知识链接

配伍参考：①本穴是治疗心、胸、神志病的主穴之一。配支正为原络配穴法，主治心神失养、健忘失眠。②配大椎、丰隆，主治癫狂、痫症。

8. 少府（Shàofǔ，HT 8）荥穴

【定位】在手掌，横平第5掌指关节近端，第4、5掌骨之间。（图2-51）

注：第4、5掌骨之间，握拳时，小指尖所指处取穴，横平劳宫。

【主治】①心悸、胸痛。②小便不利、遗尿、阴痒痛。③小指挛痛、掌中热。

【操作】直刺0.3~0.5寸。可灸。

9. 少冲*（Shàochōng，HT 9）井穴

【定位】在手指，小指末节桡侧，指甲根角侧上方0.1寸。（图2-52）

注：手小指桡侧指甲根角侧上方（即沿角平分线方向）0.1寸。相当于沿爪甲桡侧画一直线与爪甲基底缘水平线交点处。

【主治】①心悸、心痛、癫狂、昏迷等心与神志病证。②热病。

【操作】浅刺0.1~0.2寸；或点刺出血。可灸。

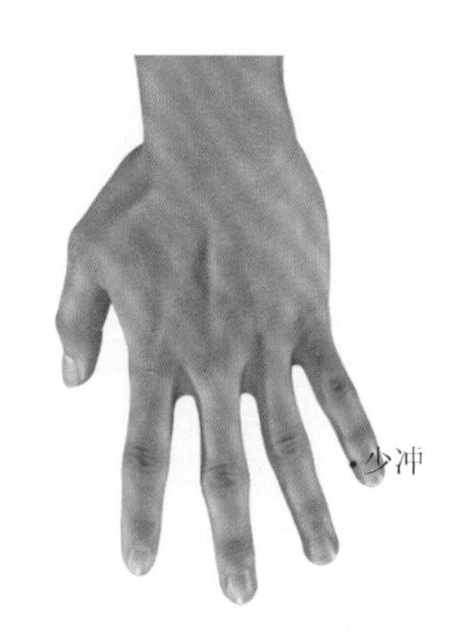

图2-52

知识链接

配伍参考：①本穴是治疗心、胸、神志病的主穴之一。配心俞、内关，有清心安神定志的作用，主治心痛、心悸、癫狂。②配百会、十宣穴，有醒脑开窍的作用，主治中风昏迷。

附：经穴歌

五手少阴是心经，起于极泉少冲停。极泉腋窝动脉觅，青灵肘上三寸凭，
少海屈肘横纹间，灵道通里与阴郄，尺侧腕屈腱桡侧，寸半一寸与五分，
神门肌腱桡侧内，少府握拳小指尖，少冲小指甲桡侧，共计九穴君要明。

心律不齐心绞痛，癫痫癔症神不清，失眠健忘胸臂掌，少阴心经腧穴当。

复习思考

1. 制作本经经络循行示意图。
2. 小组协作录制本经常用腧穴的点穴操作微视频。
3. 对本经的特定穴进行列表归纳记忆。

任务六　手太阳经络与腧穴识别及应用

【学习目标】

掌握本经脉循行和常用腧穴（少泽、后溪、腕骨、养老、支正、肩贞、天宗、颧髎、听宫）的定位、主治和刺灸注意事项。

熟悉本经脉的主治概要。

了解本经的络脉、经筋、经别及其他腧穴。

一、手太阳经络

（一）手太阳经脉

经脉循行

【原文】

《灵枢·经脉》：小肠手太阳之脉，起于小指之端，循手外侧上腕，出踝[1]中，直上循臂骨[2]下廉，出肘内侧两骨之间[3]，上循臑外后廉，出肩解[4]，绕肩胛，交肩上，入缺盆，络心，循咽，下膈，抵胃，属小肠。

其支者，从缺盆循颈，上颊，至目锐眦[5]，却入耳中。

其支者，别颊，上䪼，抵鼻，至目内眦[6]，斜络于颧。（图 2-53）

【注释】

［1］踝：此处指手腕后方的尺骨小头隆起处。

［2］臂骨：尺骨。

［3］两骨之间：当为尺骨鹰嘴与肱骨内上髁之间。

［4］肩解：肩关节。

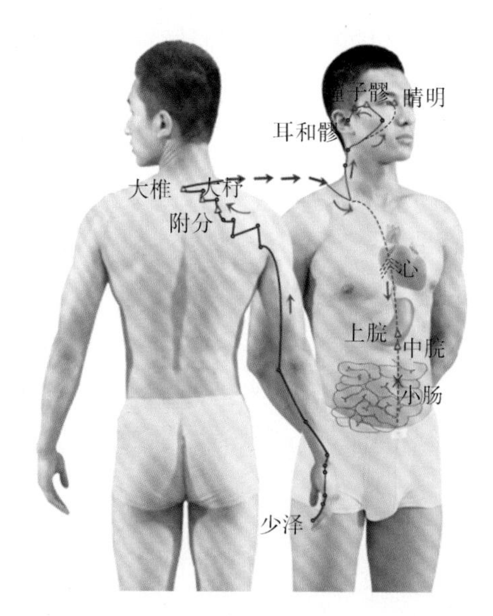

图 2-53 手太阳经脉循行示意图

［5］目锐眦：亦称目外眦，指外眼角。

［6］目内眦：内眼角。

【语译】

手太阳小肠经，起于手小指尺侧端，沿着手背外侧至腕部，出于尺骨茎突，直上沿着前臂外侧后缘，经尺骨鹰嘴与肱骨内上髁之间，沿上臂外侧后缘，到达肩关节，绕行肩胛部，交会于大椎，向下进入缺盆部，联络心，沿着食管，经过横膈，到达胃部，属于小肠。

其支脉，从缺盆分出，沿着颈部，上达面颊，到目外眦，向后进入耳中。

另一支脉，从颊部分出，上行目眶下，抵于鼻旁，至目内眦，斜行络于颧骨部。

经脉病候

【原文】

《灵枢·经脉》：是动则病，嗌痛，颔[1]肿，不可以顾，肩似拔、臑似折[2]。

是主液[3]所生病者，耳聋，目黄，颊肿，颈、颔、肩、臑、肘、臂外后廉痛。

【注释】

［1］颔：下颌骨下、结喉上两侧部，与另指耳前颞部为“頟”有不同。

［2］肩似拔、臑似折：描述性语句，形容肩痛、上臂痛剧烈。

［3］液：与手阳明脉主“津”、足阳明脉主“血”等互参。此与手阳明脉主“津”相对。

【语译】

本经异常变动就出现下列病证：咽喉疼痛，颔下肿胀，颈项不能左右转动，肩部牵拉样疼痛，上臂部剧痛。

本经主治有关“液”方面所发生的病证：耳聋，目赤，面颊肿胀，颈部、颔下、肩胛、上臂、肘以及前臂的外侧后缘疼痛。

主治概要

1. 头面五官病：头痛，目翳，咽喉肿痛等。

2. 神志病：热病昏迷，发热，疟疾等。

3. 经脉循行部位的其他病证：项背强痛，腰背痛，手指及肘臂挛痛等。

（二）手太阳络脉

【原文】

《灵枢·经脉》：手太阳之别，名曰支正。上腕五寸，内注少阴；其别者，上走肘，络肩髃。（图 2-54）

实，则节弛肘废[1]；虚，则生肬[2]，小者如指痂疥[3]。取之所别也。

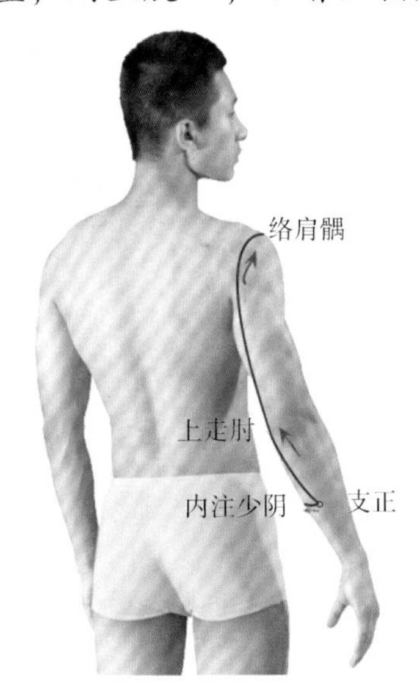

图 2-54　手太阳络脉循行示意图

【注释】

［1］节弛肘废：指肩肘关节松弛、痿废不用。

［2］肬：通“疣”，即皮肤表面的赘生物。

［3］小者如指痂疥：《灵枢识》按“此谓肬之多生，如指间痂疥”。

【语译】

手太阳络脉，名支正。在腕关节上 5 寸处，向内侧注入手少阴心经。其支脉上行，经过肘部，到达肩部。

实证则出现关节弛缓、肘关节痿废不用；虚证则皮肤赘生小疣。可取手太阳络穴治疗。

（三）手太阳经别

【原文】

《灵枢·经别》：手太阳之正，指地[1]，别于肩解，入腋，走心，系小肠[2]也。（图 2-55）

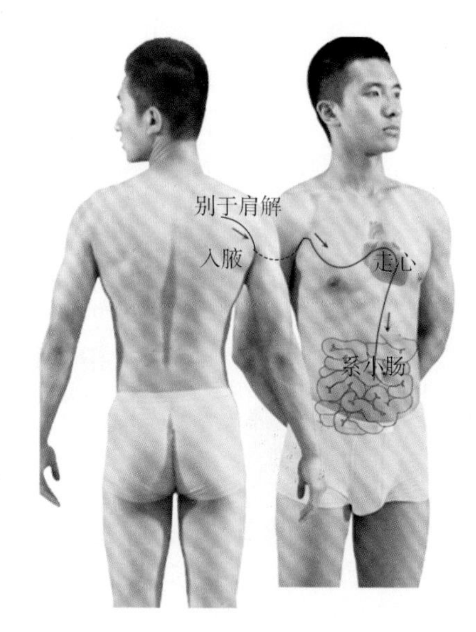

图 2-55　手太阳经别循行示意图

【注释】

[1] 指地：由上而下的意思。杨上善：“手之六经，唯此一经下行，余并上行向头。”

[2] 系小肠：此经未记“上行向头”的一支，应与各经别一致，上合于手太阳小肠经，并与手少阴经别同行。

【语译】

手太阳经别，从肩关节部位分出，向下进入腋窝部，走向心脏，联系小肠。

（四）手太阳经筋

【原文】

《灵枢·经筋》：手太阳之筋，起于小指之上，结于腕，上循臂内廉，结于肘内锐骨[1]之后，弹之应小指之上[2]，入结于腋下。其支者，后走腋后廉，上绕肩胛，循颈，出足太阳之筋前，结于耳后完骨。其支者，入耳中；直者出耳上，下结于颔，上属目外眦。（图 2-56）

其病：小指支，肘内锐骨后廉痛，循臂阴，入腋下[3]，腋下痛，腋后廉痛，绕肩胛引颈而痛，应耳中鸣，痛引颔，目瞑良久乃得视[4]。颈筋急，则为筋瘘[5]，颈肿。

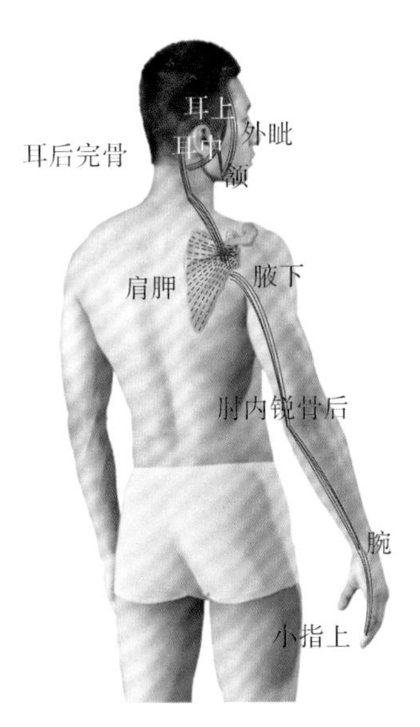

图 2-56　手太阳经筋分布示意图

【注释】

[1] 肘内锐骨：此指肘内的高骨，即肱骨内上髁。

[2] 弹之应小指之上：刺激尺神经的现象之一。

[3] 循臂阴，入腋下：按文理和医理，可能是衍文。

[4] 目瞑良久乃得视：眼睛睁不开，需要较长时间适应才能睁眼视物。

[5] 筋瘘：同“鼠瘘”，相当于颈部淋巴结核等症，与“颈肿、寒热在颈者”语义相合。

【语译】

手太阳经筋，起于手小指，向上结于腕背，沿前臂内侧，向上结于肱骨内上髁之后，以手弹拨此处，麻电感传到手小指，上行结于腋下。分支从腋后方，绕行肩胛部，沿颈部，出行于足太阳经筋之前方，向上结于耳后乳突部。分支由此进入耳中；直行部分到达耳的上方，向下结于下颌骨处，向上连属外眼角。

其病证：小指僵滞不适，肘内锐骨后缘疼痛，腋下及腋后缘疼痛，肩胛骨周围连及颈项部疼痛，伴有耳鸣及疼痛，疼痛牵引颌部，眼睛视物不清。颈部筋肉拘急，可以出现颈肿、筋瘘等病证。

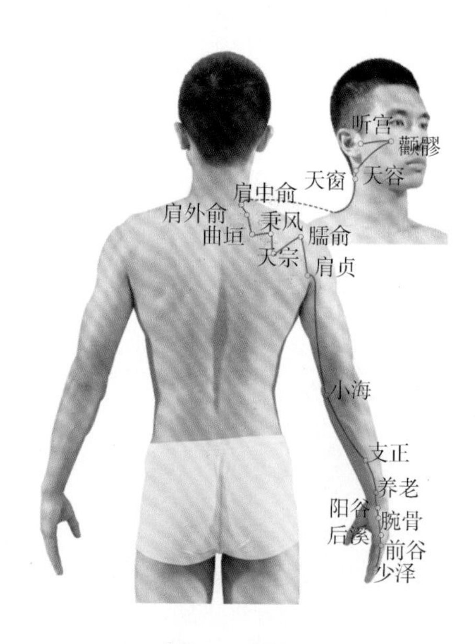

图 2-57 手太阳经穴

二、 手太阳小肠经腧穴（19 穴）（图 2-57）

1. 少泽*（Shàozé，SI 1） 井穴

【定位】在手指，小指末节尺侧，指甲根角侧上方 0.1 寸。（图 2-58）

【主治】①乳痈、乳少等乳疾。②昏迷、热病等急症、热证。③头痛、目翳、咽喉肿痛等头面五官病证。

【操作】浅刺 0.1~0.2 寸，或点刺出血。可灸。孕妇慎用。

知识链接

配伍参考：配人中，有醒脑开窍的作用，主治热病昏迷、休克。

研究进展：针刺少泽、膻中，可使缺乳妇女生乳素含量增加。电针少泽穴，可使催产素分泌增加。

2. 前谷（Qiángǔ，SI 2）荥穴

【定位】在手指，第 5 掌指关节尺侧远端赤白肉际凹陷中。（图 2-58）

注：半握拳，第 5 掌指横纹尺侧端取穴。

【主治】①热病。②乳痈，乳少。③头痛，耳鸣。

【操作】直刺 0.2~0.3 寸。可灸。

3. 后溪*（Hòuxī，SI 3）输穴，八脉交会穴（通督脉）

【定位】在手内侧，第 5 掌指关节尺侧近端赤白肉际凹陷中。（图 2-58）

注：半握拳，掌远侧横纹头（尺侧）赤白肉际处取穴。

【主治】①头项强痛、腰背痛、手指及肘臂挛痛等痛证。②耳聋，目赤。③癫狂痫。④盗汗，疟疾。

【操作】直刺 0.5~1 寸，或向合谷方向透刺。可灸。

知识链接

配伍参考：①配申脉，为八脉交会穴配穴法。②配天柱，有通经活络、舒筋止痛的作用，主治颈项强痛、落枕。

研究进展：①治疗落枕：据报道，电针双侧后溪，配合颈部旋转、屈伸活动，有很好疗效。针刺单侧后溪，用泻法捻转 1~3 分钟，配合左右摇头动作，有较好疗效。②治疗急性腰扭伤：以后溪透合谷，配合腰部活动，效果良好。辨证属足太阳经的腰扭伤，针刺手太阳后溪穴，有较好疗效。

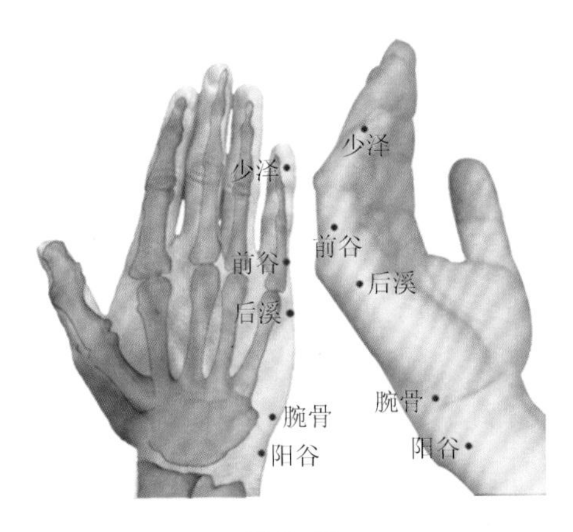

图 2-58

4. 腕骨（Wàngǔ，SI 4）原穴

【定位】在腕区，第 5 掌骨底与三角骨之间的赤白肉际凹陷中。（图 2-58）

注：由后溪向上沿掌骨直推至一突起骨，于两骨之间凹陷中取穴。

【主治】①头项强痛，耳鸣，目翳。②黄疸，消渴，热病，疟疾。③指挛，腕痛。

【操作】直刺 0.3~0.5 寸。可灸。

知识链接

配伍参考：配通里，为原络配穴法，有清热安神定惊的作用，主治高热、惊风。

5. 阳谷（Yánggǔ，SI 5）经穴

【定位】在腕后区，尺骨茎突与三角骨之间的凹陷中。（图 2-58）

注：由腕骨向上，相隔一骨（即三角骨）与尺骨茎突之间的凹陷中取穴。

【主治】①头痛、目眩、耳鸣、耳聋。②热病，癫狂痫。③腕臂痛。

【操作】直刺 0.3~0.4 寸。可灸。

6. 养老*（Yǎnglǎo，SI 6）郄穴

【定位】在前臂后区，腕背横纹上 1 寸，尺骨头桡侧凹陷中。（图 2-59）

注：掌心向下，用一手指按在尺骨头的最高点上，然后手掌旋后，在手指滑入的骨缝中取穴。

【主治】①目视不明、头痛、面痛。②肩、背、肘、臂酸痛，急性腰痛等痛证。

【操作】以掌心向胸姿势，直刺或斜刺 0.5~0.8 寸。可灸。

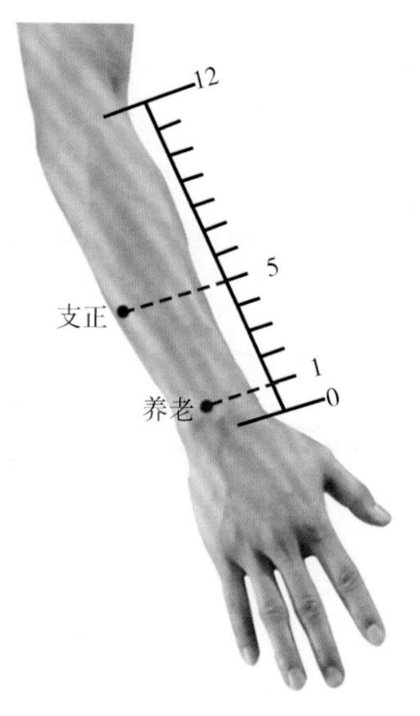

图 2-59

7. 支正*（Zhīzhèng，SI 7）络穴

【定位】在前臂后区，腕背侧远端横纹上 5 寸，尺骨尺侧与尺侧腕屈肌之间。（图 2-59）

注：阳谷与小海连线的中点下 1 寸取穴。

【主治】①头痛，项强，肘臂酸痛。②热病。③癫狂。④疣症。

【操作】直刺 0.5~0.8 寸。可灸。

配伍参考：①配神门，为原络配穴法，有安神定志的作用，主治癫狂、精神病。②配肩髎，有舒筋通络的作用，主治肩臂及手指疼痛、挛急。

8. 小海（Xiǎohǎi，SI 8）合穴

【定位】在肘后区，尺骨鹰嘴与肱骨内上髁之间凹陷中。（图 2-60）

注：微屈肘，在尺骨鹰嘴与肱骨内上髁之间的尺神经沟中取穴，用手指弹敲此处时有触电麻感直达小指。

【主治】①肘臂疼痛、麻木。②癫痫。

【操作】直刺 0.3~0.5 寸。可灸。

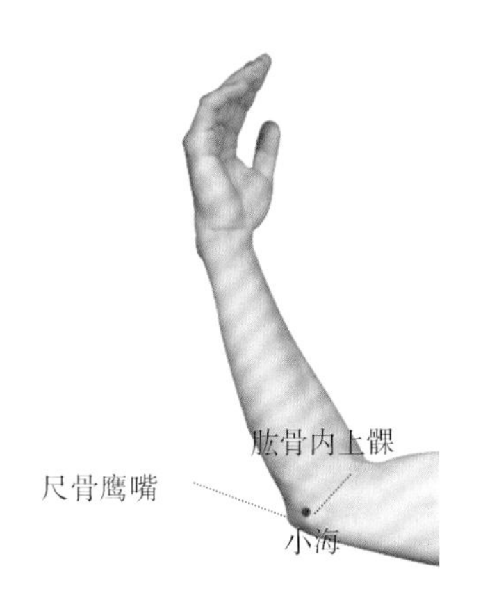

图 2-60

9. 肩贞（Jiānzhēn，SI 9）

【定位】在肩胛区，肩关节后下方，腋后纹头直上 1 寸。（图 2-61）

注：臂内收时，腋后纹头直上 1 寸，三角肌后缘。

【主治】①肩背疼痛，上肢不遂。②瘰疬。

【操作】直刺或向外斜刺 1~1.5 寸或向腋前纹头方向透刺，不宜向胸侧深刺。可灸。

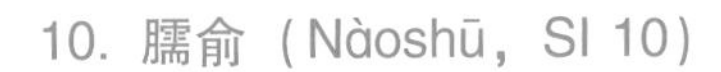

10. 臑俞（Nàoshū，SI 10）

【定位】在肩胛区，腋后纹头直上，肩胛冈下缘凹陷中。（图 2-61）

【主治】①肩臂疼痛。②瘰疬。

【操作】直刺或向外斜刺 0.5~1.5 寸，不宜向胸侧深刺。可灸。

11. 天宗*（Tiānzōng，SI 11）

【定位】在肩胛区，肩胛冈中点与肩胛骨下角连线上 1/3 与下 2/3 交点凹陷中。（图 2-61）

【主治】①肩胛疼痛、肩背部损伤等局部病证。②乳痈。③气喘。

【操作】直刺或向四周斜刺 0.5~1 寸。可灸。

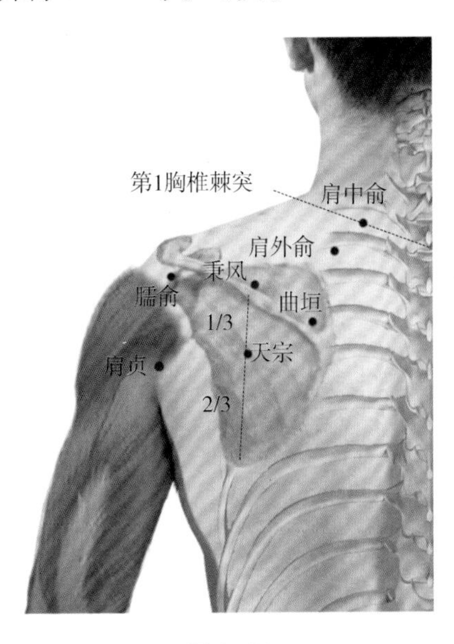

图 2-61

12. 秉风（Bǐngfēng，SI 12）

【定位】在肩胛区，肩胛冈中点上方冈上窝中。（图2-61）

【主治】肩胛疼痛，手臂酸麻。

【操作】直刺或斜刺0.5~1寸。可灸。

13. 曲垣（Qūyuán，SI 13）

【定位】在肩胛区，肩胛冈内侧端上缘凹陷中。（图2-61）

注：臑俞与第2胸椎棘突连线的中点处取穴。

【主治】肩胛、项背疼痛。

【操作】直刺或向外斜刺0.5~1寸，不宜向胸部深刺。可灸。

14. 肩外俞（Jiānwàishū，SI 14）

【定位】在脊柱区，第1胸椎棘突下，后正中线旁开3寸。（图2-61）

注1：肩胛骨脊柱缘的垂线与第1胸椎棘突下的水平线相交处。

注2：本穴与内侧的大杼（BL11）、陶道（GV13）均位于第1胸椎棘突下水平。

【主治】肩背疼痛，颈项强急。

【操作】向外斜刺0.5~0.8寸，不宜直刺、深刺。可灸。

15. 肩中俞（Jiānzhōngshū，SI 15）

【定位】在脊柱区，第7颈椎棘突下，后正中线旁开2寸。（图2-61）

注：大椎（GV14）旁开2寸。

【主治】①咳嗽、气喘。②肩背疼痛。③目视不明。

【操作】直刺或向外斜刺0.5~0.8寸，不宜直刺、深刺。可灸。

16. 天窗（Tiānchuāng，SI 16）

【定位】在颈部，横平喉结，胸锁乳突肌的后缘。（图2-62）

注1：取一侧穴，令病人头转向对侧以显露胸锁乳突肌，抗阻力转动时则肌肉显露更明显。

注2：本穴与人迎（ST9）、扶突（LI18）均横平喉结，三者的位置关系为：胸锁乳突肌前缘处为人迎（ST9），后缘为天窗（SI16），前后缘之间为扶突（LI18）。

【主治】①耳鸣、耳聋、咽喉肿痛、暴喑。②颈项强痛。

【操作】直刺或向下斜刺0.5~1寸。可灸。

17. 天容（Tiānróng，SI 17）

【定位】在颈部，下颌角后方，胸锁乳突肌的前缘凹陷中。（图2-62）

【主治】①耳鸣、耳聋、咽喉肿痛。②头痛、颈项肿痛。

【操作】直刺0.5~1寸，不宜深刺。可灸。

18. 颧髎*（Quánliáo，SI 18）手少阳经、手太阳经之交会穴

【定位】在面部，颧骨下缘，目外眦直下凹陷中。（图 2-62）

【主治】口眼㖞斜、眼睑瞤动、齿痛、面痛、颊肿等面部病证。

【操作】直刺 0.3~0.5 寸，斜刺或平刺 0.5~1 寸。可灸。

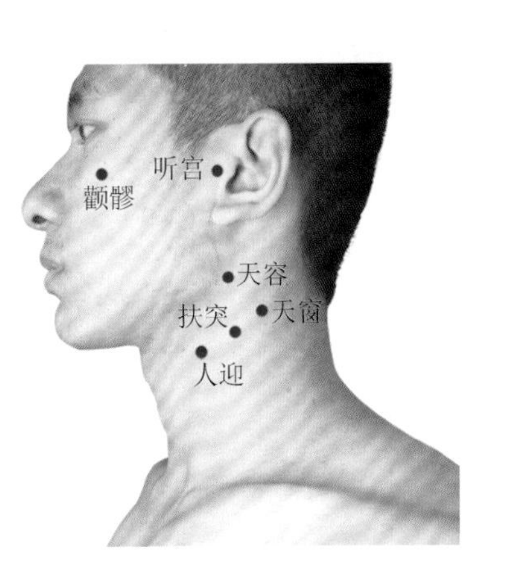

图 2-62

19. 听宫*（Tīnggōng，SI 19）手少阳经、手太阳经、足少阳经之交会穴

【定位】在面部，耳屏正中与下颌骨髁突之间的凹陷中。（图 2-62）

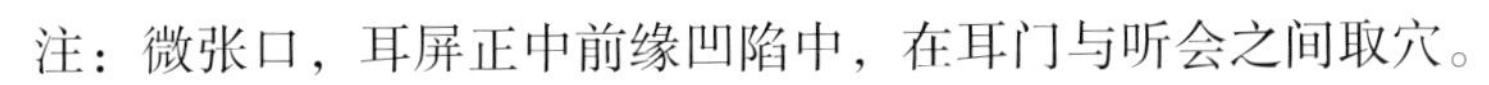

注：微张口，耳屏正中前缘凹陷中，在耳门与听会之间取穴。

【主治】①耳鸣、耳聋、聤耳等耳疾。②齿痛。③癫狂痫。

【操作】直刺 0.5~1 寸。可灸。

附：经穴歌

六手太阳小肠经，起于少泽听宫停。少泽小指端外尺，前谷节前外侧清，后溪节后握掌取，腕骨三角骨前寻，阳谷三角骨上找，养老转手陷空藏，支正腕上五寸取，小海二骨正中央，肩贞纹头上一寸，臑俞贞上冈下缘，天宗冈下窝中觅，秉风冈上窝中央，曲垣冈端上内陷，陶道旁三外俞彰，中俞二寸大椎旁，扶突后陷乃天窗，天容耳下曲颊后，颧髎颧骨外眦量，耳前张口听宫陷，共计十九左右当。头面五官咽喉痛，颊颔瘰疬肿乳痈，颈项肩臂外经病，热病神志液病良。

复习思考

1. 制作本经经络循行示意图。
2. 小组协作录制本经常用腧穴的点穴操作微视频。
3. 对本经的特定穴进行列表归纳记忆。

扫一扫，看课件

任务七　足太阳经络与腧穴识别及应用

【学习目标】

掌握本经脉循行和常用腧穴（睛明、攒竹、天柱、大杼、风门、肺俞、心俞、膈俞、肝俞、胆俞、脾俞、胃俞、肾俞、大肠俞、膀胱俞、次髎、承扶、委阳、委中、膏肓、志室、秩边、承山、飞扬、昆仑、申脉、束骨、至阴）的定位、主治和刺灸注意事项。

熟悉本经脉的主治概要。

了解本经的络脉、经筋、经别及其他腧穴。

一、 足太阳经络

（一）足太阳经脉

经脉循行

【原文】

《灵枢·经脉》：膀胱足太阳之脉，起于目内眦，上额，交巅[1]。

其支者，从巅至耳上角[2]。

其直者，从巅入络脑[3]，还出别下项，循肩髆内[4]，挟脊抵腰中，入循膂[5]，络肾，属膀胱。

其支者，从腰中，下挟脊[6]，贯臀[7]，入腘中。

其支者，从髆内左右别下贯胛[8]，挟脊内，过髀枢[9]，循髀外[10]后廉下合腘中——以下贯腨内[11]，出外踝之后，循京骨[12]至小指外侧。（图 2-63）

【注释】

[1] 巅：即巅顶，当头顶最高处，约当百会穴处。

[2] 耳上角：指耳上方。

[3] 脑：滑伯仁注“颈上为脑，脑后为项”。应当说颈之上为头部，头内为脑，颈后部称为项。

[4] 肩髆内：即肩胛部内侧。滑伯仁：“肩后之下为肩髆”。

[5] 膂（lǚ）：夹脊两旁的肌肉，即竖脊肌。

[6] 挟脊：此分支从肾俞处分出夹脊下行，经过八髎、会阳至会阴部，故称此为会阴

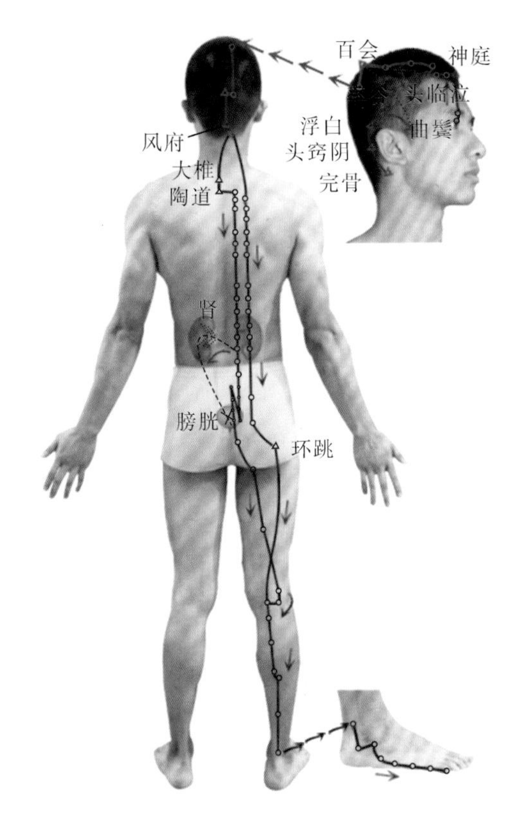

图 2-63　足太阳经脉循行示意图

之脉。

［7］贯臀：指此分支通过臀下承扶穴部，直下经殷门，至委中。

［8］贯胛：此支从肩胛骨内缘，夹脊肉（竖脊肌）外侧直下，当后正中线旁开 3 寸。

［9］髀枢：此处指髋关节，当股骨大转子处，为环跳穴所在。

［10］髀外：大腿外侧。

［11］腨：腓肠肌部。

［12］京骨：第 5 跖骨粗隆部，其下为京骨穴。

【语译】

足太阳膀胱经，起始于内眼角，向上过额部，与督脉交会于头顶。

其支脉，从头顶分出到耳上方。

其直行经脉，从头顶入颅内络脑，再浅出沿枕项部下行，从肩胛内侧脊柱两旁下行到达腰部，进入脊旁肌肉，入内络于肾，属于膀胱。

一支脉从腰中分出，向下夹脊旁，通过臀部，进入腘窝中。

一支脉从左右肩胛内侧分别下行，穿过脊旁肌肉，经过髋关节部，沿大腿外侧后缘下行，会合于腘窝内，向下通过腓肠肌，出外踝的后方，沿第 5 跖骨粗隆，至小趾的外侧末端。

经脉病候

【原文】

《灵枢·经脉》：是动则病，冲头痛，目似脱，项如拔，脊痛，腰似折，髀不可以曲，腘如结，腨如裂，是为踝厥[1]。

是主筋所生病[2]者，痔，疟，狂，癫疾[3]，头囟[4]项痛，目黄，泪出，鼽衄，项、背、腰、尻[5]、腘、腨、脚皆痛，小指不用。

【注释】

[1] 踝厥：指本经经脉循行小腿部气血厥逆的见症。

[2] 主筋所生病：《素问·生气通天论》"阳气者，精则养神，柔则养筋"，说明阳气化生精微，内可以养神，外可以柔筋。太阳为巨阳，行身之后，经筋即以足太阳之筋为首，所以主筋所发生的病证。

[3] 癫疾：癫痫等病证。

[4] 囟（xìn）：囟门部。

[5] 尻（kāo）：指骶骨的末端，即尾骶部。

【语译】

本经出现异常变动就表现为下列病证：头重痛，眼球似要脱出，后项拘急像被牵引拔伸，脊背疼痛，腰部似要折断，髋关节不能屈伸，腘窝部好像冻结，小腿部胀痛如裂。这就是小腿部气血逆乱所致的踝厥病。

本经腧穴主治有关"筋"方面所发生的病证：痔，疟疾，躁狂，癫痫等病证，头囟及后项疼痛，眼睛昏黄，流泪，鼻塞、流涕或鼻出血，后项、背腰部、尾骶部、腘窝、小腿、脚部出现的疼痛，足小趾功能障碍。

主治概要

1. 脏腑病证：十二脏腑及其相关组织器官病证。
2. 神志病：癫，狂，痫等。
3. 头面五官病：头痛，鼻塞、鼻衄等。
4. 经脉循行部位的其他病证：项、背、腰、下肢病证等。

（二）足太阳络脉

【原文】

《灵枢·经脉》：足太阳之别，名曰飞阳[1]，去踝七寸，别走少阴。（图 2-64）

实则鼽窒[2]，头背痛；虚则鼽衄[3]。取之所别也。

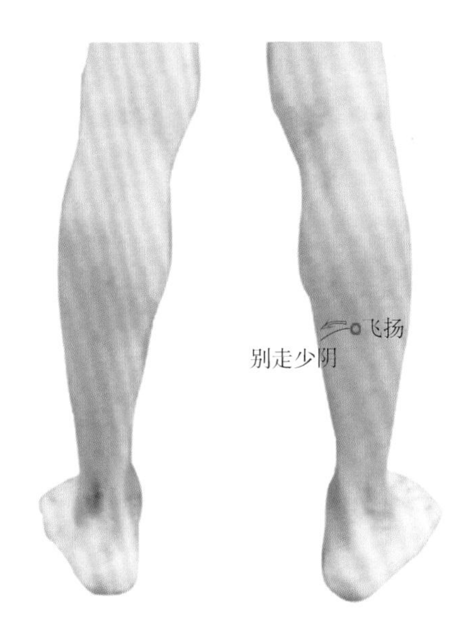

图 2-64 足太阳络脉循行示意图

【注释】

［1］飞阳：即飞扬穴。

［2］鼽窒：《针灸甲乙》作“窒鼻”，《黄帝内经太素》作“鼻窒”，均指鼻塞不通。

［3］鼽衄（qiú nǜ）：王冰注：“鼽，谓鼻中水出。衄，谓鼻中血出。”指鼻流清涕或鼻腔出血的病证。

【语译】

足太阳络脉，名飞扬，在外踝上 7 寸处分出，走向足少阴肾经。

实证则有鼻塞、头痛、背痛；虚证则有鼻流清涕、鼻出血等。可取足太阳络穴治疗。

（三）足太阳经别

【原文】

《灵枢·经别》：足太阳之正，别入于腘中，其一道[1]下尻五寸，别入于肛，属于膀胱，散之肾，循膂，当心入散；直者，从膂上入于项[2]，复属于太阳。（图 2-65）

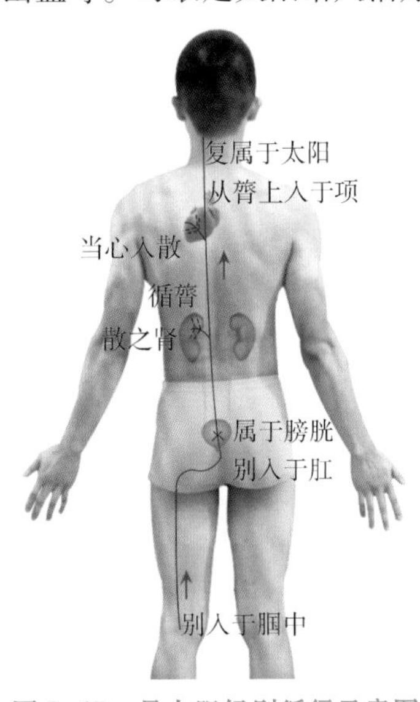

图 2-65 足太阳经别循行示意图

【注释】

［1］一道：即一条或一分支。

［2］项：约当天柱穴部。

【语译】

足太阳经别，在腘窝部从足太阳经脉分出，一支在骶骨下 5 寸处分出，进入肛门，属于膀胱，散布联络肾脏，沿脊柱两旁的肌肉，到心脏部后入里散布；直行的一支，循脊背两旁的肌肉上行，进入项部，仍归属于足太阳经。

（四）足太阳经筋

【原文】

《灵枢·经筋》：足太阳之筋，起于足小指，上结于踝；邪上结于膝；其下循足外踝，结于踵；上循跟，结于腘；其别者，结于腨外[1]；上腘中内廉，与腘中并，上结于臀；上挟脊上项。其支者，别入结于舌本。其直者，结于枕骨；上头下颜，结于鼻。其支者，为目上纲[2]，下结于烦。其支者，从腋后外廉，结于肩髃。其支者，入腋下，上出缺盆，上结于完骨。其支者，出缺盆，邪上出于烦。（图 2-66）

其病：小指支，跟肿[3]痛，腘挛，脊反折[4]，项筋急，肩不举，腋支，缺盆中纽痛，不可左右摇。

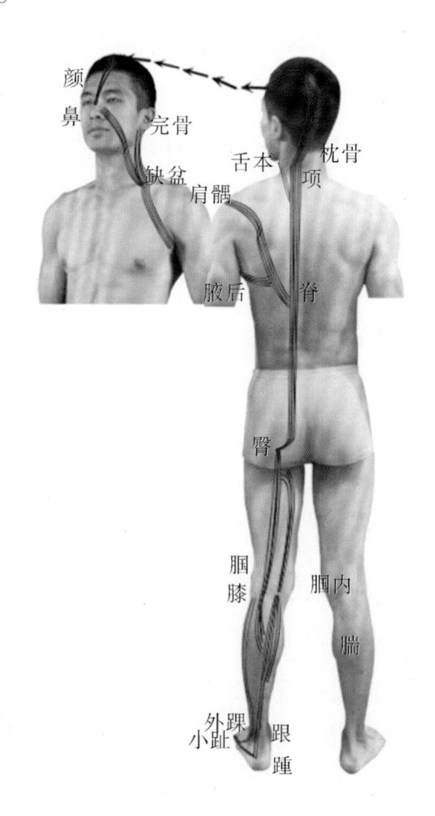

图 2-66 足太阳经筋分布示意图

【注释】

[1] 腨外：应该为“腨内”，以与下文“腘中内廉”相一致。

［2］目上纲：指上眼睑。下眼睑称目下纲。

［3］跟肿："跟"指跟腱部；"肿"《黄帝内经太素》《针灸甲乙》作"踵"，指足跟底部。

［4］脊反折：指脊柱强直，角弓反张。

【语译】

足太阳经筋，起始于足小趾，上结于外踝，斜向上结于膝部；向下循行经过足外踝结于足跟，沿跟腱向上结于腘窝；其分支结于小腿肚（腨内），向上结于腘窝内侧端。两分支汇合，向上结于臀部；向上夹脊柱两侧向上到达后项。分支内结于舌根部，主干向上结于枕骨；上头顶，前行下至颜面部，结于鼻部。分支形成目上纲（上眼睑），下结于眶下颧骨部。另有分支，由背部从腋窝后外侧结于肩关节。一分支进入腋窝下，并由此向上出于缺盆，向上结于完骨（耳后乳突）。从缺盆而出的分支，斜向上出于眶下颧骨部。

其病证：足小趾僵滞不适，足跟部肿痛，腘窝部挛急，脊背反张，项筋拘急，肩关节功能障碍，腋窝部僵滞不适，缺盆中牵掣样疼痛，不能左右活动等。

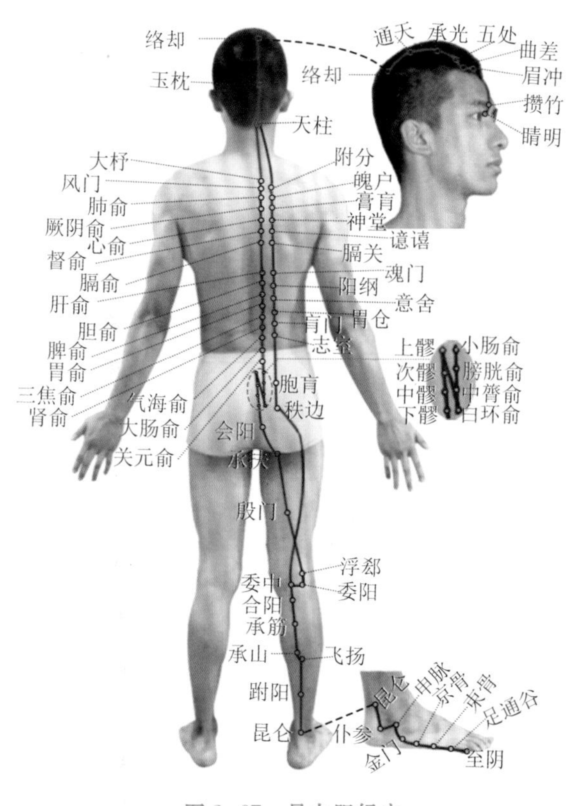

图 2-67　足太阳经穴

二、足太阳膀胱经腧穴（67穴）（图2-67）

1. 睛明*（Jīngmíng，BL 1）

【定位】在面部，目内眦内上方眶内侧壁凹陷中。（图2-68）

注：闭目，在目内眦内上方0.1寸的凹陷中。

【主治】①目赤肿痛、流泪、视物不明、目眩、近视、夜盲、色盲等目疾。②急性腰扭伤、坐骨神经痛。

【操作】嘱患者闭目，医者押手向外轻轻固定眼球，刺手持针，沿眼眶边缘缓慢直刺0.3~0.5寸，不提插捻转，以防刺破血管引起血肿。禁灸。

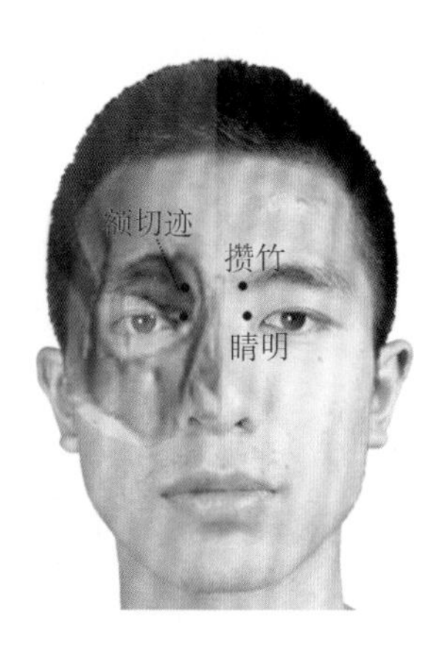

图2-68

2. 攒竹*（Cuánzhú，BL 2）

【定位】在面部，眉头凹陷中，额切迹处。（图2-68）

注：沿睛明（BL1）直上至眉头边缘可触及一凹陷，即额切迹处。

【主治】①头痛、眉棱骨痛。②眼睑瞤动、眼睑下垂、口眼㖞斜、目视不明、流泪、目赤肿痛等眼疾。③呃逆。④急性腰扭伤。

【操作】平刺0.5~0.8寸。不宜灸。

3. 眉冲（Méichōng，BL 3）

【定位】在头部，额切迹直上入发际0.5寸。（图2-69）

注：神庭（GV24）与曲差（BL4）中间。

【主治】①头痛、眩晕、目视不明。②鼻塞、鼻衄。③癫痫。

【操作】平刺0.3~0.5寸。可灸。

4. 曲差（Qūcaī，BL 4）

【定位】在头部，前发际正中直上0.5寸，旁开1.5寸。（图2-69）

注：神庭（GV24）与头维（ST8）连线的内1/3与外2/3的交点处。

【主治】①头痛。②目眩，目视不明。③鼻塞，鼻衄。

【操作】平刺0.5~0.8寸。可灸。

5. 五处（Wǔchù，BL 5）

【定位】在头部，前发际正中直上1寸，旁开1.5寸。（图2-69）

注：曲差（BL4）直上0.5寸处，横平上星（GV23）

【主治】①头痛、目眩、目视不明。②癫痫。

【操作】平刺0.3~0.5寸。可灸。

6. 承光（Chéngguāng，BL 6）

【定位】在头部，前发际正中直上 2.5 寸，旁开 1.5 寸。（图 2-69）

注：五处（BL5）直上 1.5 寸，曲差（BL4）直上 2 寸处。

【主治】①头痛、眩晕、癫痫。②目视不明、目眩。③鼻塞。

【操作】平刺 0.3~0.5 寸。不灸。

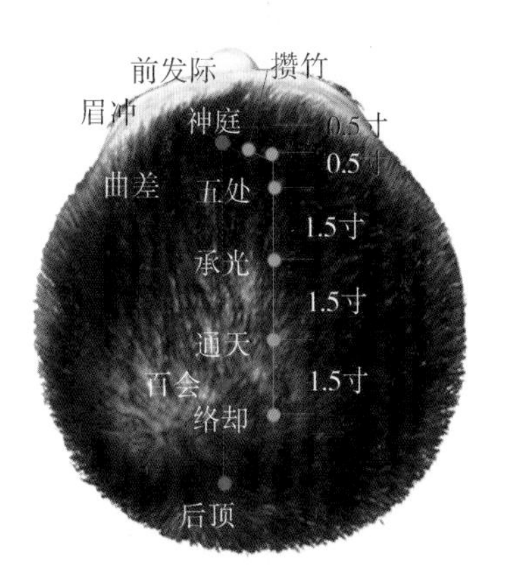

图 2-69

7. 通天（Tōngtiān，BL 7）

【定位】在头部，前发际正中直上 4 寸，旁开 1.5 寸。（图 2-69）

注：承光（BL6）与络却（BL8）中点。

【主治】①鼻塞、鼻渊、鼻衄。②头痛、眩晕。

【操作】平刺 0.3~0.5 寸。可灸。

8. 络却（Luòquè，BL 8）

【定位】在头部，前发际正中直上 5.5 寸，旁开 1.5 寸。（图 2-69）

注：百会（GV20）后 0.5 寸，旁开 1.5 寸。

【主治】①头痛、眩晕、癫狂痫。②耳鸣、鼻塞。

【操作】平刺 0.3~0.5 寸。可灸。

9. 玉枕（Yùzhěn，BL 9）

【定位】在头部，横平枕外隆凸上缘，后发际正中旁开 1.3 寸。（图 2-70）

注：斜方肌外侧缘直上与枕外隆凸上缘水平线的交点，横平脑户（GV17）。

【主治】①头项痛。②目痛、目视不明、鼻塞。

【操作】平刺 0.3~0.5 寸。可灸。

10. 天柱*（Tiānzhù，BL 10）

【定位】在颈后区，横平第 2 颈椎棘突上际，斜方肌外缘凹陷中。（图 2-70）

【主治】①后头痛、项强、肩背腰痛等痛证。②鼻塞、目赤肿痛、目视不明等目鼻病证。③癫狂痫。④热病。

【操作】直刺 0.5~0.8 寸，不可向内上方深刺。可灸。

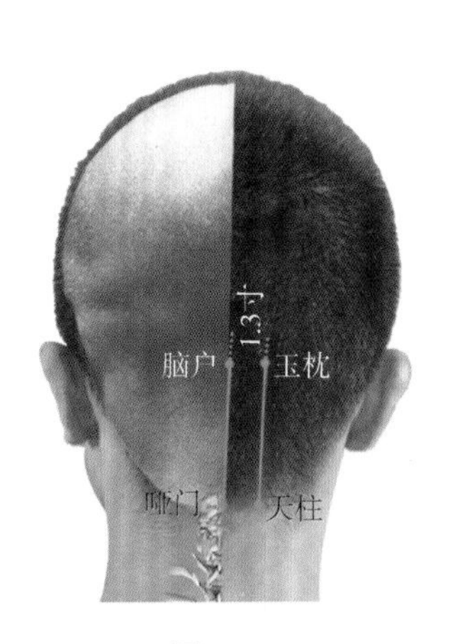

图 2-70

11. 大杼*（Dàzhù，BL 11） 八会穴之骨会

【定位】在脊柱区，第1胸椎棘突下，后正中线旁开1.5寸。（图2-71）

【主治】①咳嗽、发热。②项强、肩背痛。

【操作】斜刺0.5~0.8寸，不宜直刺、深刺。可灸。

12. 风门*（Fēngmén，BL 12）

【定位】在脊柱区，第2胸椎棘突下，后正中线旁开1.5寸。（图2-71）

【主治】①感冒、咳嗽、发热、头痛等外感病证。②项强、胸背痛。

【操作】斜刺0.5~0.8寸，不宜直刺、深刺。可灸。

13. 肺俞*（Fèishū，BL 13） 肺之背俞穴

【定位】在脊柱区，第3胸椎棘突下，后正中线旁开1.5寸。（图2-71）

【主治】①咳嗽、气喘、咯血等肺疾。②骨蒸潮热、盗汗等阴虚病证。③皮肤瘙痒、瘾疹等皮肤病。

【操作】斜刺0.5~0.8寸，不宜直刺、深刺。可灸。

14. 厥阴俞（Juéyīnshū，BL 14） 心包之背俞穴

【定位】在脊柱区，第4胸椎棘突下，后正中线旁开1.5寸。（图2-71）

【主治】①心痛、心悸。②咳嗽、气喘、胸闷。③呕吐。

【操作】斜刺0.5~0.8寸，不宜直刺、深刺。可灸。

15. 心俞*（Xīnshū，BL 15） 心之背俞穴

【定位】在脊柱区，第5胸椎棘突下，后正中线旁开1.5寸。（图2-71）

【主治】①心痛、惊悸、失眠、健忘、癫痫、盗汗等心与神志病证。②咳嗽、吐血等肺疾。③盗汗、遗精。

【操作】斜刺0.5~0.8寸，不宜直刺、深刺。可灸。

16. 督俞（Dūshū，BL 16）

【定位】在脊柱区，第6胸椎棘突下，后正中线旁开1.5寸。（图2-71）

【主治】①心痛、心悸、胸闷、气喘。②胃痛、腹痛、腹胀、呃逆。

【操作】斜刺0.5~0.8寸，不宜直刺、深刺。可灸。

17. 膈俞*（Géshū，BL 17） 八会穴之血会

【定位】在脊柱区，第7胸椎棘突下，后正中线旁开1.5寸。（图2-71）

【主治】①呕吐、呃逆、气喘等上逆之证。②贫血、吐血、便血等血证。③瘾疹、皮肤瘙痒等皮肤病证。④潮热、盗汗。

【操作】斜刺0.5~0.8寸，不宜直刺、深刺。可灸。

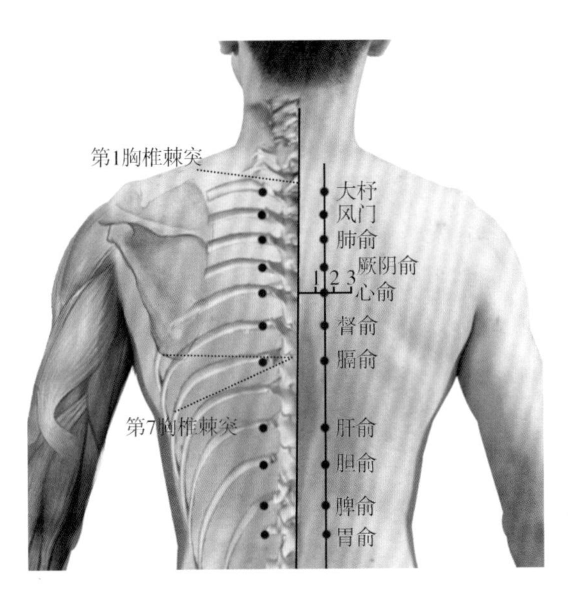

图 2-71

18. 肝俞* (Gānshū, BL 18)　肝之背俞穴

【定位】在脊柱区，第 9 胸椎棘突下，后正中线旁开 1.5 寸。(图 2-71)

【主治】①黄疸、胁痛等肝胆病证。②目赤、目视不明、目眩、夜盲、迎风流泪等目疾。③癫狂痫。④脊背痛。

【操作】斜刺 0.5~0.8 寸。可灸。

19. 胆俞* (Dǎnshū, BL 19)　胆之背俞穴

【定位】在脊柱区，第 10 胸椎棘突下，后正中线旁开 1.5 寸。(图 2-71)

【主治】①黄疸、口苦、胁痛等肝胆病证。②肺痨、潮热。

【操作】斜刺 0.5~0.8 寸。可灸。

20. 脾俞* (Píshū, BL 20)　脾之背俞穴

【定位】在脊柱区，第 11 胸椎棘突下，后正中线旁开 1.5 寸。(图 2-71)

【主治】①腹胀、纳呆、呕吐、腹泻、痢疾、便血、水肿、多食善饥、身体消瘦等脾胃肠腑病证。②背痛。

【操作】斜刺 0.5~1 寸。可灸。

21. 胃俞* (Wèishū, BL 21)　胃之背俞穴

【定位】在脊柱区，第 12 胸椎棘突下，后正中线旁开 1.5 寸。(图 2-71)

【主治】胃脘痛、呕吐、腹胀、肠鸣等胃肠疾患。

【操作】斜刺 0.5~1 寸。可灸。

22. 三焦俞 (Sānjiāoshū, BL 22)　三焦之背俞穴

【定位】在脊柱区，第 1 腰椎棘突下，后正中线旁开 1.5 寸。(图 2-72)

注：先定第12胸椎棘突，下数第1个棘突即第1腰椎棘突。

【主治】①水肿、小便不利。②腹胀、肠鸣、泄泻、痢疾。③腰背强痛。

【操作】直刺0.5~1寸。可灸。

23. 肾俞*（Shènshū，BL 23） 肾之背俞穴

【定位】在脊柱区，第2腰椎棘突下，后正中线旁开1.5寸。（图2-72）

注：先定第12胸椎棘突，下数第2个棘突即第2腰椎棘突。

【主治】①头晕、耳鸣、耳聋等肾虚病证。②遗尿、遗精、阳痿、早泄、不育等泌尿生殖系疾患。③月经不调、带下、不孕等妇科病证。④腰痛。⑤慢性腹泻。

【操作】直刺0.5~1寸。可灸。

24. 气海俞（Qìhǎishū，BL 24）

【定位】在脊柱区，第3腰椎棘突下，后正中线旁开1.5寸。（图2-72）

【主治】①腹胀、肠鸣、痔疾。②痛经。③腰痛。

【操作】直刺0.5~1寸。可灸。

25. 大肠俞*（Dàchángshū，BL 25） 大肠之背俞穴

【定位】在脊柱区，第4腰椎棘突下，后正中线旁开1.5寸。（图2-72）

【主治】①腰腿痛。②腹胀、腹泻、便秘等胃肠病证。

【操作】直刺0.5~1.2寸。可灸。

26. 关元俞（Guānyuànshū，BL 26）

【定位】在脊柱区，第5腰椎棘突下，后正中线旁开1.5寸。（图2-72）

【主治】①腹胀、泄泻、小便频数或不利、遗尿。②腰痛。

【操作】直刺0.5~1.2寸。可灸。

27. 小肠俞（Xiǎochàngshu，BL 27） 小肠之背俞穴

【定位】在骶区，横平第1骶后孔，骶正中嵴旁开1.5寸。（图2-72）

注：横平上髎（BL31）。

【主治】①腹痛、泄泻、痢疾。②遗精、遗尿、尿血、带下、疝气。③腰痛。

【操作】直刺0.8~1.2寸。可灸。

28. 膀胱俞*（Pángguāngshū，BL 28） 膀胱之背俞穴

【定位】在骶区，横平第2骶后孔，骶正中嵴旁开1.5寸。（图2-72）

注：横平次髎（BL32）

【主治】①小便不利、遗尿等膀胱气化功能失调病证。②腰骶痛。③腹泻、便秘、痔疾。

【操作】直刺0.8~1.2寸。可灸。

29. 中膂俞（Zhōnglǚshū，BL 29）

【定位】在骶区，横平第3骶后孔，骶正中嵴旁开1.5寸。（图2-72）

注：横平中髎（BL33）。

【主治】①泄泻、疝气。②腰脊强痛。

【操作】直刺 0.8~1.2 寸。可灸。

30. 白环俞（Báihuánshū，BL 30）

【定位】在骶区，横平第 4 骶后孔，骶正中嵴旁开 1.5 寸。（图 2-72）

注：骶管裂孔旁开 1.5 寸，横平下髎（BL34）。

【主治】①遗尿、小便不利。②疝气、遗精、带下、月经不调。③腰骶疼痛。

【操作】直刺 0.8~1.2 寸。可灸。

31. 上髎（shàngliáo，BL 31）

【定位】在骶区，正对第 1 骶后孔中。（图 2-72）

注：次髎向上触摸到的凹陷即第 1 骶后孔。

【主治】①月经不调、带下、遗精、阳痿、阴挺、大小便不利。②腰脊痛。

【操作】直刺 0.5~1 寸。可灸。

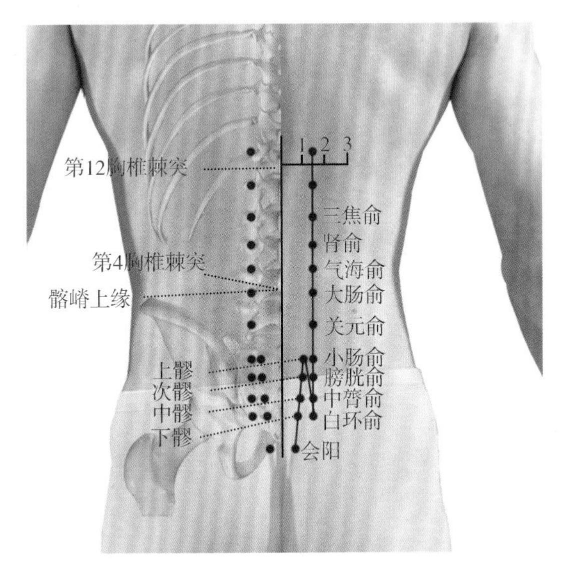

图 2-72

32. 次髎*（Cìliáo，BL 32）

【定位】在骶区，正对第 2 骶后孔中。（图 2-72）

注：髂后上棘与第 2 骶椎棘突连线的中点凹陷处，即第 2 骶后孔。

【主治】①月经不调、痛经、带下证。②腰骶痛、下肢痿痹。

【操作】直刺 0.5~1 寸。可灸。

33. 中髎（Zhōngliáo，BL 33）

【定位】在骶区，正对第 3 骶后孔中。（图 2-72）

注：次髎（BL32）向下触摸到的第 1 个凹陷即第 3 骶后孔。

【主治】①月经不调、带下、小便不利。②便秘、泄泻。③腰痛。

【操作】直刺 0.5~1 寸。可灸。

34. 下髎（Xiàliáo，BL 34）

【定位】在骶区，正对第 4 骶后孔中。（图 2-72）

注：次髎（BL32）向下触摸到的第 2 个凹陷即第 4 骶后孔，横平骶管裂孔。

【主治】①小腹痛、腰骶痛。②小便不利、带下、便秘。

【操作】直刺 0.5~1 寸。可灸。

35. 会阳（Huìyáng，BL 35）

【定位】在骶区，尾骨端旁开 0.5 寸。（图 2-72）

注：俯卧或跪伏位，按取尾骨下端旁软陷处取穴。

【主治】①泄泻、痢疾、痔疾。②阳痿、带下。

【操作】直刺 0.8~1.2 寸。可灸。

36. 承扶*（Chéngfú，BL 36）

【定位】在股后区，臀沟的中点。（图 2-73）

【主治】①腰腿痛、下肢痿痹。②痔疾。

【操作】直刺 1.5~2.5 寸。可灸。

37. 殷门（Yīnmén，BL 37）

【定位】在股后区，臀沟下 6 寸，股二头肌与半腱肌之间。（图 2-73）

注：于承扶（BL36）与委中（BL40）连线的中点上 1 寸处取穴。

【主治】腰腿痛，下肢痿痹。

【操作】直刺 1~2 寸。可灸。

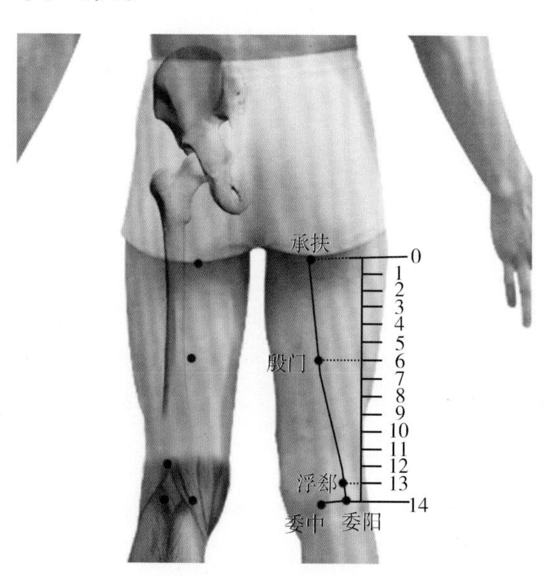

图 2-73

38. 浮郄（Fúxì，BL 38）

【定位】在膝后区，腘横纹上 1 寸，股二头肌腱的内侧缘。（图 2-73）

注：稍屈膝，委阳（BL39）上 1 寸，股二头肌腱内侧缘取穴。

【主治】①膝腘痛麻挛急。②便秘。

【操作】直刺 1~1.5 寸。可灸。

39. 委阳*（Wěiyang，BL 39）　三焦下合穴

【定位】在膝部，腘横纹上，股二头肌腱的内侧缘。（图 2-73）

注：稍屈膝，即可显露明显的股二头肌腱。

【主治】①腹满、小便不利。②腰脊强痛、腿足挛痛。

【操作】直刺 1~1.5 寸。可灸。

40. 委中*（Wěizhōng，BL 40）　合穴，膀胱下合穴

【定位】在膝后区，腘横纹中点。（图 2-73）

【主治】①腰背痛、下肢痿痹等腰及下肢病证。②腹痛、急性吐泻等急症。③小便不利、遗尿。④丹毒、皮肤瘙痒、疔疮。

【操作】直刺 1~1.5 寸，或用三棱针点刺腘静脉出血。慎灸。

41. 附分（Fùfēn，BL 41）　手、足太阳交会穴

【定位】在脊柱区，第 2 胸椎棘突下，后正中线旁开 3 寸。（图 2-74）

【主治】颈项强痛，肩背拘急，肘臂麻木。

【操作】斜刺 0.5~0.8 寸，不宜直刺、深刺。可灸。

42. 魄户（Pòhù，BL 42）

【定位】在脊柱区，第 3 胸椎棘突下，后正中线旁开 3 寸。（图 2-74）

【主治】①咳嗽、气喘、肺痨、咯血。②肩背痛、项强。

【操作】斜刺 0.5~0.8 寸，不宜直刺、深刺。可灸。

43. 膏肓*（Gāohuāng，BL 43）

【定位】在脊柱区，第 4 胸椎棘突下，后正中线旁开 3 寸。（图 2-74）

注：本穴与内侧的厥阴俞（BL14）均位于第 4 胸椎棘突下水平。

【主治】①咳嗽、气喘、盗汗、肺痨等肺系虚损病。②虚劳、羸瘦、健忘、遗精等虚劳诸证。③肩胛痛。

【操作】斜刺 0.5~0.8 寸，不宜直刺、深刺。可灸。

44. 神堂（Shéntáng，BL 44）

【定位】在脊柱区，第 5 胸椎棘突下，后正中线旁开 3 寸。（图 2-74）

【主治】①心痛、心悸。②胸闷、咳嗽、气喘、背痛。

【操作】斜刺 0.5~0.8 寸，不宜直刺、深刺。可灸。

45. 譩譆（Yìxǐ，BL 45）

【定位】在脊柱区，第 6 胸椎棘突下，后正中线旁开 3 寸。（图 2-74）

【主治】①咳嗽、气喘、心痛。②疟疾、热病。③肩背痛。

【操作】斜刺 0.5~0.8 寸，不宜直刺、深刺。可灸。

46. 膈关（Géguān，BL 46）

【定位】在脊柱区，第 7 胸椎棘突下，后正中线旁开 3 寸。（图 2-74）

注：本穴与内侧的膈俞（BL17）、至阳（GV9）均位于第 7 胸椎棘突下水平。

【主治】①呕吐、呃逆、嗳气、噎膈。②脊背强痛。

【操作】斜刺 0.5~0.8 寸，不宜直刺、深刺。可灸。

47. 魂门（Húnmén，BL 47）

【定位】在脊柱区，第 9 胸椎棘突下，后正中线旁开 3 寸。（图 2-74）

注：本穴与内侧的肝俞（BL18）、筋缩（GV8）均位于第 9 胸椎棘突下水平。

【主治】①胸胁痛、呕吐、泄泻、黄疸。②背痛。

【操作】斜刺 0.5~0.8 寸。可灸。

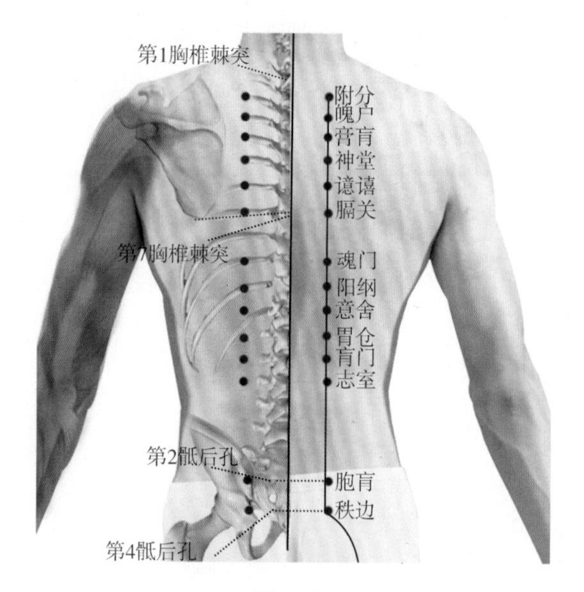

图 2-74

48. 阳纲（Yánggāng，BL 48）

【定位】在脊柱区，第 10 胸椎棘突下，后正中线旁开 3 寸。（图 2-74）

【主治】①腹痛、腹胀、肠鸣、泄泻。②黄疸、消渴。

【操作】斜刺 0.5~0.8 寸。可灸。

49. 意舍（Yìshè，BL 49）

【定位】在脊柱区，第 11 胸椎棘突下，后正中线旁开 3 寸。（图 2-74）

注：本穴与内侧的脾俞（BL20）、脊中（GV6）均位于第11胸椎棘突下水平。

【主治】腹痛、腹胀、肠鸣、泄泻、呕吐。

【操作】斜刺0.5~0.8寸。可灸。

50. 胃仓（Wèicāng，BL 50）

【定位】在脊柱区，第12胸椎棘突下，后正中线旁开3寸。（图2-74）

注：本穴与内侧的胃俞（BL21），均位于第12胸椎棘突下水平。

【主治】①胃脘痛、腹胀、小儿食积。②水肿。

【操作】斜刺0.5~0.8寸。可灸。

51. 肓门（Huāngmén，BL 51）

【定位】在腰区，第1腰椎棘突下，后正中线旁开3寸。（图2-74）

【主治】腹痛，痞块，便秘。

【操作】直刺0.5~0.8寸。可灸。

52. 志室*（Zhìshì，BL 52）

【定位】在腰区，第2腰椎棘突下，后正中线旁开3寸。（图2-74）

注：本穴与内侧的肾俞（BL23）、命门（GV4）均位于第2腰椎棘突下水平。

【主治】①遗精、阳痿、月经不调等肾虚病证。②小便不利、水肿。③腰脊强痛。

【操作】直刺0.5~1寸。可灸。

53. 胞肓（Bāohuāng，BL 53）

【定位】在骶区，横平第2骶后孔，骶正中嵴旁开3寸。（图2-74）

注：本穴与内侧的膀胱俞（BL28）、次髎（BL32）均位于第2骶后孔水平。

【主治】①小便不利、阴肿。②肠鸣、腹胀、便秘。③腰脊痛。

【操作】直刺0.8~1.2寸。可灸。

54. 秩边*（Zhìbiān，BL 54）

【定位】在骶区，横平第4骶后孔，骶正中嵴旁开3寸。（图2-74）

注：本穴位于骶管裂孔旁开3寸，横平白环俞（BL30）。

【主治】①腰骶痛、下肢痿痹等腰及下肢病证。②小便不利、癃闭。③便秘、痔疾。④阴痛。

【操作】直刺1.5~2.5寸。可灸。

55. 合阳（Héyáng，BL 55）

【定位】在小腿后区，腘国横纹下2寸，腓肠肌内、外侧头之间。（图2-75）

注：在委中（BL40）与承山（BL57）的连线上，委中（BL40）直下2寸。

【主治】①腰脊强痛、下肢痿痹。②疝气、崩漏。

【操作】直刺1~2寸。可灸。

56. 承筋（Chéngjīn，BL 56）

【定位】在小腿后区，腘横纹下 5 寸，腓肠肌两肌腹之间。（图 2-75）

注：合阳（BL55）与承山（BL57）连线的中点。

【主治】①痔疾。②腰腿拘急疼痛。

【操作】直刺 0. 3~0. 5 寸。可灸。

57. 承山*（Chéngshān，BL 57）

【定位】在小腿后区，腓肠肌两肌腹与肌腱交角处。（图 2-75）

注：伸直小腿或足跟上提时，腓肠肌肌腹下出现尖角凹陷中（即腓肠肌内、外侧头分开的地方，呈“人”字形沟）。

【主治】①腰腿拘急、疼痛。②痔疾、便秘。③腹痛、疝气。

【操作】直刺或向上斜刺 1~2 寸。可灸。

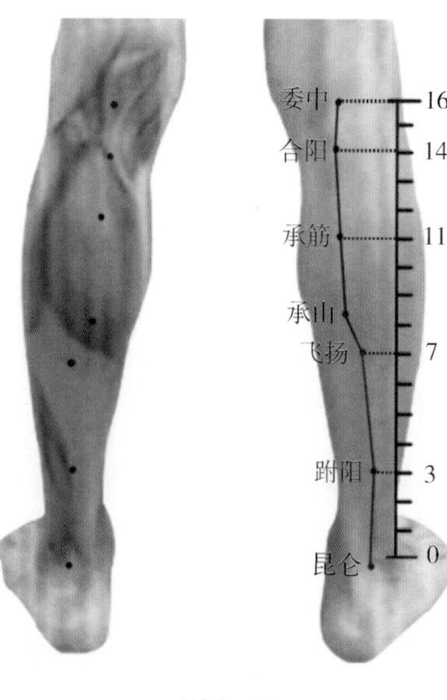

图 2-75

58. 飞扬*（Fēiyáng，BL 58） 络穴

【定位】在小腿后区，昆仑（BL60）直上 7 寸，腓肠肌外下缘与跟腱移行处。（图 2-75）

注：承山（BL57）外侧斜下方 1 寸处，下直昆仑（BL60）。

【主治】①头痛、目眩、鼻塞、鼻衄。②腰腿疼痛。③痔疾。

【操作】直刺 1~1. 5 寸。可灸。

59. 跗阳（Fūyáng，BL 59） 阳跷郄穴

【定位】在小腿后区，昆仑（BL60）直上 3 寸，腓骨与跟腱之间。

【主治】①头痛、头重。②腰腿痛、下肢痿痹、外踝肿痛、脚气。

【操作】直刺 0. 8~1. 2 寸。可灸。

60. 昆仑*（Kūnlún，BL 60） 经穴

【定位】在踝区，外踝尖与跟腱之间的凹陷中。（图 2-76）

【主治】①后头痛、项强、腰骶疼痛、足踝肿痛。②癫痫。③滞产。

【操作】直刺 0. 5~0. 8 寸。《针灸大成》：“妊妇刺之落胎。”可灸。

61. 仆参（Púcān，BL 61）

【定位】在跟区，昆仑（BL60）直下，跟骨外侧，赤白肉际处。（图 2-76）

【主治】①下肢痿痹、足跟痛。②癫痫。

【操作】直刺 0. 2~0. 3 寸。可灸。

62. 申脉*（Shēnmài，BL 62） 八脉交会穴 （通阳跻脉）

【定位】在踝区，外踝尖直下，外踝下缘与跟骨之间凹陷中。（图 2-76）

【主治】①头痛、眩晕。②癫狂痫、失眠等神志病证。

【操作】直刺 0.2~0.3 寸。可灸。

63. 金门（Jīnmén，BL 63） 郄穴

【定位】在足背，外踝前缘直下，第 5 跖骨粗隆后方，骰骨下缘凹陷中。（图 2-76）

【主治】①头痛、癫痫、小儿惊风。②腰痛、下肢痹痛、外踝肿痛。

【操作】直刺 0.3~0.5 寸。可灸。

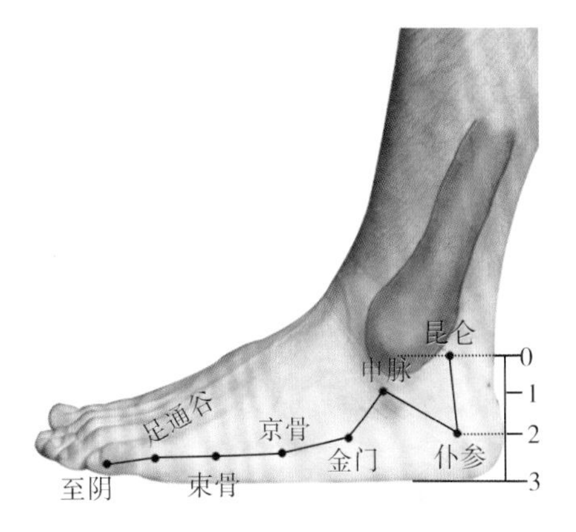

图 2-76

64. 京骨（Jīnggǔ，BL 64） 原穴

【定位】在跖区，第 5 跖骨关节粗隆前下方，赤白肉际处。（图 2-76）

注：在足外侧缘，约当足跟与跖趾关节连线的中点处可触到明显隆起的骨，即第 5 跖骨粗隆。

【主治】①头痛、项强。②腰腿痛。③癫痫。

【操作】直刺 0.3~0.5 寸。可灸。

65. 束骨*（Shùgǔ，BL 65） 输穴

【定位】在跖区，第 5 跖趾关节的近端，赤白肉际处。（图 2-76）

【主治】①头痛、项强、目眩等头部疾患。②癫狂。③腰腿痛、足趾疼痛。

【操作】直刺 0.2~0.3 寸。可灸。

66. 足通谷（Zútōnggǔ，BL 66） 荥穴

【定位】在跖区，第 5 跖趾关节的远端，赤白肉际处。（图 2-76）

【主治】①头痛、项强。②目眩、鼻衄。③癫狂。

【操作】直刺 0.2~0.3 寸。可灸。

67. 至阴*（Zhìyīn，BL 67） 井穴

【定位】在足趾，小趾末节外侧，趾甲根角侧后方 0.1 寸。（图 2-76）

【主治】①胎位不正、滞产。②头痛、目痛、鼻塞、鼻衄。

【操作】浅刺 0.1 寸，或点刺出血。可灸。

附：经穴歌

七足太阳膀胱经，穴起睛明至阴停。目眦上外是睛明，眉头陷中攒竹清，

眉冲直上旁神庭，曲差庭旁寸五分，差上五分为五处，每隔寸半依次数，
承光通天络却住，后发际上两寸半，旁开寸三为玉枕，筋外入发天柱寻，
再下脊旁寸半开，第一大杼二风门，第三肺俞四厥阴，心五督六七膈俞，
九肝十胆要区分，十一脾俞十二胃，十三三焦十四肾，十五气海六大肠，
十七关元八小肠，十九膀胱廿中膂；廿一椎旁白环藏，一二三四骶孔找。
上次中髎与下髎，尾骨旁开是会阳；承扶臀横纹中央，殷门扶下六寸寻。
浮郄委阳上一寸，腘横纹外是委阳；委中腘横纹中央，以下挟脊开三寸。
二三附分魄户当，四椎膏肓五神堂；六七譩譆膈关藏，第九魂门十阳纲。
十一意舍二胃仓，十三肓门四志室；二骶胞肓四秩边，委中下二是合阳。
委中下五承筋当，腓肠肌陷承山藏；飞扬外踝上七寸，直上三寸号跗阳。
昆仑外踝跟腱间，直下肉际是仆参；外踝下缘是申脉，踝前骰陷取金门。
大骨前下寻京骨，束骨关节之后临；通谷节前陷中觅，小趾外侧是至阴。
共计六七分三段，一二侧线君要明；头眼项背腰腿痛，遗尿闭癃溲不通。
神志癫痫与热病，胎位不正灸至阴。

复习思考

1. 制作本经经络循行示意图。
2. 小组协作录制本经常用腧穴的点穴操作微视频。
3. 对本经的特定穴进行列表归纳记忆。
4. 列表比较膈俞和血海两穴的联系与区别，制定适合自己的记忆方案加深理解记忆。
5. 如何理解“腰背委中求”？

扫一扫，看课件

任务八　足少阴经络与腧穴识别及应用

【学习目标】

掌握本经脉循行和常用腧穴（涌泉、然谷、太溪、大钟、照海、复溜、肓俞）的定位、主治和刺灸注意事项。

熟悉本经脉的主治概要。

了解本经的络脉、经筋、经别及其他腧穴。

一、足少阴经络

（一）足少阴经脉

经脉循行

【原文】

《灵枢·经脉》：肾足少阴之脉，起于小指之下，邪走足心[1]，出于然骨[2]之下，循内踝之后，别入跟中[3]，以上腨内，出腘内廉，上股内后廉，贯脊[4]属肾，络膀胱。

其直者，从肾上贯肝膈，入肺中，循喉咙，挟舌本[5]。

其支者，从肺出，络心，注胸中。（图 2-77）

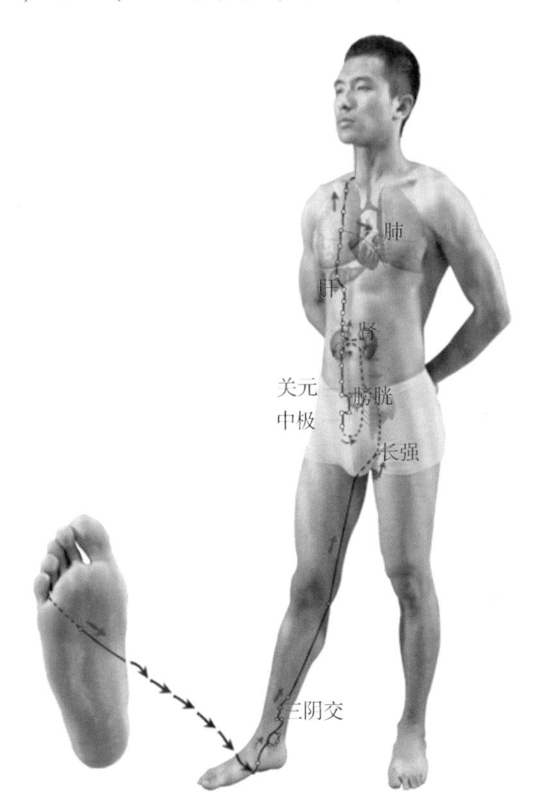

图 2-77　足少阴经脉循行示意图

【注释】

［1］邪走足心：邪即斜，指本经从小趾下斜行走向足心涌泉穴。

［2］然骨：原作“然谷”，此据各本改正。然骨，指舟骨粗隆；然谷穴，在舟骨粗隆下方凹陷处。

［3］别入跟中：指此处有一分支进入足跟部。

［4］贯脊：指由长强穴沿脊上行，先属肾，再下络膀胱，其穴位即当肓俞向下至横骨。

［5］舌本：指舌根部。

【语译】

足少阴肾经，起于足小趾下，斜走足心，行舟骨粗隆下，经内踝的后方，向下进入足跟中，沿小腿内侧上行，经腘窝内侧，沿大腿内侧后缘上行，贯脊柱，属于肾，络于膀胱。

其直行支脉，从肾脏向上经过肝、膈，进入肺脏，沿着喉咙，夹舌根旁。

另一支脉，从肺分出，联络心，流注于胸中。

经脉病候

【原文】

《灵枢·经脉》：是动则病，饥不欲食，面如漆柴[1]，咳唾则有血，喝喝[2]而喘，坐而欲起，目䀮䀮[3]如无所见，心如悬若饥状，气不足则善恐，心惕惕如人将捕之，是为骨厥[4]。

是主肾所生病者，口热、舌干、咽肿，上气[5]，嗌干及痛，烦心、心痛，黄疸，肠澼[6]，脊、股内后廉痛，痿、厥[7]，嗜卧，足下热而痛。

【注释】

［1］漆柴：形容患者面色发黑，如漆如炭。

［2］喝喝：指气喘声。

［3］目䀮䀮（huāng）：指眼花，视物不清。

［4］骨厥：肾主骨，指本经脉所过部位出现的证候。

［5］上气：指肾不纳气而出现气上逆。

［6］肠澼（pì）：即肠间有水，此处指泄泻病证。

［7］痿、厥：痿，指下肢软弱；厥，指逆冷。

【语译】

本经出现异常变动就可表现下列病证：饥饿但没有食欲，面色暗黑如漆炭，咳嗽痰唾中带血，喘息气急，由坐位站起时，感到两眼昏花视物模糊不清，心像悬空而不安如饥饿的感觉，肾气虚的容易表现出恐惧，心慌、心悸就如有人要捉捕他。这就是“骨”方面气血逆乱而发生的骨厥病。

本经腧穴主治有关“肾”方面所发生的病证：口热，舌干燥，咽喉肿，气上逆，咽喉干痛，心中烦闷，心痛，黄疸，腹泻，脊柱、大腿内侧后缘疼痛，下肢痿软或厥冷，喜欢躺着，脚心发热而痛等。

主治概要

1. 头和五官病：头痛，目眩，咽喉肿痛，齿痛，耳聋，耳鸣等。

2. 妇科病、前阴病：月经不调，遗精，阳痿，小便频数等。

3. 经脉循行部位的其他病证：下肢厥冷，内踝肿痛等。

（二）足少阴络脉

【原文】

《灵枢·经脉》：足少阴之别，名曰大钟。当踝后绕跟，别走太阳；其别者，并经[1]上走于心包下，外[2]贯腰脊。（图 2-78）

其病气逆则烦闷；实，则闭癃；虚，则腰痛。取之所别也。

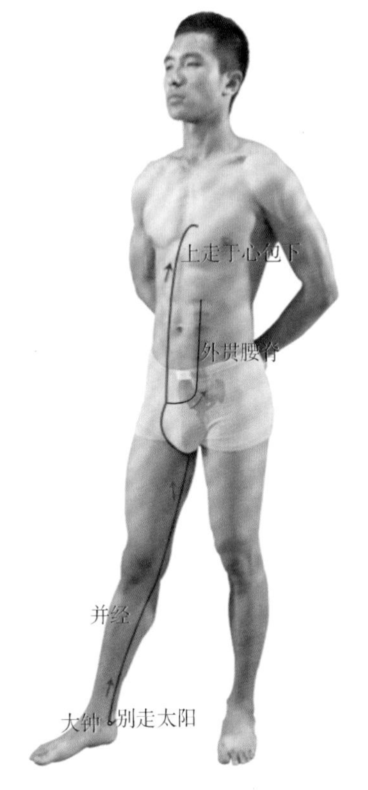

图 2-78　足少阴络脉循行示意图

【注释】

[1] 并经：与经脉一起。

[2] 外：《脉经》《黄帝内经太素》《备急千金要方》无“外”字。

【语译】

足少阴络脉，名大钟。在内踝后绕行足跟，走向足太阳经；其分支与本经相并上行，行到心包下，外行到腰背部。

其病证见脉气厥逆，就出现心胸烦闷。实证，见小便不利，点滴不畅或不通；虚证，见腰部疼痛。可取足少阴络穴治疗。

（三）足少阴经别

【原文】

《灵枢·经别》：足少阴之正，至腘中[1]，别走太阳而合，上至肾，当十四椎出属带脉[2]；直者系舌本，复出于项[3]，合于太阳。（图 2-79）

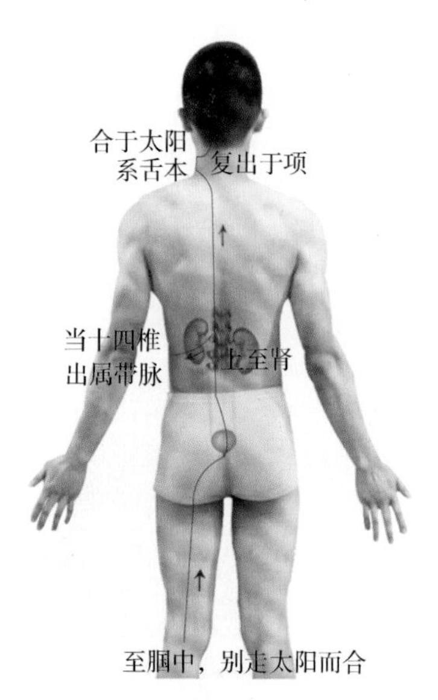

图 2-79　足少阴经别循行示意图

【注释】

［1］腘中：即腘窝部。委中以上会合足太阳经别。

［2］带脉：奇经八脉之一，从第 2 腰椎横出。

［3］项：约当天柱穴部。

【语译】

足少阴经别，在腘窝部分出，与足太阳经别相合并行，上至肾脏，在第十四椎处，由内而外，连属于带脉；主干继续向上直行，联系舌根部，再向后出于项部，与足太阳膀胱经相合。

（四）足少阴经筋

【原文】

《灵枢·经筋》：足少阴之筋，起于小指之下，入足心[1]，并太阴之经，邪走内踝之下，结于踵[2]；与足太阳之筋合，而上结于内辅骨之下；并太阴[3]之经而上，循阴股，结于阴器。循膂内挟脊[4]，上至项，结于枕骨，与足太阳之筋合。（图 2-80）

其病：足下转筋，及所过而结者皆痛及转筋。病在此者，主痫[5]瘛[6]及痉[7]；在外者不能俯，在内者不能仰。故阳病者，腰反折，不能俯；阴病者，不能仰。

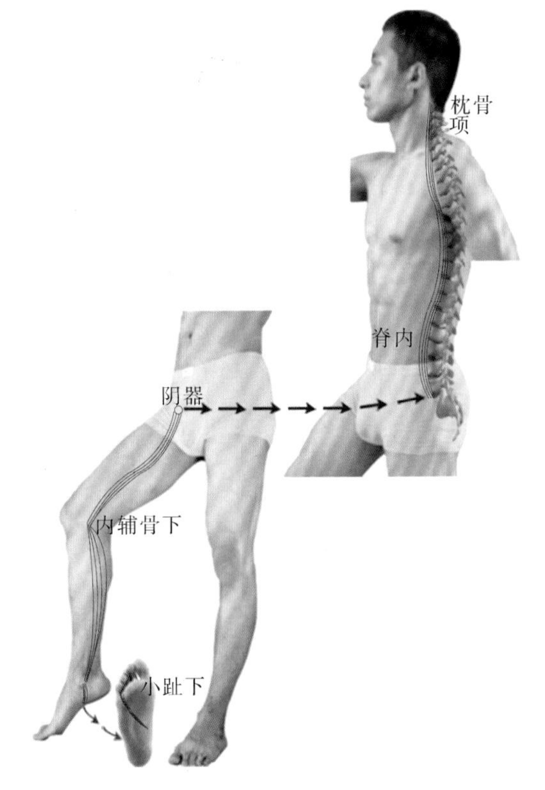

图 2-80　足少阴经筋分布示意图

【注释】

［1］入足心：三字原无，据《针灸甲乙经》补。

［2］踵：足跟部。

［3］太阴：此指足太阴。

［4］循膂内挟脊：原作“循脊内挟膂”，据《针灸甲乙经》改。

［5］痫：癫痫。

［6］瘛（chì）：抽搐，瘛疭。

［7］痉：痉挛强直。

【语译】

足少阴经筋，起于足小趾下，入足心部，同足太阴经筋一起斜上结于内踝下方，并结于足跟部，与足太阳经筋会合，向上结于胫骨内侧髁下方，同足太阴经筋沿着大腿内侧一起上行，结于阴部；并沿脊柱两侧肌肉上行，到达颈项结于枕骨，与足太阳经筋会合。

其病证：可见足下转筋，经筋所经过和所结聚部位都有疼痛和转筋等。病在足少阴经筋还有癫痫、抽搐和项背反张等，病在背侧者不可以前俯，病在前面胸腹者不能后仰。背为阳，腹为阴，故阳筋病，项背部筋急，而腰向后反折，身体不能前俯；阴筋病，腹部筋急，身体不能后仰。

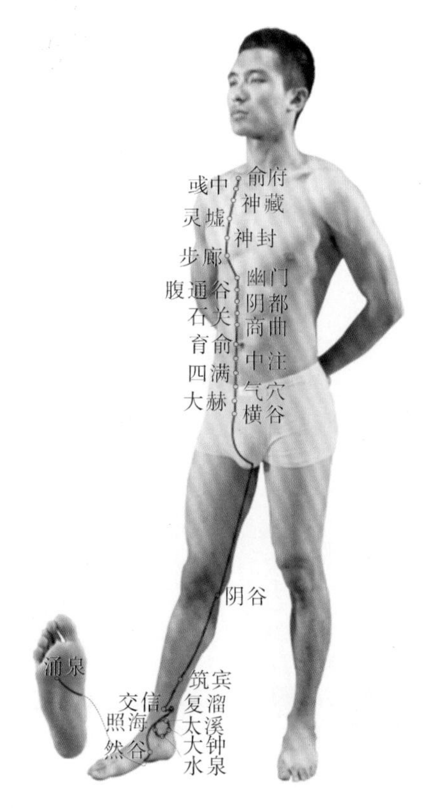

图 2-81 足少阴经穴

二、足少阴肾经腧穴（27 穴）（图 2-81）

1. 涌泉*（Yǒngquán，KI 1） 井穴

【定位】在足底，屈足卷趾时足心最凹陷中。（图 2-82）

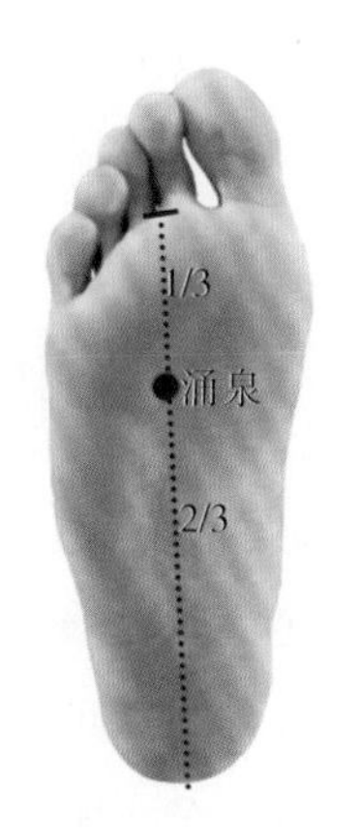

图 2-82 涌泉穴

【主治】①昏厥、中暑、小儿惊风、癫狂痫、头痛、头晕、目眩、失眠等急证及神志病证。②咯血、咽喉肿痛、喉痹、失音等肺系病证。③大便难、小便不利。④奔豚气。⑤足心热。

【操作】直刺 0.5~1.0 寸。可灸。

2. 然谷*（Rángǔ，KI 2） 荥穴

【定位】在足内侧，足舟骨粗隆下方，赤白肉际处。（图 2-83）

【主治】①月经不调、阴挺、阴痒、白浊等妇科病证。②遗精、阳痿、小便不利等泌尿生殖系疾患。③咯血、咽喉肿痛。④小儿脐

风、口噤。⑤消渴、泄泻。⑥下肢痿痹、足跗痛。

【操作】直刺 0.5~1 寸。可灸。

3. 太溪*（Tàixī，KI 3） 输穴，原穴

【定位】在踝区，内踝尖与跟腱之间的凹陷中。（图 2-83）

【主治】①头痛、目眩、失眠、健忘、遗精、阳痿等肾虚证。②咽喉肿痛、齿痛、耳鸣、耳聋等阴虚性五官病证。③咳嗽、气喘、咯血、胸痛等肺系疾患。④消渴、小便频数、便秘。⑤月经不调。⑥腰脊痛、下肢厥冷、内踝肿痛。

【操作】直刺 0.5~1 寸。可灸。

知识链接

阴经之输并于原，太溪、太白、太冲、太渊、大陵、神门六个腧穴既是本经的输穴又是所属脏腑的原穴。

4. 大钟*（Dàzhōng，KI 4） 络穴

【定位】在跟区，内踝后下方，跟骨上缘，跟腱附着部前缘凹陷中。（图 2-83）

【主治】①癃闭、遗尿、便秘。②痴呆、嗜卧。③咯血、气端。④月经不调。⑤腰脊强痛、足跟痛。

【操作】直刺 0.3~0.5 寸。可灸。

5. 水泉（Shuǐquán，KI 5） 郄穴

【定位】在跟区，太溪（ KI 3）直下 1 寸，跟骨结节内侧凹陷中。（图 2-83）

【主治】①内踝肿痛、下肢痿痹。②痛经、月经不调、阴挺。③小便不利、腹痛。

【操作】直刺 0.3~0.5 寸。可灸。

6. 照海*（Zhàohǎi，KI 6） 八脉交会穴（通阴跻脉）

【定位】在踝区，内踝尖下 1 寸，内踝下缘边际凹陷中。（图 2-83）

注：由内踝尖向下推，至其下缘凹陷中。

【主治】①癫痫、失眠等精神、神志病证。②咽喉干痛、目赤肿痛等五官热性病证。③月经不调、痛经、带下、阴挺、阴痒等妇科病证。④小便频数、癃闭。

【操作】直刺 0.5~0.8 寸。可灸。

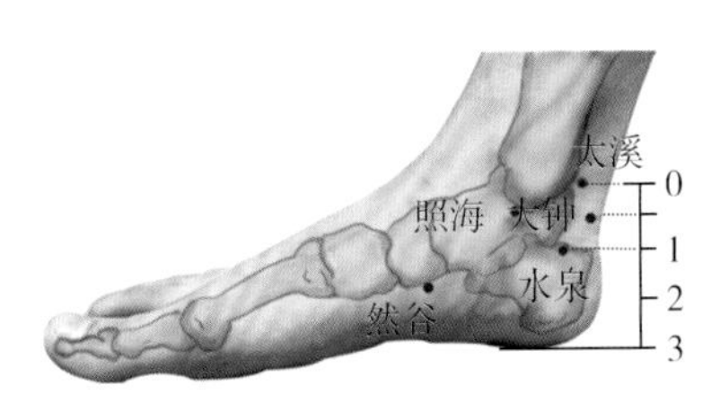

图 2-83

7. 复溜*（Fùliū，KI 7）　经穴

【定位】在小腿内侧，内踝尖上2寸，跟腱的前缘。（图2-84）

【主治】①水肿、腹胀、腹泻等胃肠病证。②水肿、汗证（盗汗、无汗或多汗）等津液输布失调病证。③腰脊强痛、下肢痿痹。

【操作】直刺0.5~1寸。可灸。

知识链接

复溜配合谷既可用于发汗，又可用于止汗。补复溜，泻合谷，治多汗；泻复溜，补合谷，治无汗或少汗。

文献摘要：①无汗伤寒泻复溜，汗多宜将合谷收，若然六脉皆微细，金针一补脉还浮（《玉龙歌》）。②水肿，水分与复溜（《杂病穴法歌》）。

8. 交信（Jiāoxìn，KI 8）　阴跻脉之郄穴

【定位】在小腿内侧，内踝尖上2寸，胫骨内侧缘后际凹陷中。（图2-84）

【主治】①小腿内侧痉挛疼痛。②月经不调、崩漏、阴痒。③泄泻、便秘。

【操作】直刺1~1.5寸。可灸。

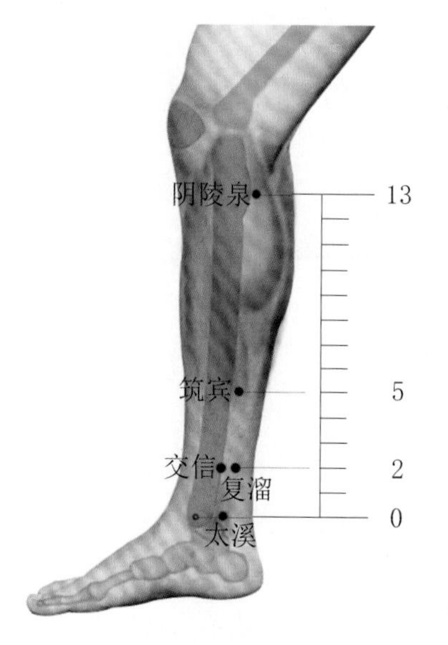

图2-84

9. 筑宾（Zhùbīn，KI 9）　阴维脉之郄穴

【定位】在小腿内侧，太溪（KI3）直上5寸，比目鱼肌与跟腱之间。（图2-84）

注：屈膝，小腿抗阻力绷紧，胫骨内侧缘后呈现一条明显的纵形肌肉，即比目鱼肌。

【主治】①小腿疼痛痉挛。②癫狂痫、呕吐。③疝气。

【操作】直刺1~1.5寸。可灸。

10. 阴谷（Yīngǔ，KI 10）

【定位】在膝后区，腘横纹上，半腱肌肌腱外侧缘。（图2-85）

【主治】①膝股内侧痛。②月经不调、崩漏、阳痿、小便不利。

【操作】直刺1~1.5寸。可灸。

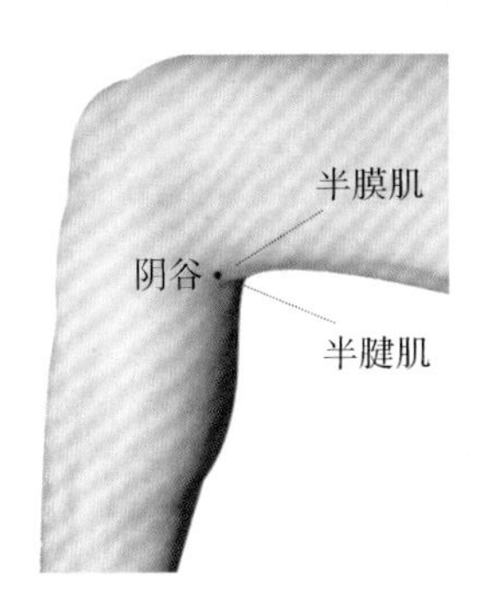

图 2-85　阴谷穴

11. 横骨（Hénggǔ，KI 11）

【定位】在下腹部，脐中下 5 寸，前正中线旁开 0.5 寸。（图 2-86）

【主治】①少腹胀痛、阴痛。②遗精、阳痿、小便不利。③疝气。

【操作】直刺 0.5~1 寸。可灸。

12. 大赫（Dàhè，KI 12）

【定位】在下腹部，脐中下 4 寸，前正中线旁开 0.5 寸。（图 2-86）

【主治】月经不调、带下、遗精、阳痿、癃闭、淋证。

【操作】直刺 1~1.5 寸。可灸。

13. 气穴（Qìxué，KI 13）

【定位】在下腹部，脐中下 3 寸，前正中线旁开 0.5 寸。（图 2-86）

【主治】①月经不调、带下、经闭、崩漏、小便不通。②泄泻。

【操作】直刺 1~1.5 寸。可灸。

14. 四满（Sìmǎn，KI 14）

【定位】在下腹部，脐中下 2 寸，前正中线旁开 0.5 寸。（图 2-86）

【主治】①月经不调、带下。②遗精、遗尿、水肿。③便秘、腹痛。

【操作】直刺 1~1.5 寸。可灸。

15. 中注（Zhōngzhù，KI 15）

【定位】在下腹部，脐中下 1 寸，前正中线旁开 0.5 寸。（图 2-86）

【主治】①腹痛、便秘、泄泻。②月经不调、痛经。

【操作】直刺 1~1.5 寸。可灸。

16. 肓俞*（Huāngshū，KI 16）

【定位】在腹部，脐中旁开 0.5 寸。（图 2-86）

【主治】①腹痛、腹胀、腹泻、便秘等胃肠病证。②月经不调。③疝气。

【操作】直刺 1~1.5 寸。可灸。

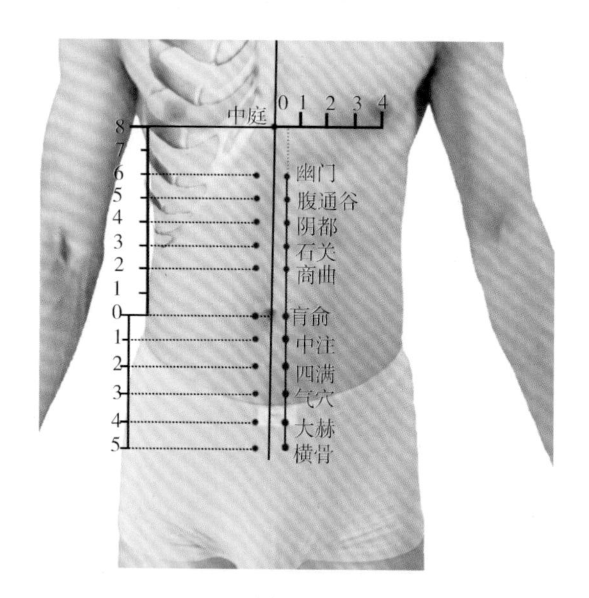

图 2-86

17. 商曲（Shāngqū，KI 17）

【定位】在上腹部，脐中上 2 寸，前正中线旁开 0.5 寸。（图 2-86）

【主治】腹痛、泄泻、便秘。

【操作】直刺 1~1.5 寸。可灸。

18. 石关（Shíguān，KI 18）

【定位】在上腹部，脐中上 3 寸，前正中线旁开 0.5 寸。（图 2-86）

【主治】①腹痛、腹胀、胃痛、呕吐、便秘。②月经不调、痛经、不孕。

【操作】直刺 1~1.5 寸。可灸。

19. 阴都（Yīndū，KI 19）

【定位】在上腹部，脐中上 4 寸，前正中线旁开 0.5 寸。（图 2-86）

【主治】腹痛、腹胀、胃痛、呕吐、便秘。

【操作】直刺 1~1.5 寸。可灸。

20. 腹通谷（Fùtōnggǔ，KI 20）

【定位】在上腹部，脐中上 5 寸，前正中线旁开 0.5 寸。（图 2-86）

【主治】①腹痛、腹胀、胃痛、呕吐。②心胸痛、心悸。

【操作】直刺 0.5~1 寸。可灸。

21. 幽门（Yōumén，KI 21）

【定位】在上腹部，脐中上 6 寸，前正中线旁开 0.5 寸。（图 2-86）

【主治】腹痛、腹胀、呕吐、泄泻。

【操作】直刺 0.5~1 寸。可灸。

22. 步廊（Bùláng，KI 22）

【定位】在胸部，第 5 肋间隙，前正中线旁开 2 寸。（图 2-87）

【主治】①胸胁胀痛、咳嗽、气喘。②乳痈、乳癖。

【操作】斜刺或平刺 0.5~0.8 寸。可灸。

23. 神封（Shénfēng，KI 23）

【定位】在胸部，第 4 肋间隙，前正中线旁开 2 寸。（图 2-87）

【主治】①咳嗽、气喘、呕吐。②胸胁胀满、乳痈。

【操作】斜刺或平刺 0.5~0.8 寸。可灸。

24. 灵墟（Língxū，KI 24）

【定位】在胸部，第 3 肋间隙，前正中线旁开 2 寸。（图 2-87）

【主治】①咳嗽、气喘、呕吐。②胸胁胀满、乳痈。

【操作】斜刺或平刺 0.5~0.8 寸。可灸。

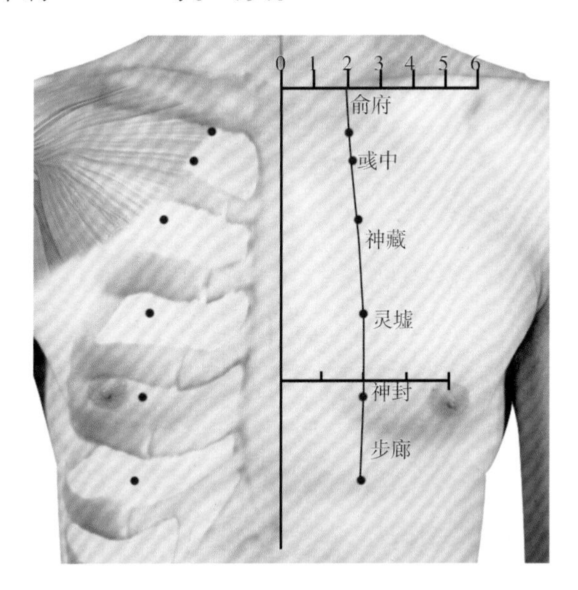

图 2-87

25. 神藏（Shéncáng，KI 25）

【定位】在胸部，第 2 肋间隙，前正中线旁开 2 寸。（图 2-87）

【主治】①胸痛、咳嗽、气喘。②呕吐。

【操作】斜刺或平刺 0.5~0.8 寸。可灸。

26. 彧中（Yùzhōng，KI 26）

【定位】在胸部，第 1 肋间隙，前正中线旁开 2 寸。（图 2-87）

【主治】胸胁胀满、咳嗽、气喘。

【操作】斜刺或平刺 0.5~0.8 寸。可灸。

27. 俞府（Shūfǔ，KI 27）

【定位】在胸部，锁骨下缘，前正中线旁开 2 寸。（图 2-87）

【主治】①胸痛、咳嗽、气喘。②呕吐。

【操作】斜刺或平刺 0.5~0.8 寸。可灸。

附：经穴歌

八经二七是肾经，首穴涌泉末俞府；足掌心中是涌泉，足舟粗隆寻然谷；
太溪内踝跟腱间，大钟溪下五分渡；溪下一寸觅水泉，内踝尖下照海居；
经穴复溜溪上二，溜前半寸交信取；筑宾溪五腓肌下，阴谷屈膝筋外许；
脐下五四三二一，横大气四并中注；俱在中线旁五分，脐旁半寸定肓俞；
二商三石四阴都，五通六幽前半布；五四三二一肋间，步廊神封灵神彧；
各开中线二寸间，锁骨下缘寻俞府；虚火上炎咽喉痛，心惕易惊目不明；
喘满面黑男科病，寒水股痛少阴灵。

复习思考

1. 制作本经经络循行示意图。
2. 小组协作录制本经常用腧穴的点穴操作微视频。
3. 对本经的特定穴进行列表归纳记忆。
4. 请简述阳溪、解溪、后溪与太溪的归经与定位。
5. 查阅资料，学习涌泉、照海、太溪的临床应用。

扫一扫，看课件

任务九　手厥阴经络与腧穴识别及应用

【学习目标】

掌握本经脉循行和常用腧穴（天池、曲泽、郄门、间使、内关、大陵、劳宫、中冲）的定位、主治和刺灸注意事项。

熟悉本经脉的主治概要。

了解本经的络脉、经筋、经别及其他腧穴。

一、手厥阴经络

（一）手厥阴经脉

经脉循行

【原文】

《灵枢·经脉》：心主手厥阴心包络[1]之脉，起于胸中，出属心包，下膈，历络三焦[2]。

其支者，循胸出胁[3]，下腋三寸[4]，上抵腋下，循臑内，行太阴、少阴之间，入肘中，下臂，行两筋[5]之间，入掌中，循中指，出其端。

其支者，别掌中，循小指次指[6]出其端。（图 2-88）

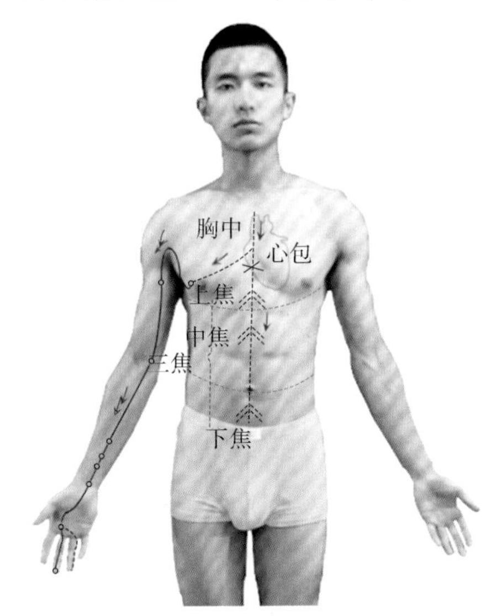

图 2-88　手厥阴经脉循行示意图

【注释】

［1］心主、心包络：《脉经》《针灸甲乙经》《铜人腧穴针灸图经》无“心包络”三字。心包，原意是心外之包膜也；心包络，则是指与心包相连的络脉。心包与心包络有所不同，但后来注家多以“心包络”为专名。

［2］历络三焦：指自胸至腹依次联络上、中、下三焦。

［3］胁：乳下旁肋部。

［4］下腋三寸：腋下 3 寸，与乳头相平处，为天池穴。

［5］两筋：指掌长肌腱和桡侧腕屈肌腱。

［6］小指次指：即无名指。

【语译】

手厥阴心包经，起于胸中，属心包络，向下经过横膈自胸至腹依次联络上、中、下三焦。

其支脉，从胸部向外侧循行，至腋下 3 寸处（天池），再向上抵达腋部，沿上臂内侧下行于手太阴、手少阴经之间，进入肘中，再向下到前臂，沿两筋之间，进入掌中，循行至中指的末端（中冲）。

一支脉从掌中分出，沿无名指到指端（关冲）。

经脉病候

【原文】

《灵枢·经脉》：是动则病，手心热，臂、肘挛急，腋肿；甚则胸胁支满[1]，心中澹澹[2]大动，面赤，目黄，喜笑不休。

是主脉所生病者[3]，烦心，心痛，掌中热。

【注释】

［1］支满：支撑胀满的感觉。

［2］澹澹（dàn）：形容心悸状。

［3］主脉所生病者：诸脉皆属于心，心包络是心的外卫，可代心受邪，故主脉所生病。

【语译】

本经异常变化表现为下列病证：心中热，前臂和肘弯掣强拘急，腋窝部肿，甚至胸中满闷，心悸，面赤、眼睛昏黄，喜笑不休。

本经所属腧穴能主治有关“脉”方面的病证：心胸烦闷，心痛，掌心发热。

主治概要

1. 心胸、神志病：心痛，心悸，心烦，胸闷，癫狂痫等。

2. 胃腑病证：胃痛，呕吐等。

3. 经脉循行部位的其他病证：上臂内侧痛，肘臂挛麻，腕痛，掌中热等。

（二）手厥阴络脉

【原文】

《灵枢·经脉》：手心主之别，名曰内关。去腕二寸，出于两筋之间，别走少阳，循经以上，系于心包，络心系。（图 2-89）

实，则心痛；虚，则为烦心[1]。取之两筋间也。

【注释】

［1］烦心：原作“头强”，据《针灸甲乙经》《备急千金方》改。

【语译】

手厥阴络脉，名内关，在腕关节后 2 寸处，出于两筋之间，分支走向手少阳经脉，并沿经向上联系心包，散络于心系。

实证，发为心痛；虚证，见心烦。取手厥阴络穴治疗。

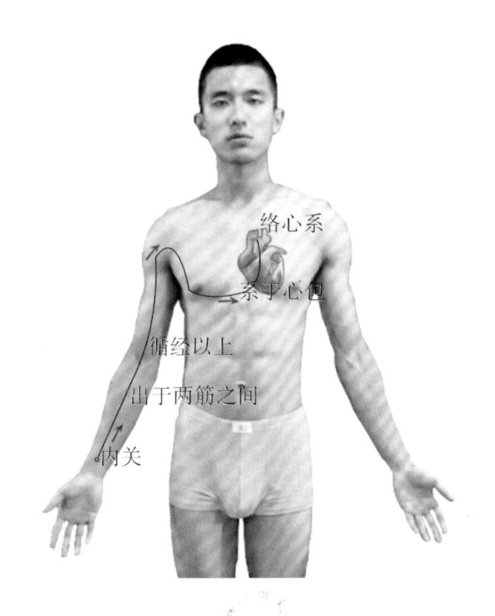

图 2-89　手厥阴络脉循行示意图

（三）手厥阴经别

【原文】

《灵枢·经别》：手心主之正，别下渊腋[1]三寸，入胸中，别属三焦，出循[2]喉咙，出耳后，合少阳完骨之下[3]。（图 2-90）

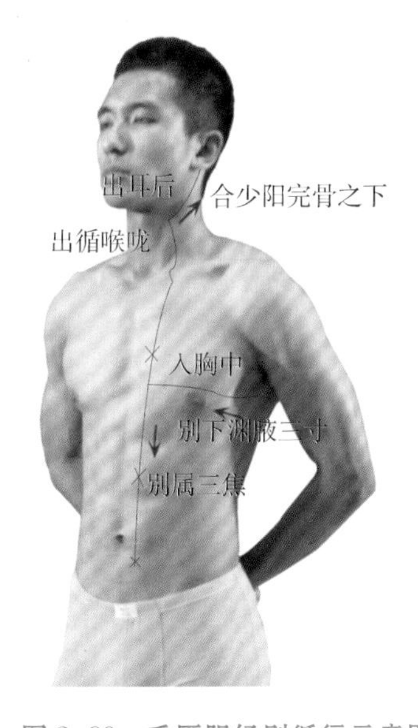

图 2-90　手厥阴经别循行示意图

【注释】

［1］渊腋：指腋部，其下 3 寸当天池穴处。

[2] 出循：《黄帝内经太素》作“上循”。

[3] 完骨之下：约当天牖穴部。

【语译】

手厥阴经别，从腋下3寸处（天池）分出，进入胸腹，分别归属上、中、下三焦，上经喉咙，浅出于耳后，与手少阳经会合于完骨下方。

（四）手厥阴经筋

【原文】

《灵枢·经筋》：手心主之筋，起于中指，与太阴之筋并行，结于肘内廉，上臂阴，结腋下，下散前后挟胁。其支者，入腋，散胸中，结于贲[1]。（图2-91）

其病：当所过者支转筋，及胸痛、息贲[2]。

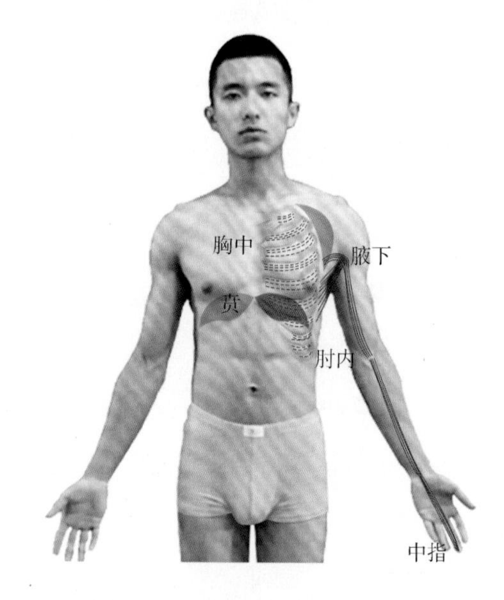

图2-91 手厥阴经筋分布示意图

【注释】

[1] 贲（bì）：原误作“臂”，据《黄帝内经太素》改。此指膈部。

[2] 息贲：气息急迫之症。

【语译】

手厥阴经筋，起于中指，与手太阴经筋并行，结于肘内侧，经上臂内侧，结于腋下，分散前后夹两胁。分支进入腋内，布散胸中，结于膈部。

其病证：本经筋循行、结聚部位僵滞不适，转筋，以及胸痛或气息急迫。

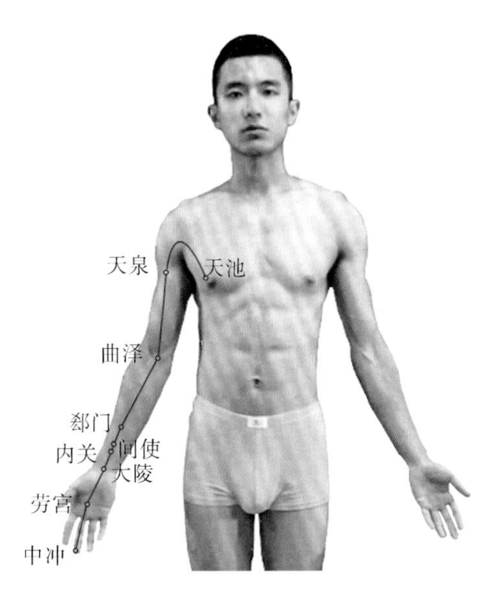

图 2-92 手厥阴经穴

二、 手厥阴心包经腧穴 （9 穴）（图 2-92）

1. 天池* （Tiānchí，PC 1）

【定位】在胸部，第 4 肋间隙，前正中线旁开 5 寸。（图 2-93）

【主治】①咳嗽、痰多、胸闷、气喘、胸痛等心肺病证。②腋下肿痛，乳痈。③瘰疬。

【操作】斜刺或平刺 0.3~0.5 寸。可灸。不可深刺，以免伤及心、肺。

2. 天泉（Tiānquán，PC 2）

【定位】在臂前区，腋前纹头下 2 寸，肱二头肌的长、短头之间。（图 2-94）

【主治】①胸背及上臂内侧痛等经脉循行部位病证。②心悸，心痛，咳嗽，胸胁胀满等心肺病证。

【操作】直刺 1~1.5 寸。可灸。

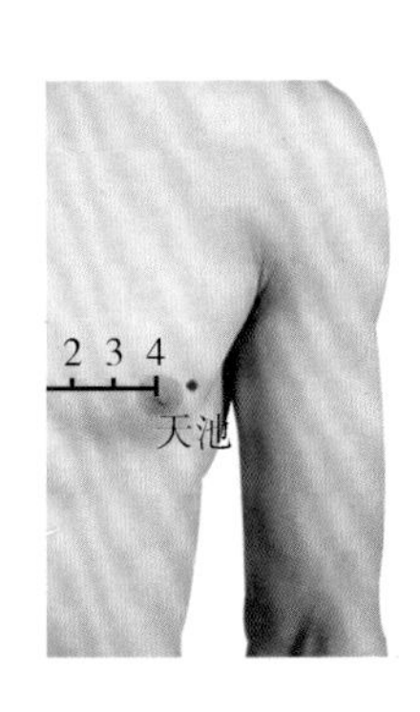

图 2-93 天池穴

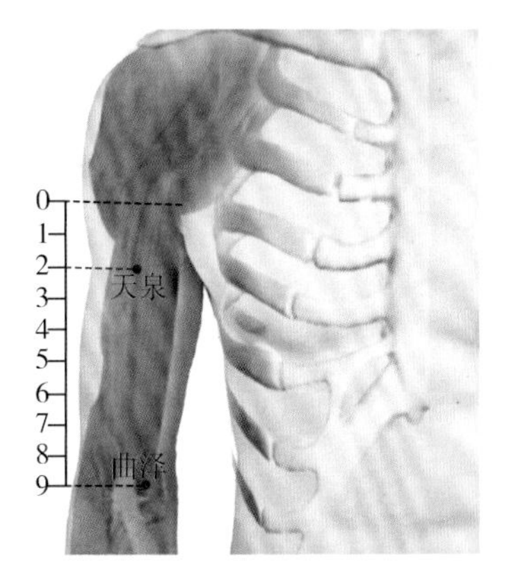

图 2-94

3. 曲泽* (Qūzé, PC 3) 合穴

【定位】在肘前区，肘横纹上，肱二头肌腱的尺侧缘凹陷中。(图 2-94)

注：仰掌，屈肘 45°，尺泽（LU5）尺侧肌腱旁。

【主治】①心痛、心悸、善惊等心系病证。②胃痛、呕血、呕吐等胃腑热性病证。③热病，中暑。④肘臂挛痛，上肢颤动。

【操作】直刺 1~1.5 寸；或点刺出血。可灸。

4. 郄门* (Xìmén, PC 4) 郄穴

【定位】在前臂前区，腕掌侧远端横纹上 5 寸，掌长肌腱与桡侧腕屈肌腱之间。(图 2-95)

注 1：握拳，手外展，微握拳时，显现两条肌腱。本穴在曲泽（PC3）与大陵（PC7）连线中点下 1 寸，两肌腱之间。

注 2：若两手的一侧或双侧摸不到掌长肌腱，则以桡侧腕屈肌腱尺侧定穴。

【主治】①心痛、心悸、心烦胸痛等心胸病证。②咯血、呕血、衄血等热性出血证。③疔疮。④癫痫。

【操作】直刺 0.5~1 寸。可灸。

5. 间使* (Jiānshǐ, PC 5) 经穴

【定位】在前臂前区，腕掌侧远端横纹上 3 寸，掌长肌腱与桡侧腕屈肌腱之间。(图 2-95)

注 1：握拳，手外展，微握拳时，显现两条肌腱。本穴在大陵（PC7）上 3 寸，两肌腱之间。

注 2：若两手的一侧或双侧摸不到掌长肌腱，则以桡侧腕屈肌腱尺侧定穴。

【主治】①心痛、心悸等心疾。②癫狂痫等神志病。③热病，疟疾。④胃痛、呕吐等胃病。⑤腋肿，肘臂痛。

【操作】直刺 0.5~1 寸。可灸。

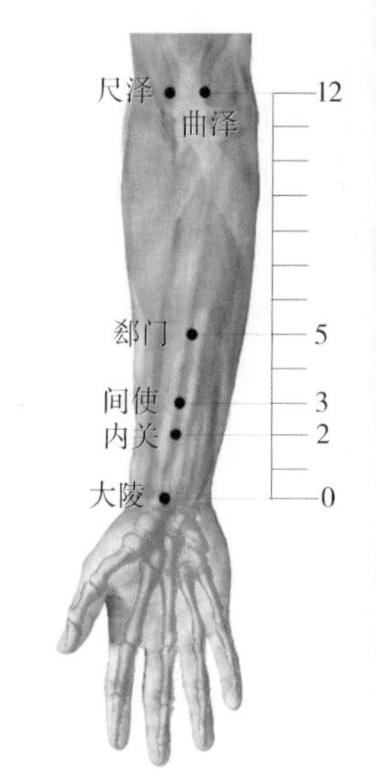

图 2-95

6. 内关* (Nèiguān, PC 6) 络穴，八脉交会穴（通阴维脉）

【定位】在前臂前区，腕掌侧远端横纹上 2 寸，掌长肌腱与桡侧腕屈肌腱之间。(图 2-95)

注 1：握拳，手外展，微握拳时，显现两条肌腱。本穴在大陵（PC7）上 2 寸，两肌腱之间，与外关（TE5）相对。

注 2：若两手的一侧或双侧摸不到掌长肌腱，则以桡侧腕屈肌腱尺侧定穴。

【主治】①心痛、胸闷、心动过速或过缓等心系病证。②胃痛、呕吐、呃逆等胃腑病证。③中风，偏瘫，眩晕，偏头痛。④失眠、郁证、癫狂痫等神志病证。⑤肘臂挛痛。

【操作】直刺 0.5~1 寸。可灸。

知识链接

配伍参考：①本穴是治疗胃、心、胸、病的主病之一。配公孙，为八脉交会穴配穴法。②配神门、心俞，治心痛、心悸。③配中脘、足三里，治胃痛、呕吐、呃逆。

7. 大陵*（Dàlíng，PC 7） 输穴，原穴

【定位】在腕前区，腕掌侧远端横纹中，掌长肌腱与桡侧腕屈肌腱之间。（图 2-95）

注 1：握拳，手外展，微握拳时，显现两条肌腱。本穴腕掌远侧横纹的中点，两肌腱之间，横平豌豆骨上缘处的神门（HT7）。

注 2：若两手的一侧或双侧摸不到掌长肌腱，则以桡侧腕屈肌腱尺侧定穴。

【主治】①心痛，心悸，胸胁满痛。②胃痛、呕吐、口臭等胃腑病证。③喜笑悲恐、癫狂痫等神志病证。④臂、手挛痛。

【操作】直刺 0.3~0.5 寸。可灸。

8. 劳宫*（Láogōng，PC 8） 荥穴

【定位】在掌区，横平第 3 掌指关节近端，第 2、3 掌骨之间偏于第 3 掌骨。（图 2-96）

简便取穴法：握拳，中指尖下是穴。

注 1：握拳屈指时，中指尖点到处，第 3 掌骨桡侧。

注 2：另一种定位法：在掌区，横平第 3 掌指关节近端，第 3、4 掌骨之间偏于第 3 掌骨。

【主治】①中风昏迷、中暑等急症。②心痛、烦闷、癫狂痫等心与神志疾患。③口疮，口臭。④鹅掌风。

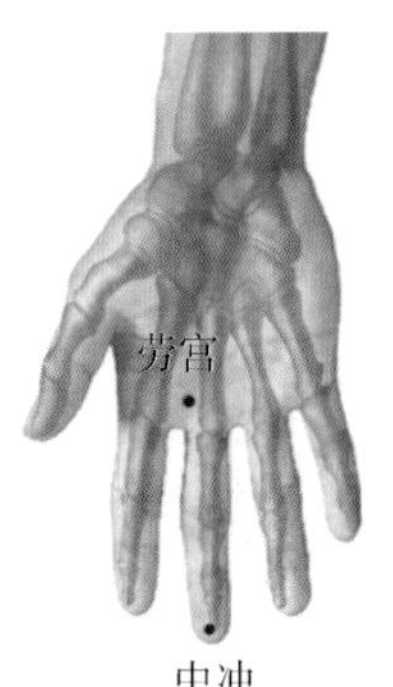

图 2-96

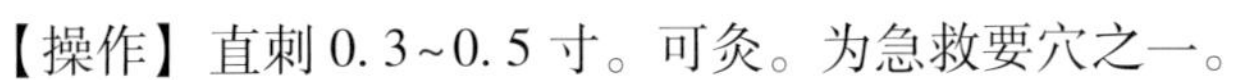
【操作】直刺 0.3~0.5 寸。可灸。为急救要穴之一。

9. 中冲*（Zhōngchōng，PC 9） 井穴

【定位】在手指，中指末端最高点。（图 2-96）

【主治】①中风昏迷、中暑、昏厥、小儿惊风等急症。②热病。③舌强肿痛。

【操作】浅刺 0.1 寸；或点刺出血。为急救要穴之一。

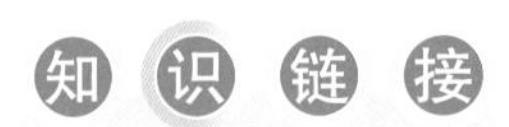
知识链接

《针灸甲乙经》记载的定位方法为“手中指端，去爪甲角如韭叶陷中”，即中冲穴的定位。

附：经穴歌

九经心包手厥阴，起于天池中冲尽，心胸肺胃效皆好，神志血病亦可寻，
天池乳外旁一寸，天泉腋下二寸循，曲泽腱内横纹上，郄门去腕五寸寻，
间使腕后方三寸，内关掌后二寸停，掌后纹中大陵在，两条肌腱标准明，
劳宫屈指掌心取，中指末端是中冲。

复习思考

1. 制作本经经络循行示意图。
2. 小组协作录制本经常用腧穴的点穴操作微视频。
3. 对本经的特定穴进行列表归纳记忆。
4. 列表比较郄门与阴郄、尺泽与曲泽两组腧穴的归经、定位、所属特定穴、主治作用，制定适合自己的记忆方案进行理解记忆。
5. 查找关于中冲穴定位的古今文献资料，分小组开展讨论，分班级写出《古今文献记载中冲穴定位综述》。

扫一扫，看课件

任务十　手少阳经络与腧穴识别及应用

【学习目标】

掌握本经脉循行和常用腧穴（关冲、中渚、阳池、外关、支沟、肩髎、翳风、角孙、耳门、丝竹空）的定位、主治和刺灸注意事项。

熟悉本经脉的主治概要。

了解本经的络脉、经筋、经别及其他腧穴。

一、手少阳经络

（一）手少阳经脉

经脉循行

【原文】

《灵枢·经脉》：三焦手少阳之脉，起于小指次指之端，上出两指之间[1]，循手表腕[2]，出臂外两骨[3]之间，上贯肘，循臑外[4]上肩，而交出足少阳之

后，入缺盆，布膻中[5]，散络心包，下膈，遍[6]属三焦。

其支者，从膻中，上出缺盆，上项，系耳后，直上出耳上角，以屈下颊至䪼[7]。

其支者，从耳后入耳中，出走耳前，过客主人[8]，前交颊，至目锐眦[9]。(图 2-97)

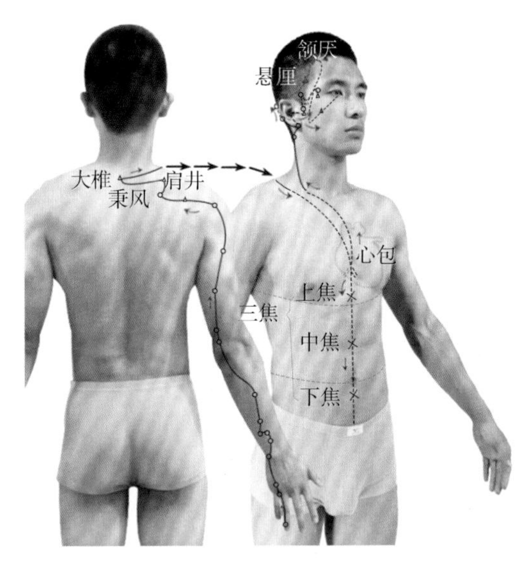

图 2-97　手少阳经脉循行示意图

【注释】

[1] 两指之间：第 4、5 掌骨间。

[2] 手表腕：手背腕关节部。

[3] 臂外两骨：前臂背侧，尺骨与桡骨。

[4] 臑外：上臂的伸侧。

[5] 膻（dàn）中：此指胸中两肺之间的部位。

[6] 遍：指自上而下依次联属上、中、下三焦。原误作“循”，据《针灸甲乙经》改。

[7] 䪼（zhuō）：指目下眶骨部（现称眶下缘）。

[8] 客主人：足少阳胆经上关穴之别名。

[9] 目锐眦：外眼角部。

【语译】

手少阳三焦经，起于无名指末端，向上行于小指与无名指之间，沿着手背到腕部，出于前臂外侧桡骨和尺骨之间，向上通过肘尖，沿上臂外侧，上达肩部，交出足少阳胆经的后面，向上进入锁骨上窝，分布于胸中，联络于心包，向下通过横膈，从胸至腹，属上、中、下三焦。

胸中支脉，从胸部向上，出于锁骨上窝，上走颈旁，联系耳后，沿耳后直上，出于耳上方，再弯曲下行至面颊，到达眼眶下部。

耳部支脉，从耳后进入耳中，出走耳前，经过上关穴，与前脉交叉于面颊部，到达目外眦。

经脉病候

【原文】

《经脉·灵枢》：是动则病，耳聋，浑浑焞焞[1]，嗌肿，喉痹。

是主气所生病者[2]，汗出，目锐眦痛，颊肿，耳后、肩、臑、肘、臂外皆痛，小指次指不用。

【注释】

［1］浑浑焞焞（tūn）：形容听觉模糊不清，耳内出现烘烘的响声。

［2］是主气所生病者：三焦能通调水道，水病多由于气化失常，故主气所生病。张介宾《类经》注："三焦为水渎之府，水病必由于气也。"

【语译】

本经异常变化表现为下列病证：耳聋，耳鸣，咽喉肿痛。

本经所属腧穴能主治有关"气"方面的病证：自汗出，目外眦痛，面颊肿，耳后、肩部、上臂、肘弯、前臂外侧均可发生疼痛，无名指运用欠灵活。

主治概要

1. 头面五官病：头、目、耳、颊、咽喉病等。

2. 热病：发热。

3. 经脉循行部位的其他病证：胁肋痛，肩臂外侧痛，上肢挛急、麻木、不遂等。

（二）手少阳络脉

【原文】

《灵枢·经脉》：手少阳之别，名曰外关，去腕二寸，外绕臂，注胸中，合心主[1]。（图 2-98）

实，则肘挛[2]；虚，则不收。取之所别也。

【注释】

［1］心主：心包。

［2］肘挛：肘部拘挛。

【语译】

手少阳络脉，名外关，在腕关节后 2 寸处别出，绕行于臂肘外侧，进入胸中，会合于心包。

实证，肘关节拘挛；虚证，肘关节松不能内

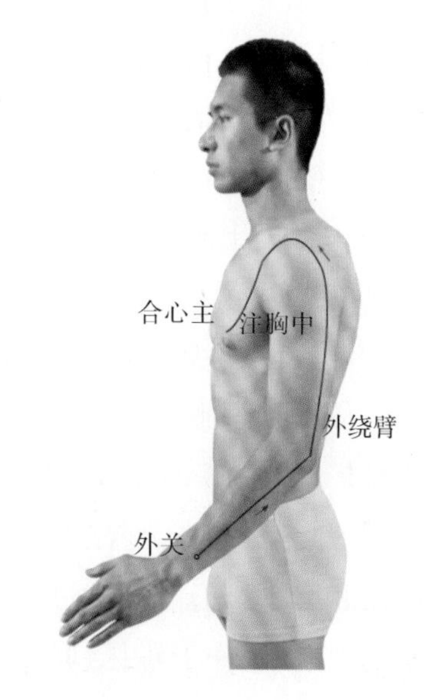

图 2-98 手少阳络脉循行示意图

收。可取手少阳络穴治疗。

（三）手少阳经别

【原文】

《灵枢·经别》：手少阳之正，指天[1]，别于巅，入缺盆，下走三焦，散于胸中也。（图 2-99）

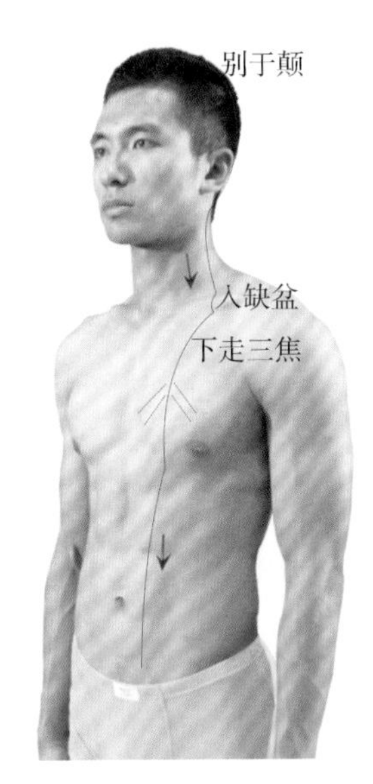

图 2-99　手少阳经别循行示意图

【注释】

［1］指天：两字疑属添注。与手太阳经别的“指地”相仿，与他经文字不一致。或说手少阳经别起于巅顶，其部位在上，故称“指天”。手三阳经只有此经从头部分出，与手阳明、手太阳所说不同。

【语译】

手少阳经别：在头部从手少阳经分出，向下进入缺盆，经过上、中、下三焦，布散到胸中。

（四）手少阳经筋

【原文】

《灵枢·经筋》：手少阳经之筋，起于小指次指之端，结于腕；上循臂，结于肘；上绕臑外廉，上肩，走颈，合手太阳。其支者，当曲颊入系舌本；其支者，上曲牙[1]，循耳前，属目外眦，上乘颔[2]，结于角[3]。（图 2-100）

其病：当所过者支、转筋、舌卷。

【注释】

［1］曲牙：指颊车上部，下颌关节处。

［2］颔：指颞侧部。

［3］角：指额角。

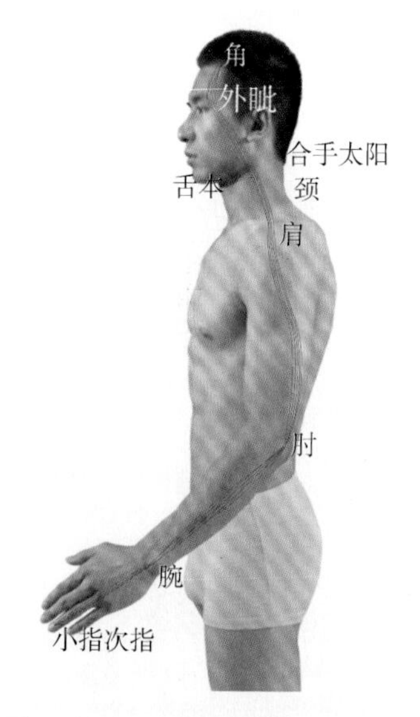

图 2-100　手太阳经筋分布示意图

【语译】

手少阳经筋，起于无名指末端，结于腕背；上沿前臂外侧，结于肘尖；向上绕行于上臂外侧，上肩部，走向颈，会合手太阳经筋。其分支当下颌角部进入，联系于舌根；一支上至下颌关节处，沿着耳前，连接目外眦，上达颞部，结于额角。

其病证：可见经筋循行部位僵滞不适，转筋收引，舌短卷缩。

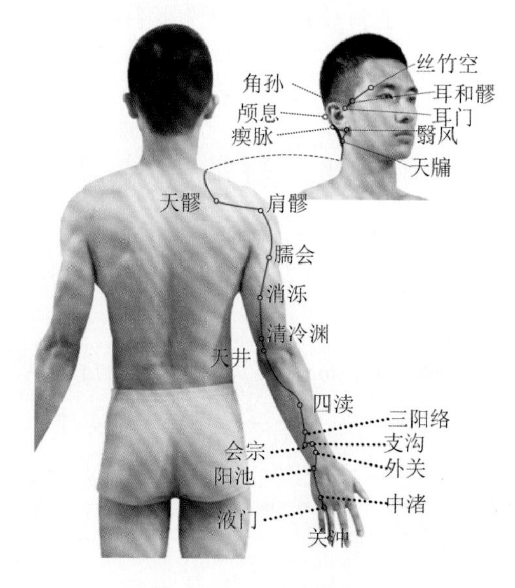

图 2-101　手少阳经穴

二、 手少阳三焦经腧穴（23 穴）（图 2-101）

1. 关冲*（Guānchōng，TE 1） 井穴

【定位】在手指，第 4 指末节尺侧，指甲根角侧上方 0.1 寸。（图 2-102）

注：第 4 指末节尺侧指甲根角侧上方（即沿角平分线方向）0.1 寸。相当于沿爪甲尺侧画一直线与爪甲基底缘水平线交点处取穴。

【主治】①头痛，目赤，耳鸣，耳聋，喉痹，舌强等头面五官病证。②热病，心烦。

【操作】浅刺 0.1 寸。或点刺出血。不灸。

2. 液门（Yèmén，TE 2） 荥穴

【定位】在手背，第 4、5 指间，指蹼缘上方赤白肉际凹陷中。（图 2-102）

【主治】①头痛，目赤，耳鸣，耳聋，喉痹。②疟疾。③手臂肿痛。

【操作】直刺 0.3~0.5 寸。可灸。

3. 中渚*（Zhōngzhǔ，TE 3） 输穴

【定位】在手背，第 4、5 掌骨间，第 4 掌指关节近端凹陷中。（图 2-102）

【主治】①头痛、耳鸣、耳聋、目赤、喉痹等头面五官病证。②热病，消渴，疟疾。③肩背肘臂酸痛，手指不能屈伸。

【操作】直刺 0.3~0.5 寸。可灸。

4. 阳池*（Yángchí，TE 4） 原穴

【定位】在腕后区，腕背侧远端横纹上，指伸肌腱的尺侧缘凹陷中。（图 2-102）

【主治】①目赤肿痛、耳聋、喉痹等五官病证。②消渴，口干。③腕痛，肩臂痛。

【操作】直刺 0.3~0.5 寸。可灸。

5. 外关*（Wàiguān，TE 5） 络穴，八脉交会穴（通阳维脉）

【定位】在前臂后区，腕背侧远端横纹上 2 寸，尺骨与桡骨间隙中点。（图 2-102）

注：阳池（TE4）上 2 寸，两骨之间凹陷中。与内关（PC6）相对。

【主治】①热病。②头痛、目赤肿痛、耳鸣、耳聋等头面五官病证。③瘰疬，胁肋痛。④上肢痿痹不遂。

【操作】直刺 0.5~1 寸。可灸。

知识链接

配伍参考：①配太阳、率谷，治偏头痛。②配后溪，治落枕。③配足临泣，治耳聋、目痛、颊肿、项强、肩痛。

6. 支沟* (Zhīgōu, TE 6) 经穴

【定位】在前臂后区，腕背侧远端横纹上3寸，尺骨与桡骨间隙中点。(图2-102)

【主治】①便秘。②耳鸣，耳聋，暴喑。③瘰疬。④胁肋疼痛，肩背酸痛，落枕。⑤热病。

【操作】直刺0.5~1寸。可灸。

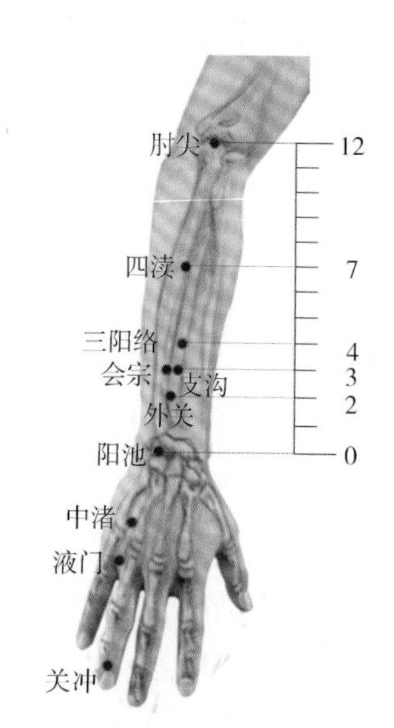

图2-102

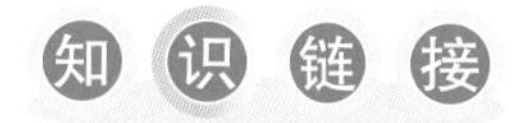

配伍参考：①配照海，治便秘。②配足三里、膻中、乳根，治缺乳。

7. 会宗 (Huìzōng, TE 7) 郄穴

【定位】在前臂后区，腕背侧远端横纹上3寸，尺骨的桡侧缘。(图2-102)

【主治】①耳鸣，耳聋。②痫证。③上肢痹痛。

【操作】直刺0.5~1寸。可灸。

8. 三阳络 (Sānyángluò, TE 8)

【定位】在前臂后区，腕背侧远端横纹上4寸，尺骨与桡骨间隙中点。(图2-102)

【主治】①耳聋，暴喑，齿痛。②上肢痹痛。

【操作】直刺0.5~1寸。可灸。

9. 四渎 (Sìdú, TE 9)

【定位】在前臂后区，肘尖(EX-UE1)下5寸，尺骨与桡骨间隙中点。(图2-102)

【主治】①偏头痛，耳聋，暴喑，齿痛，喉痹。②上肢痹痛。

【操作】直刺0.5~1寸。可灸。

10. 天井 (Tiānjǐng, TE 10) 合穴

【定位】在肘后区，肘尖(EX-UE1)上1寸凹陷中。(图2-103)

注：屈肘90°时，鹰嘴窝中。

【主治】①偏头痛，耳聋。②癫痫。③瘰疬。④肘臂痛。

【操作】直刺0.5~1寸。可灸。

11. 清泠渊 (Qīnglíngyuān, TE 11)

【定位】在臂后区，肘尖(EX-UE1)与肩峰角连线上，肘尖(EX-UE1)上2寸。(图2-103)

【主治】①头痛，目痛，目黄。②胁痛，肩臂痛。

【操作】直刺0.8~1.2寸。可灸。

12. 消泺（Xiāoluò，TE 12）

【定位】在臂后区，肘尖（EX-UEl）与肩峰角连线上，肘尖（EX-UE1）上5寸。（图2-103）

【主治】①头痛，目痛，目黄。②胁痛，肩臂痛。

【操作】直刺1~1.5寸。可灸。

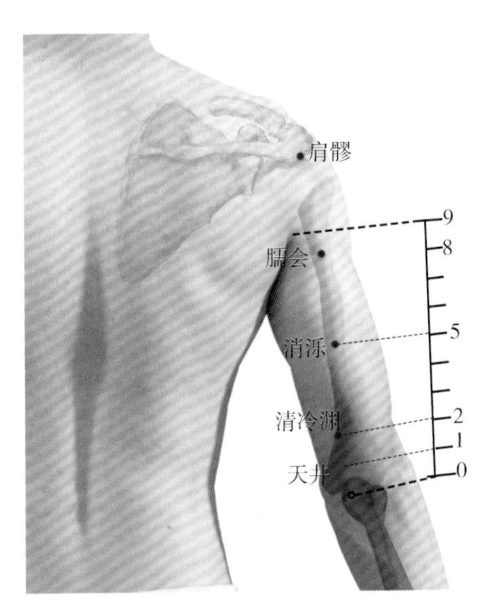

图2-103

13. 臑会（Nàohuì，TE 13）

【定位】在臂后区，肩峰角下3寸，三角肌的后下缘。（图2-103）

【主治】①瘰疬，瘿气。②上肢痿痹。

【操作】直刺1~1.5寸。可灸。

14. 肩髎*（Jiānliáo，TE 14）

【定位】在三角肌区，肩峰角与肱骨大结节两骨间凹陷中。（图2-103）

注：屈臂外展时，肩峰外侧缘前后端呈现两个凹陷，前一较深凹陷为肩髃，后一凹陷即本穴。垂肩时，肩髃后约1寸。

【主治】①肩臂挛痛不遂。②风疹。

【操作】直刺1~1.5寸。可灸。

15. 天髎（Tiānliáo，TE 15）

【定位】在肩胛区，肩胛骨上角骨际凹陷中。（图2-104）

【主治】肩臂痛，颈项强痛。

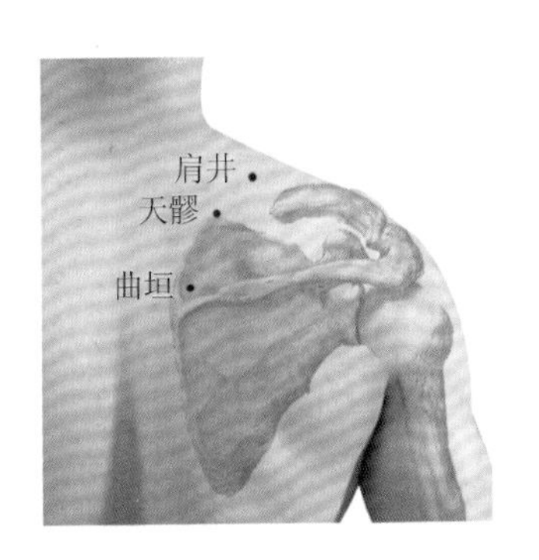

图2-104

【操作】直刺 0.5~1 寸。可灸。

16. 天牖* (Tiānyǒu, TE 16)

【定位】在颈部，横平下颌角，胸锁乳突肌的后缘凹陷中。(图 2-105)

【主治】①头痛，目眩，耳聋。②瘰疬。③项强，肩背痛。

【操作】直刺 0.5~1 寸。可灸。

17. 翳风 (Yìfēng, TE 17)

【定位】在颈部，耳垂后方，乳突下端前方凹陷中。(图 2-105)

【主治】①耳鸣、耳聋等耳疾。②口眼㖞斜、牙关紧闭、颊肿等面、口病证。③瘰疬。

【操作】直刺 0.5~1 寸。可灸。

18. 瘈脉 (Chìmài, TE 18)

【定位】在头部，乳突中央，角孙与翳风沿耳轮弧形连线的上 2/3 与下 1/3 的交点处。(图 2-105)

【主治】①头痛，耳鸣，耳聋。③小儿惊风。

【操作】平刺 0.3~0.5 寸，或点刺静脉出血。可灸。

19. 颅息 (Lúxī, TE 19)

【定位】在头部，角孙与翳风沿耳轮弧形连线的上 1/3 与下 2/3 的交点处。(图 2-105)

【主治】①头痛，耳鸣，耳聋。③小儿惊风。

【操作】平刺 0.3~0.5 寸。可灸。

20. 角孙* (Jiǎosūn, TE 20)

【定位】在头部，耳尖正对发际处。

【主治】①头痛，项强。②目赤肿痛，目翳。③齿痛，颊肿，痄腮。

【操作】平刺 0.3~0.5 寸。可灸。

21. 耳门 *(Ermén, TE 21)

【定位】在耳区，耳屏上切迹与下颌骨髁突之间的凹陷中。(图 2-105)

【主治】①耳鸣、耳聋、聤耳等耳疾。②齿痛，颈颔痛。

【操作】微张口，直刺 0.5~1 寸。可灸。

22. 耳和髎 (Erhéliáo, TE 22)

【定位】在头部，鬓发后缘，耳郭根的前方，颞浅动脉的后缘。(图 2-105)

【主治】①头痛，耳鸣。②牙关紧闭，口㖞。

【操作】避开动脉，平刺 0.3~0.5 寸。不宜灸。

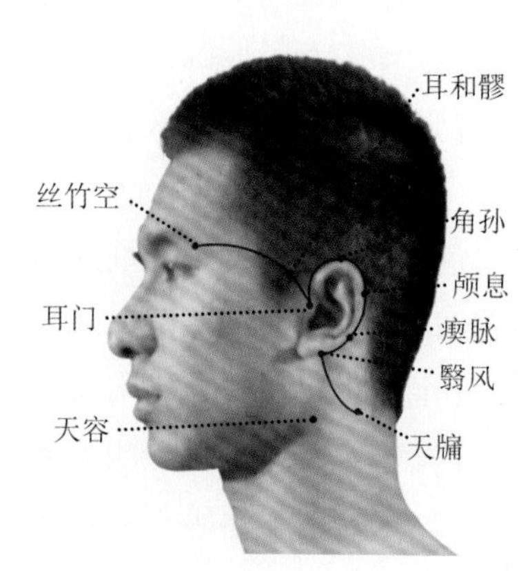

图 2-105

23. 丝竹空 *(Sīzhúkōng，TE 23)　手、足少阳经之交会穴

【定位】在面部，眉梢凹陷中。(图 2-105)

【主治】①癫痫。②头痛、眩晕、目赤肿痛、眼睑瞤动等头目病证。③齿痛。

【操作】平刺 0.3~0.5 寸。可灸。

附：经穴歌

一十二三三焦经，首末关冲丝竹空。无名指外端关冲，液门小次指缝中，
中渚四五掌骨陷，阳池指伸尺缘从，二三四七阳肘线，二外络穴阳维通，
支桃会尺腕上三，腕上四寸三阳络，肘下五寸四渎穴，肘上一寸天井容，
天井上一清泠渊，消泺清臑中点工，三角后下寻臑会，肩髎肩峰后下逢，
天髎肩胛上角处，天牖平颌肌后同，乳突下颌翳风取，瘈脉耳后乳突中，
颅息耳轮上中三，耳尖入发角孙踪，屏上迹前耳门寻，和髎耳前鬓后送，
眉梢凹陷丝竹空，头耳目咽胸胁痛。耳聋喉痹面颊肿，水道不通与气病，
目锐眦痛三焦主，肩肘臂指痛不用。

复习思考

1. 制作本经经络循行示意图。
2. 小组协作录制本经常用腧穴的点穴操作微视频。
3. 对本经的特定穴进行列表归纳记忆。
4. 查找关于外关穴定位的古今文献资料，分小组开展讨论，分班级写出《古今文献记载外关穴定位综述》。

任务十一　足少阳经络与腧穴识别及应用

扫一扫，看课件

【学习目标】

掌握本经脉循行和常用腧穴（瞳子髎、听会、完骨、阳白、头临泣、风池、肩井、日月、带脉、环跳、风市、阳陵泉、光明、悬钟、丘墟、足临泣、侠溪、足窍阴）的定位、主治和刺灸注意事项。

熟悉本经脉的主治概要。

了解本经的络脉、经筋、经别及其他腧穴。

一、 足少阳经络

（一）足少阳经脉

经脉循行

【原文】

《灵枢·经脉》：胆足少阳之脉，起于目锐眦，上抵头角[1]，下耳后，循颈，行手少阳之前，至肩上，却交出手少阳之后，入缺盆。

其支者，从耳后入耳中，出走耳前，至目锐眦后。

其支者，别锐眦，下大迎，合于手少阳，抵于䪼，下加颊车[2]，下颈，合缺盆，以下胸中，贯膈，络肝，属胆，循胁里，出气街，绕毛际[3]，横入髀厌[4]中。

其直者，从缺盆下腋，循胸，过季胁，下合髀厌中。以下循髀阳[5]，出膝外廉，下外辅骨[6]之前，直下抵绝骨[7]之端，下出外踝之前，循足跗上，入小指次指之间。

其支者，别跗上，入大指之间，循大指歧骨[8]内，出其端，还贯爪甲，出三毛[9]。（图 2-106）

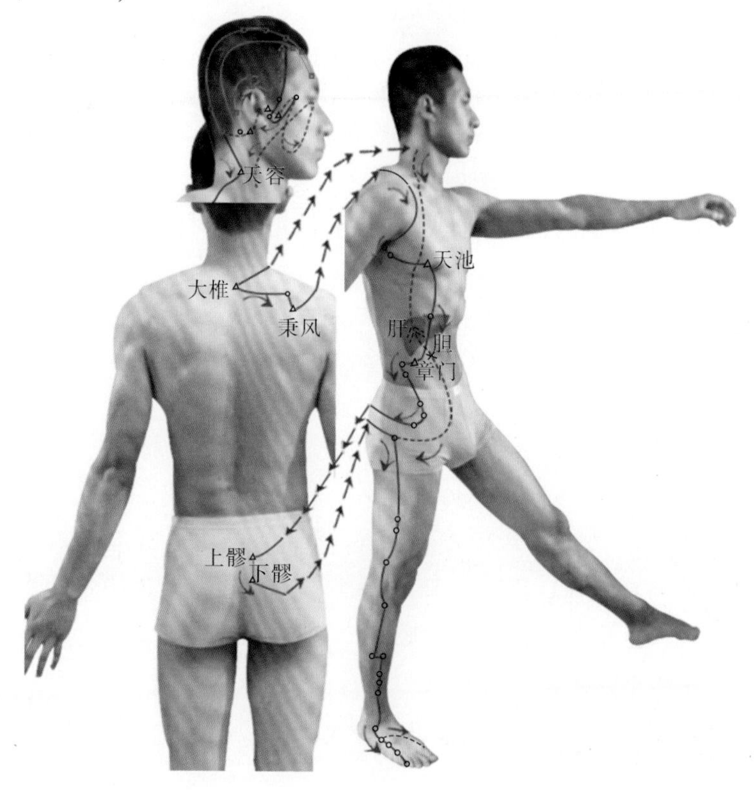

图 2-106　足少阳经脉循行示意图

【注释】

［1］头角：当额结节处，一般称额角。

［2］下加颊车：经脉向下覆盖于颊车穴部。

［3］毛际：耻骨阴毛部。

［4］髀厌：即髀枢，指股骨大转子部，环跳穴在其旁。

［5］髀阳：大腿外侧。

［6］外辅骨：腓骨。

［7］绝骨：腓骨下段低凹处。

［8］大指歧骨：第1、2跖骨。

［9］三毛：足大趾背短毛。

【语译】

足少阳胆经，起于目外眦，上行额角部，下行至耳后，沿颈项部至肩上，下入缺盆。

耳部分支，从耳后进入耳中，出走耳前，到目外眦后方。

外眦部支脉，从目外眦下走大迎，会合于手少阳经到达目眶下，行经颊车，由颈部下行，与前脉在缺盆部会合，再向下进入胸中，穿过横膈，络肝，属胆，再沿胁肋内下行至腹股沟动脉部，经过外阴部毛际横行入髋关节部。

其直行经脉从缺盆下行，经腋部、侧胸部、胁肋部，再下行与前脉会合于髋关节部，再向下沿着大腿外侧、膝外缘下行，经腓骨之前，至外踝前，沿足背部，止于第4趾外侧端。

足背部分支，从足背上分出，沿第1、2跖骨间，出于大趾端，穿过趾甲，出趾背毫毛部。

经脉病候

【原文】

《灵枢·经脉》：是动则病，口苦，善太息，心胁痛，不能转侧，甚则面微有尘[1]，体无膏泽[2]，足外[3]反热，是为阳厥[4]。

是主骨所生病[5]者，头痛，颔痛，目锐眦痛，缺盆中肿痛，腋下肿，马刀侠瘿[6]，汗出振寒，疟，胸胁、肋、髀、膝外至胫、绝骨、外踝前，及诸节皆痛，小指次指不用。

【注释】

［1］面微有尘：形容面色灰暗，好像蒙有尘土一样。

［2］膏泽：脂滑润泽之意。

［3］足外：指下肢外侧，经脉所过部位。

［4］阳厥：此指足少阳经气阻逆为病。杨上善注："少阳厥也。"

［5］主骨所生病：张介宾说："胆味苦，苦走骨，故胆主骨所生病。又骨为干，其质刚，胆为中正之官，其气亦刚，胆病则失其刚，故病及于骨，凡惊伤胆者，骨必软，即其明证。"

［6］马刀侠瘿：此指瘰疬生在颈项或腋下等部位。

【语译】

本经异常变化表现为下列的病证：嘴里发苦，频频叹气，胸胁痛不能转侧，甚则面部像蒙着微薄的灰尘，身体没有脂润光泽，下肢外侧热，还可发为足少阳部分的气血阻逆，如厥冷、麻木、酸痛等症。

本经所属腧穴能主治有关"骨"方面的病证：如头痛，颞痛，目外眦痛，锁骨上窝中肿痛，腋下肿，"马刀侠瘿"等；自汗出，战栗发冷，疟疾；胸部、胁肋、大腿及膝部外侧以至小腿腓骨下段、外踝前，以及骨节酸痛，足第四趾功能活动受限。

主治概要

1. 头面五官病：侧头、目、耳、咽喉病等。

2. 肝胆病：黄疸，口苦，胁痛等。

3. 神志病、热病：癫狂，发热等。

4. 经脉循行部位的其他病证：胁肋痛，下肢痹痛、麻木、不遂等。

（二）足少阳络脉

【原文】

《灵枢·经脉》：足少阳之别，名曰光明，去踝五寸，别走厥阴，下络足跗。

实则厥；虚则痿躄[1]，坐不能起。取之所别也。（图 2-107）

【注释】

［1］痿躄：下肢痿软无力，足不能行走。

【语译】

足少阳络脉，名光明，在距离外踝上 5 寸处分出，走向足厥阴经脉，向下联络足背。

实证，见足部厥冷；虚证，见下肢痿软无力，不能行走。可取足少阳络穴治疗。

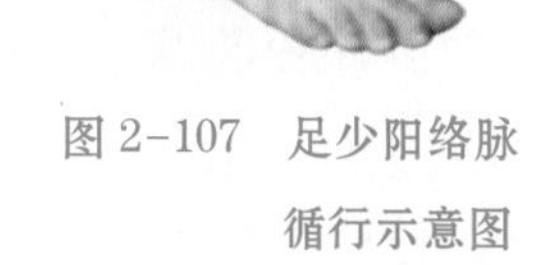

图 2-107 足少阳络脉循行示意图

（三）足少阳经别

【原文】

《灵枢·经别》：足少阳之正，绕髀，入毛际，合于厥阴；别者入季胁之

间，循胸里，属胆，散之上肝，贯心[1]，以上挟咽，出颐颔中，散于面，系目系，合少阳于外眦也。（图 2-108）

【注释】

[1] 散之上肝，贯心：《灵枢评文》改为“散之肝，上贯心”，应与足阳明条“散之脾”和足太阳条“散之肾”句法相合。如是，则足三阳经别分别散于脾、肾、肝而皆通于心。

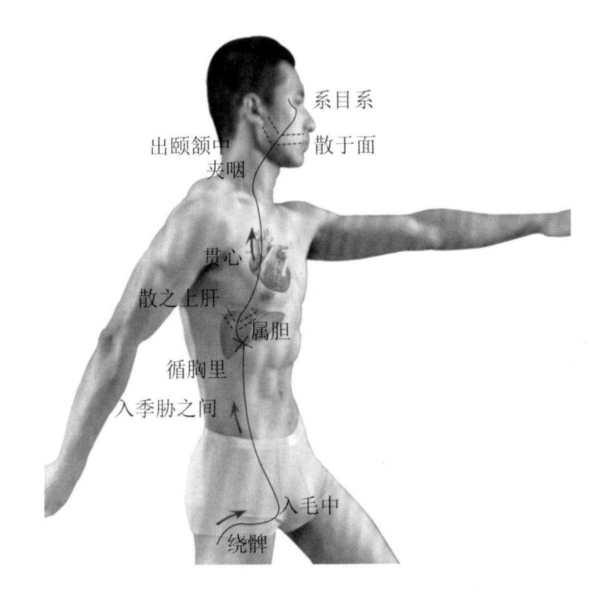

图 2-108　足少阳经别循行示意图

【语译】

足少阳经别，从足少阳胆经分出，绕过大腿前侧，进入外阴部，同足厥阴经别会合；分支进入浮肋之间。沿着胸腔里，归属于胆，散布于肝脏，贯心中，夹着食道与咽，浅出于颐颔，散布在面部，联系眼后的目系，当目外眦部与足少阳本经会合。

（四）足少阳经筋

【原文】

《灵枢·经筋》：足少阳之筋，起于小指次指，上结外踝，上循胫外廉，结于膝外廉。其支者，别起外辅骨，上走髀，前者结于伏兔之上，后者结于尻。其直者，上乘胁[1]、季胁，上走腋前廉，系于膺乳，结于缺盆。直者上出腋，贯缺盆，出太阳之前，循耳后，上额角，交巅上，下走颔，上结于頄。支者，结于目外[2]眦，为外维[3]。（图 2-109）

其病：小指次指支转筋，引膝外转筋，膝不可屈伸，腘筋急，前引髀，后引尻，即上乘胁，季胁痛，上引缺盆，膺乳颈维筋急，从左之右，右目不开[4]，上过右角，并跻脉而行，左络于右，故伤左角，右足不用，命曰维筋相交[5]。

【注释】

［1］眇（miǎo）：侧腹部季胁之下空软处。

［2］外：原无，据《黄帝内经太素》《针灸甲乙经》补。

［3］外维：指维系目外眦之筋，此筋收缩即可左右盼视。

［4］从左之右，右目不开：《黄帝内经太素》杨注："此筋本起于足，至项上而交至左右目，故左箱有病，引右箱，目不得开；右箱有病，引左箱，目不得开也。"

［5］维筋相交：指左右两侧的足少阳经筋上头顶后，各维系于对侧的头额部。《黄帝内经太素》杨注："跻脉至于目眦，故此筋交巅左右，下于目眦，与之并行也。筋既交于左右，故伤左额角，右足不用，伤右额角，左足不用，以此维筋相交故也。"

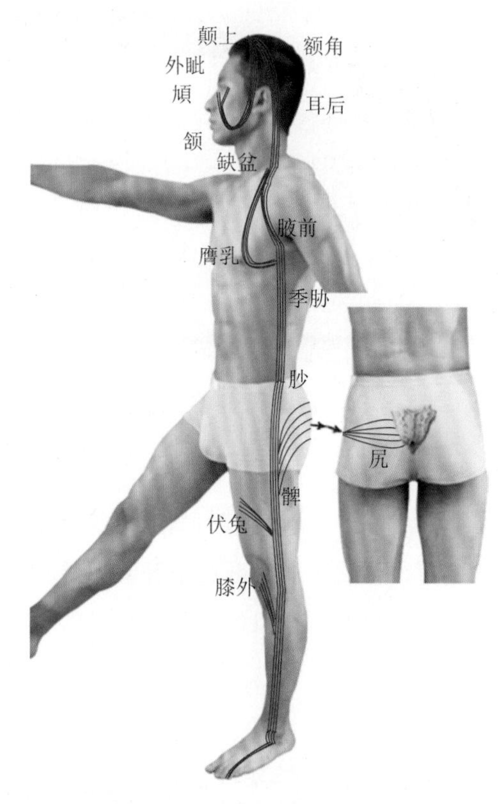

图 2-109　足少阳经筋循行示意图

【语译】

足少阳经筋，起于第 4 趾，上结于外踝，再向上沿胫外侧结于膝外侧。其分支另起于腓骨部，上走大腿外侧，前边结于股四头肌部，后边结于骶部。直行的经侧腹季胁，上走腋前方，联系于胸侧和乳房，结于锁骨上窝。直行的上出腋部，通过锁骨上窝，走向手太阳小肠经的前方，沿耳后上绕到额角，交会于头顶，向下走向下颌，上方结于鼻旁。分支结于目外眦，成“外维”。

其病证，可见足第 4 趾僵滞不适，掣引转筋，并牵连膝外侧转筋，膝部不能随意屈伸，腘部的经筋拘急，前面牵连髀部，后面牵引尻部，向上牵及胁下空软处及胁部作痛，向上牵引缺盆、胸侧乳部，颈部所维系的筋发生拘急。如果从左侧向右侧维络的筋拘急时，则右眼不能张开。因为此筋上过右额角与跻脉并行，阴阳跻脉在此互相交叉，左右之筋也相交叉，左侧的维络右侧，所以左侧的额角受伤会引起右足不能活动，这叫“维筋相交”。

二、 足少阳胆经腧穴（44 穴）（图 2–110）

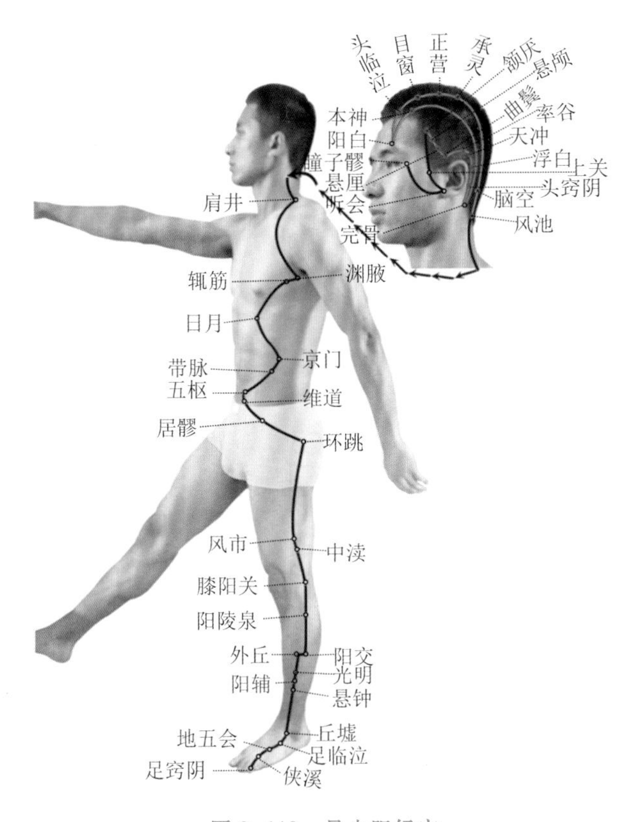

图 2–110　足少阳经穴

1. 瞳子髎*（Tóngzǐliáo，GB 1）

【定位】在面部，目外眦外侧 0.5 寸凹陷处。（图 2–111）

【主治】①头痛。②目赤肿痛、羞明流泪、内障、目翳等目疾。

【操作】平刺 0.3~0.5 寸，或三棱针点刺出血。不宜灸。

2. 听会*（Tīnghuì，GB 2）　手、足少阳经之交会穴

【定位】在面部，耳屏间切迹与下颌骨髁突之间的凹陷中。（图 2–111）

【主治】①耳鸣、耳聋、聤耳等耳疾。②齿痛，口㖞，面痛。

【操作】微张口，直刺 0.5~0.8 寸。可灸。

3. 上关（Shàngguān，GB 3）

【定位】在面部，颧弓上缘中央凹陷中。（图 2-111）

【主治】①耳鸣，耳聋，聤耳。②偏头痛，口㖞，口噤，齿痛，面痛，癫狂痫。

【操作】直刺 0.3~0.5 寸。可灸。

4. 颔厌（Hànyàn，GB 4）

【定位】在头部，从头维至曲鬓的弧形连线（其弧度与鬓发弧度相应）的上 1/4 与下 3/4 的交点处。（图 2-111）

【主治】①偏头痛，眩晕，癫痫。②齿痛，目外眦痛，耳鸣，口㖞。

【操作】平刺 0.5~0.8 寸。可灸。

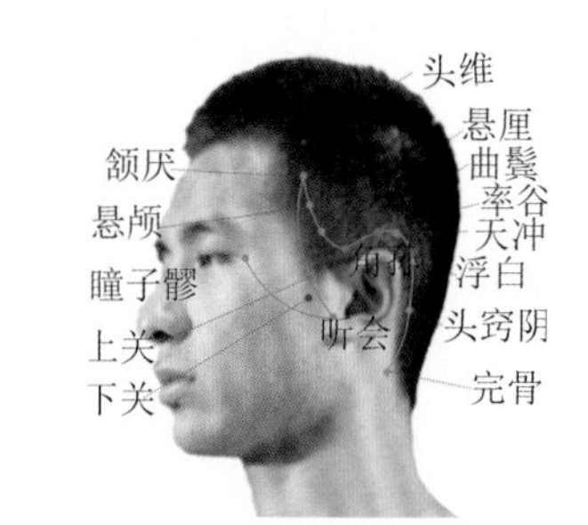

图 2-111

5. 悬颅（Xuánlú，GB 5）

【定位】在头部，从头维至曲鬓的弧形连线（其弧度与鬓发弧度相应）的中点处。（图 2-111）

【主治】① 偏头痛；② 目外眦痛，齿痛，面肿，鼽衄。

【操作】平刺 0.5~0.8 寸。可灸。

6. 悬厘（Xuánlí，GB 6）

【定位】在头部，从头维至曲鬓的弧形连线（其弧度与鬓发弧度相应）的上 3/4 与下 1/4 的交点处。（图 2-111）

【主治】①偏头痛。②目外眦痛，耳鸣，齿痛，面痛。

【操作】平刺 0.5~0.8 寸。可灸。

7. 曲鬓（Qūbìn，GB 7）　足少阳经、足太阳经之交会穴

【定位】在头部，耳前鬓角发际后缘的垂线与耳尖水平线的交点处。（图 2-111）

【主治】①偏头痛，颔颊肿。②目赤肿痛，暴喑，牙关紧闭。

【操作】平刺 0.5~0.8 寸。可灸。

8. 率谷（Shuàigǔ，GB 8）　足少阳经、足太阳经之交会穴

【定位】在头部，耳尖直上入发际 1.5 寸。

【主治】①偏正头痛，眩晕，耳鸣，耳聋。②小儿急、慢惊风。

【操作】平刺 0.5~0.8 寸。可灸。

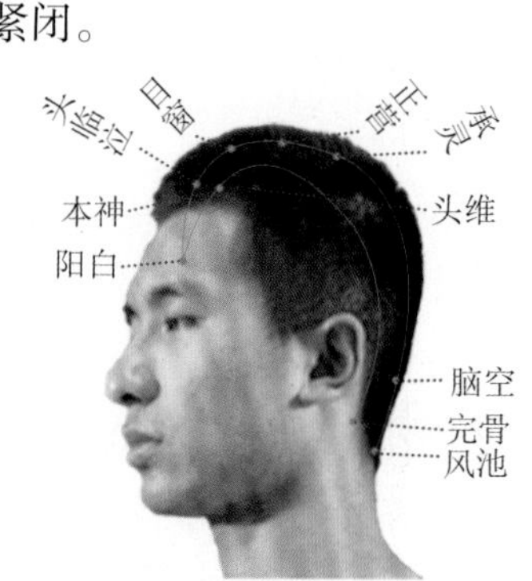

图 2-112

9. 天冲（Tiānchōng，GB 9）

【定位】在头部，耳根后缘直上，入发际 2 寸。（图 2-111）

【主治】①头痛，耳鸣，耳聋，牙龈肿痛。②癫痫，惊恐。

【操作】平刺 0.5~0.8 寸。可灸。

10. 浮白（Fúbái，GB 10）

【定位】在头部，耳后乳突的后上方，从天冲至完骨的弧形连线（其弧度与耳郭弧度相应）的上 1/3 与下 2/3 交点处。（图 2-111）

【主治】①头痛，颈项强痛，耳鸣，耳聋，齿痛，目痛。②瘰疬，瘿气。③臂痛不举，足痿不行。

【操作】平刺 0.5~0.8 寸。可灸。

11. 头窍阴（Tóuqiàoyīn，GB 11）

【定位】在头部，耳后乳突的后上方，从天冲至完骨的弧形连线（其弧度与耳郭弧度相应）的上 2/3 与下 1/3 交点处。（图 2-111）

【主治】①耳鸣，耳聋，耳痛。②头痛，眩晕，颈项强痛。③胸胁痛，口苦。

【操作】平刺 0.5~0.8 寸。可灸。

12. 完骨（Wángǔ，GB 12）　足少阳经、足太阳经之交会穴

【定位】在头部，耳后乳突的后下方凹陷处。（图 2-111）

【主治】①癫痫。②头痛、颈项强痛、喉痹、颊肿、齿痛、口㖞等头项五官病证。

【操作】平刺 0.5~0.8 寸。可灸。

13. 本神（Běnshén，GB 13）　足少阳经、阳维脉之交会穴

【定位】在头部，前发际上 0.5 寸，头正中线旁开 3 寸。（图 2-112）

【主治】①头痛，眩晕，目赤肿痛，颈项强痛，胸胁痛。②癫痫，小儿惊风，中风昏迷。

【操作】平刺 0.5~0.8 寸。可灸。

14. 阳白*（Yángbái，GB 14）　足少阳经、手少阳经、足阳明经、手阳明经、阳维脉、阴维脉之交会穴

【定位】在头部，眉上 1 寸，瞳孔直上。（图 2-112）

【主治】①头痛，眩晕。②眼睑瞤动，眼睑下垂，口眼㖞斜。③目赤肿痛、视物模糊等目疾。

【操作】平刺 0.5~0.8 寸。可灸。

15. 头临泣*（Tóulínqì，GB 15）　足少阳经、足太阳经、阳维脉之交会穴

【定位】在头部，前发际上 0.5 寸，瞳孔直上。（图 2-112）

【主治】①头痛，目眩，目翳，多泪，鼻塞，鼻渊，耳聋。②小儿惊风，癫痫。

【操作】平刺0.5~0.8寸。可灸。

16. 目窗（Mùchuāng，GB 16）

【定位】在头部，前发际上1.5寸，瞳孔直上。（图2-112）

【主治】①目赤肿痛，青盲，视物模糊，鼻塞。②头痛，眩晕，小儿惊痫。

【操作】平刺0.5~0.8寸。可灸。

17. 正营（Zhèngyíng，GB 17）

【定位】在头部，前发际上2.5寸，瞳孔直上。（图2-112）

【主治】①头痛，眩晕，项强。②齿痛，唇吻急强。

【操作】平刺0.5~0.8寸。可灸。

18. 承灵（Chénglíng，GB 18）

【定位】在头部，前发际上4寸，瞳孔直上。（图2-112）

【主治】①头痛，眩晕。②目痛，鼻塞，鼻衄，鼻渊，多涕。

【操作】平刺0.5~0.8寸。可灸。

19. 脑空（Nǎokōng，GB 19）

【定位】在头部，横平枕外隆凸的上缘，风池直上。（图2-112）

【主治】①头痛，目眩，颈项强痛，目赤肿痛，耳聋。②癫狂痫，惊悸。

【操作】平刺0.5~0.8寸。可灸。

20. 风池*（Fēngchí，GB 20） 足少阳经、手少阳经、阳维脉之交会穴

【定位】在颈后区，枕骨之下，胸锁乳突肌上端与斜方肌上端之间的凹陷中。（图2-112）

【主治】①头痛、眩晕、失眠、中风、癫痫、耳鸣、耳聋等内风所致的病证。②感冒、热病、口眼㖞斜等外风所致的病证。③目赤肿痛、视物不明、鼻塞、鼽衄、咽痛等五官病证。④颈项强痛。

【操作】针尖微朝下，向鼻尖斜刺0.8~1.2寸，深部中间为延髓，必须严格掌握针刺的角度与深度。可灸。

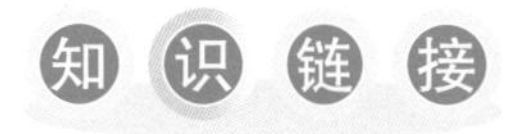

配伍参考：本穴为治疗因风邪引起的头部诸疾的常用穴。如头痛、眩晕、中风舌强不语、目疾等。配肺俞、合谷、外关，治感冒；配肝俞、肾俞、行间、侠溪，治肝阳上亢型眩晕；配昆仑、后溪，治头后痛；配曲池、足三里、太冲，治高血压。

21. 肩井*（Jiānjǐng，GB 21） 手少阳经、足少阳经、阳维脉之交会穴

【定位】在肩胛区，第 7 颈椎棘突与肩峰最外侧点连线的中点。（图 2-113）

【主治】①颈项强痛，肩背疼痛，上肢不遂。②难产、乳痈、乳汁不下等妇产科及乳房疾患。③瘰疬。

【操作】直刺 0.5~0.8 寸，内有肺尖，不可深刺；孕妇禁针。可灸。

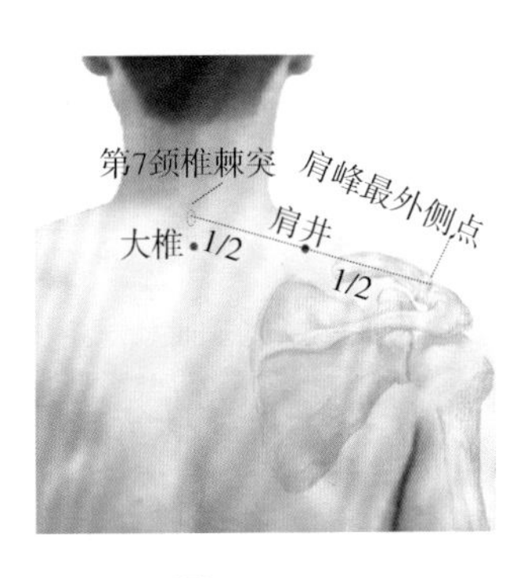

图 2-113

22. 渊腋（Yuānyè，GB 22）

【定位】在胸外侧区，第 4 肋间隙中，在腋中线上。（图 2-114）

【主治】①胸满，胁痛，腋下肿。②上肢痹痛。

【操作】斜刺或平刺 0.5~0.8 寸，不可深刺，以免伤及脏器。可灸。

23. 辄筋（Zhéjīn，GB 23）

【定位】在胸外侧区，第 4 肋间隙中，腋中线前 1 寸。（图 2-114）

【主治】①胸满，胁痛，腋肿。②呕吐，吞酸。③气喘。

【操作】斜刺或平刺 0.5~0.8 寸，不可深刺，以免伤及脏器。可灸。

24. 日月*（Rìyuè，GB 24） 胆之募穴

【定位】在胸部，第 7 肋间隙中，前正中线旁开 4 寸。（图 2-114）

【主治】①黄疸，呕吐，吞酸，呃逆，胃脘痛。②胁肋胀痛。

【操作】斜刺或平刺 0.5~0.8 寸，不可深刺，以免伤及脏器。可灸。

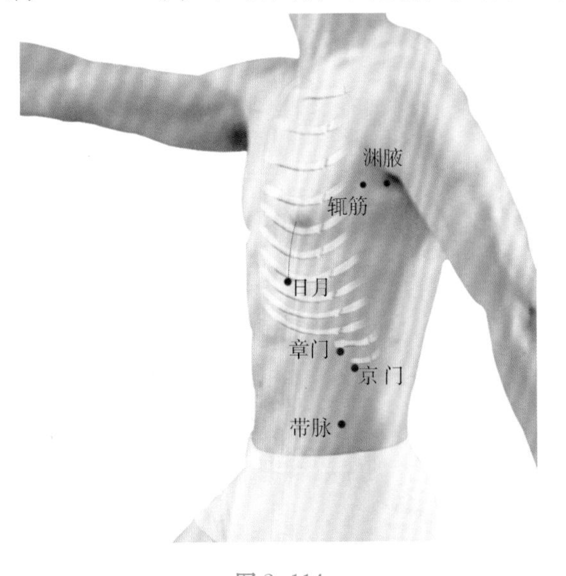

图 2-114

25. 京门（Jīngmén，GB 25） 肾之募穴

【定位】在上腹部，当第 12 肋骨游离端的下方。（图 2-114）

【主治】①小便不利，水肿。②腹胀，泄泻，肠鸣，呕吐。③腰痛，胁痛。

【操作】斜刺 0.5~1 寸。可灸。

26. 带脉*（Dàimài，GB 26）

【定位】在侧腹部，第 11 肋骨游离端垂线与脐水平线的交点上。（图 2-114）

【主治】①赤白带下，月经不调，阴挺，经闭，疝气，小腹痛。②胁痛，腰痛。

【操作】直刺 1~1.5 寸。可灸。

27. 五枢（Wǔshū，GB 27）

【定位】在下腹部，横平脐下 3 寸，髂前上棘内侧。（图 2-115）

【主治】①少腹痛，腰胯痛，便秘。②赤白带下，月经不调，阴挺，疝气。

【操作】直刺 0.8~1.5 寸。可灸。

28. 维道（Wéidào，GB 28）

【定位】在下腹部，髂前上棘内下 0.5 寸处。（图 2-115）

【主治】①少腹痛，便秘，肠痈。②阴挺，带下，疝气，月经不调。③水肿。

【操作】直刺或向前下方斜刺 1~1.5 寸。可灸。

29. 居髎（Jūliáo，GB 29）

【定位】在臀区，髂前上棘与股骨大转子最凸点连线的中点处。（图 2-115）

【主治】①腰痛，下肢痿痹。②疝气。

【操作】直刺 1~1.5 寸。可灸。

30. 环跳*（Huántiào，GB 30） 足少阳经、足太阳经之交会穴

【定位】在臀区，股骨大转子最凸点与骶管裂孔连线的外 1/3 与内 2/3 交点处。（图 2-115）

【主治】①腰腿痛、下肢痿痹、半身不遂等腰腿疾患。②风疹。

【操作】直刺 2~3 寸。可灸。

31. 风市*（Fēngshì，GB 31）

【定位】在股部，髌底上 7 寸，直立垂手，掌心贴于大腿时，中指尖所指凹陷中，髂胫束后缘。（图 2-116）

【主治】①下肢痿痹、麻木，半身不遂。

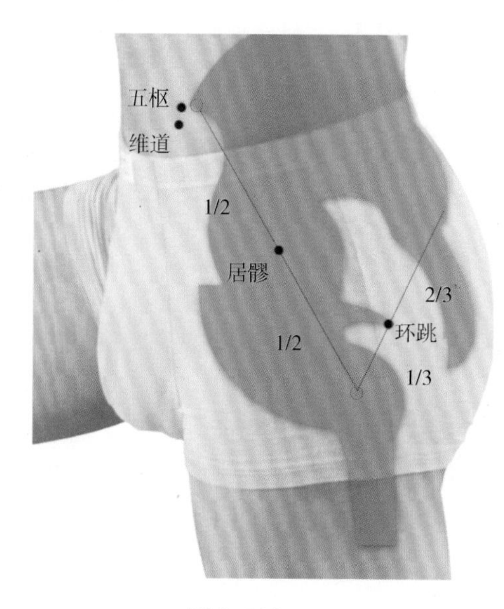

图 2-115

②遍身瘙痒，脚气。

【操作】直刺1~1.5寸。可灸。

32. 中渎（Zhōngdú，GB 32）

【定位】在股部，腘横纹上7寸，髂胫束后缘。（图2-116）

【主治】下肢痿痹、麻木，半身不遂。

【操作】直刺1~1.5寸。可灸。

33. 膝阳关（Xīyángguān，GB 33）

【定位】在膝部，股骨外上髁后上缘，股二头肌腱与髂胫束之间的凹陷中。（图2-116）

【主治】半身不遂，膝髌肿痛、挛急，小腿麻木，脚气。

【操作】直刺1~1.5寸。可灸。

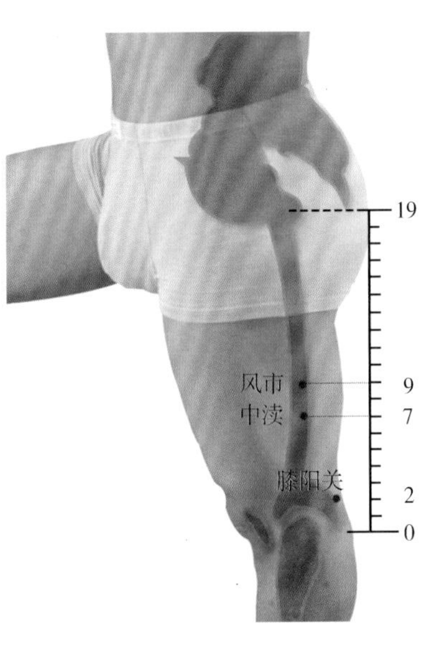

图2-116

34. 阳陵泉*（Yánglíngquán，GB 34） 合穴，胆之下合穴；八会穴之筋会

【定位】在小腿外侧，腓骨头前下方凹陷中。（图2-117）

【主治】①黄疸，口苦，呕吐，胁肋疼痛。②半身不遂，下肢痿痹、麻木，膝髌肿痛，脚气，肩痛。③小儿惊风。

【操作】直刺1~1.5寸。可灸。

知识链接

配伍参考：本穴为治疗由肝胆气郁或肝胆湿热所致的胁肋疼痛、胆绞痛及黄疸的常用穴。配支沟、期门，治胁痛；配胆囊穴、内关、胸8~9夹脊穴，治胆囊炎；配肾俞、环跳、风市、委中、三阴交，治半身不遂、腰腿疼痛。

35. 阳交（Yángjiāo，GB 35） 阳维脉郄穴

【定位】在小腿外侧，外踝尖上7寸，腓骨后缘。（图2-117）

【主治】①胸胁胀满疼痛。②下肢痿痹，膝股痛。③癫狂。

【操作】直刺0.5~0.8寸。可灸。

36. 外丘（Wàiqiū，GB 36） 郄穴

【定位】在小腿外侧，外踝尖上7寸，腓骨前缘。（图2-117）

【主治】①胸胁胀满疼痛。②颈项强痛，下肢痿痹。③癫狂。

【操作】直刺0.5~0.8寸。可灸。

37. 光明* (Guāngmíng, GB 37) 络穴

【定位】在小腿外侧，外踝尖上 5 寸，腓骨前缘。(图 2-117)

【主治】①目痛，夜盲，目视不明。②乳房胀痛，乳汁少。③下肢痿痹，颊肿。

【操作】直刺 0.5~0.8 寸。可灸。

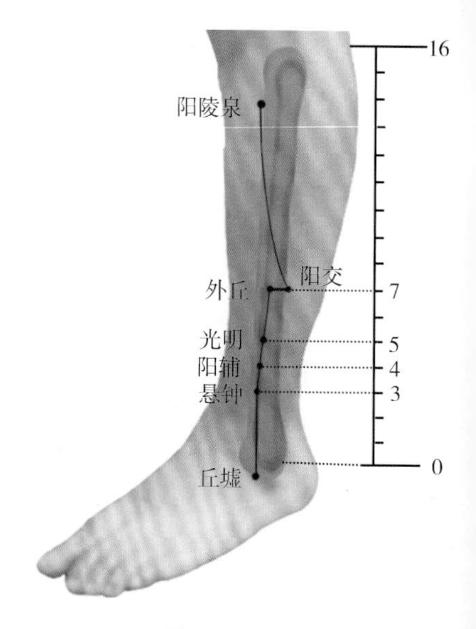

图 2-117

38. 阳辅 (Yángfǔ, GB 38) 经穴

【定位】在小腿外侧，外踝尖上 4 寸，腓骨前缘。(图 2-117)

【主治】①偏头痛，目外眦痛，咽喉肿痛，缺盆中痛。②腋下肿痛，胸胁胀痛，瘰疬。③下肢痿痹，半身不遂，脚气，恶寒发热。

【操作】直刺 0.5~0.8 寸。可灸。

39. 悬钟* (Xuánzhōng, GB 39) 八会穴之髓会

【定位】在小腿外侧，外踝尖上 3 寸，腓骨前缘。(图 2-117)

【主治】①半身不遂，颈项强痛，偏头痛，咽喉肿痛。②胸胁胀痛。③痔疾，便秘。④下肢痿痹，脚气。

【操作】直刺 0.5~0.8 寸。可灸。

40. 丘墟* (Qiūxū, GB 40) 原穴

【定位】在踝区，外踝的前下方，趾长伸肌腱的外侧凹陷中。(图 2-117)

【主治】①颈项痛，腋下肿，胸胁胀痛，目赤肿痛，目翳。②下肢痿痹，外踝肿痛，脚气。③疟疾。

【操作】直刺 0.5~0.8 寸。可灸。

41. 足临泣* (Zúlínqì, GB 41) 输穴，八脉交会穴（通带脉）

【定位】在足背，第 4、5 跖骨底结合部的前方，第 5 趾长伸肌腱外侧凹陷中。(图 2-118)

【主治】①偏头痛，目赤肿痛，目眩，目涩。②乳痈，乳胀，月经不调。③胁肋疼痛，足跗肿痛。④瘰疬，疟疾。

【操作】直刺 0.5~0.8 寸。可灸。

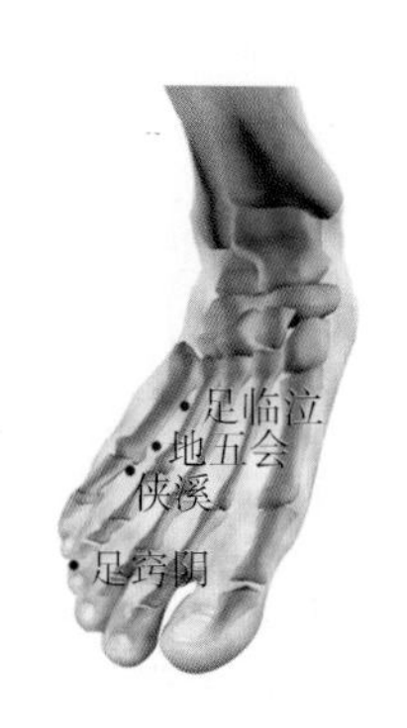

图 2-118

42. 地五会 (Dìwǔhuì, GB 42)

【定位】在足背，第 4、5 跖骨间，第 4 跖趾关节近端凹陷中。(图 2-118)

【主治】①头痛，目赤，耳鸣。②乳痈，乳胀。③胁肋胀痛，足跗肿痛。

【操作】直刺0.5~0.8寸。可灸。

43. 侠溪*（Xiáxī，GB 43） 荥穴

【定位】在足背，当第4、5趾间，趾蹼缘后方赤白肉际处。（图2-118）

【主治】①头痛，眩晕，目赤肿痛，耳鸣，耳聋。②胸胁疼痛，膝股痛，足跗肿痛，乳痈。③热病。

【操作】直刺0.3~0.5寸。可灸。

44. 足窍阴*（Zúqiàoyīn，GB 44） 井穴

【定位】在足趾，第4趾末节外侧，趾甲根角侧后方0.1寸。（图2-118）

【主治】①目赤肿痛，耳鸣，耳聋，咽喉肿痛。②头痛，失眠，多梦。③胁痛，足跗肿痛。④热病。

【操作】浅刺0.1寸，或点刺出血。可灸。

附：经穴歌

一一胆经四四穴，首瞳子髎窍阴止。目外眦旁瞳子髎，屏间迹前听会持，
上关颧弓上缘处，颔厌悬颅与悬厘，头维曲鬓连线里，三穴弧形等间隙，
曲鬓鬓后平耳际，尖上寸半率谷抵，谷后半寸天冲是，浮白谷后一寸许，
窍阴耳后乳突上，完骨乳突下陷中，本神神庭旁三寸，平刺阳白眉上一，
庭维四五中间取，临泣五分入发际，目窗正营与承灵，相距一寸寸半觅，
脑空枕外平脑户，枕下两肌风池提，大椎肩端中肩井，渊腋腋下三寸批，
辄筋渊腋前一寸，日月乳下七肋隙，肾募京门十二肋，带脉肋下线平脐，
五枢脐三髂前棘，前下五分维道立，居髎髂前转子取，骶孔转子环跳系，
风市垂手腘上九，再下两寸中渎比，股髁外上阳关膝，腓头前下阳陵袭，
阳交尖七阳维郄，后阳前外腓骨计，踝上五寸络光明，经穴阳辅光下一，
髓会悬钟尖上三，丘墟外踝前下祈，节后筋外足临泣，小伸肌内五会地，
关节之前是侠溪，四趾外端窍阴毕。胁痛阳厥善太息，耳目偏头与口鼻，
骨节酸痛缺盆肿，寒热汗出瘿瘰疬。

复习思考

1. 写出足少阳胆经的循行、起止腧穴名称。
2. 试述足少阳胆经的主治概要。
3. 小组协作录制本经常用腧穴的点穴操作微视频。

4. 对本经的特定穴进行列表归纳记忆。

5. 简述风池、肩井、带脉、环跳、阳陵泉定位分别与哪些解剖标志有关。

扫一扫，看课件

任务十二 足厥阴经络与腧穴识别及应用

【学习目标】

掌握本经脉循行和常用腧穴（大敦、行间、太冲、蠡沟、曲泉、章门、期门）的定位、主治和刺灸注意事项。

熟悉本经脉的主治概要。

了解本经的络脉、经筋、经别及其他腧穴。

一、 足厥阴经络

（一）足厥阴经脉

经脉循行

【原文】

《灵枢·经脉》：肝足厥阴之脉，起于大指丛毛[1]之际，上循足跗上廉，去内踝一寸，上踝八寸，交出太阴之后，上腘内廉，循股阴，入毛中，环阴器，抵小腹，挟胃，属肝，络胆，上贯膈，布胁肋，循喉咙之后，上入颃颡[2]，连目系，上出额，与督脉会于巅。

其支者，从目系下颊里，环唇内。

其支者，复从肝别贯膈，上注肺。（图 2-119）

【注释】

［1］丛毛：即前文所谓三毛，指足大趾背部毫毛。

［2］颃颡：同吭嗓。《黄帝内经太素》注："喉咙上孔，名颃颡。"此指喉头和鼻咽部。喉咙则指下连气管部分。

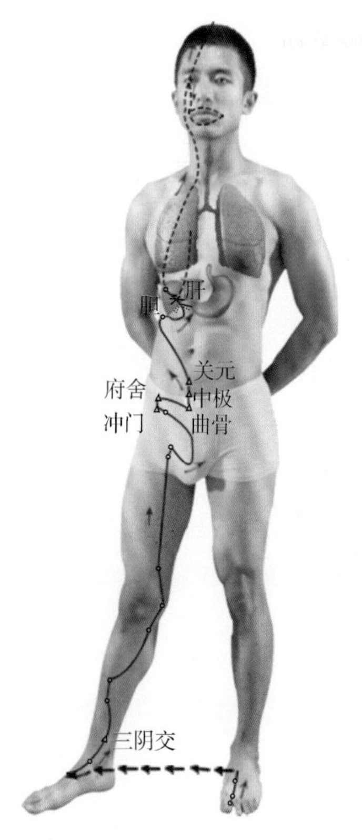

图 2-119 足厥阴经脉循行示意图

【语义】

足厥阴肝经，起于足大趾背毫毛部，沿足背经内踝前上行，至内踝上 8 寸处交于足太阴经之后，上经腘窝内缘，沿大腿内侧，上入阴毛中，环绕阴器；再上行抵达小腹，夹胃，属于肝，络于胆；再上行通过横膈，分布于胁肋部；继续上行经喉咙的后而，上入鼻咽部，连目系，从额部浅出，与督脉在巅顶部相会。

其支脉，从目系下循面颊，环绕唇内。

另一支脉，从肝部分出，穿过横膈，注于肺。

经脉病候

【原文】

《灵枢·经脉》：是动则病，腰痛不可以俯仰，丈夫㿗疝[1]，妇人少腹肿[2]，甚则嗌干，面尘脱色[3]。

是主肝所生病者，胸满，呕逆，飧泄[4]，狐疝[5]，遗溺，闭癃[6]。

【注释】

[1] 㿗疝：为七疝之一，发病时阴囊肿痛下坠。

[2] 少腹肿：下，《黄帝内经太素》有“腰痛”二字。张介宾说：“足厥阴气逆则为睾肿卒疝，妇人少腹肿，即疝病也。”

[3] 面尘脱色：面垢如尘，神色晦暗。

[4] 飧（sūn）泄：大便稀薄，完谷不化。

[5] 狐疝：为七疝之一，其症为阴囊疝气时上时下，像狐之出入无常。张子和说：“狐疝，其状如瓦，卧则入少腹，行立则出少腹入囊中……此疝出入上下往来正与狐相类也。”

[6] 闭癃：指小便闭涩不利。

【语译】

本经异常变化表现为下列病证：腰痛得不可前俯后仰，男人可出现小肠疝气，女人可出现小腹部肿胀，严重的则咽喉干，面部像有灰尘，脱了血色。

本经腧穴能主治有关肝方面的病证：如胸闷，恶心呕吐，大便溏泄，疝气，遗尿或癃闭。

主治概要

1. 肝胆病：黄疸，胸胁胀痛，呕逆及肝风内动所致的中风、头痛、眩晕、惊风等。

2. 妇科病、前阴病：月经不调，痛经，崩漏，带下，遗尿，小便不利等。

3. 经脉循行部位的其他病证：下肢痹痛，麻木，不遂等。

（二）足厥阴络脉

【原文】

《灵枢·经脉》：足厥阴之别，名曰蠡沟，去内踝五寸，别走少阳；其别

者，循胫，上睾，结于茎[1]。(图 2-120)

其病气逆则睾肿卒疝，实则挺长，虚则暴痒。取之所别也。

【注释】

[1] 茎：指阴茎。

【语译】

足厥阴络脉，名蠡沟，在距内踝上 5 寸处分出，走向足少阳经脉，其分支经过胫骨部，上行到睾丸，结在阴茎处。

其病证见睾丸肿胀，突发疝气。实证，见阳强不倒；虚证，见阴部暴痒。可取足厥阴络穴治疗。

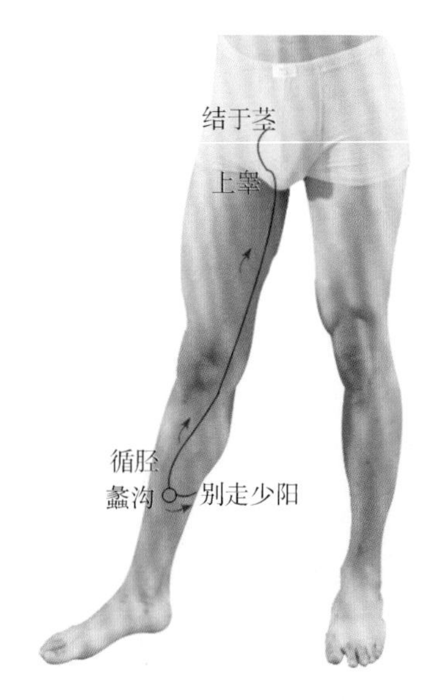

图 2-120 足厥阴络脉循行示意图

(三) 足厥阴经别

【原文】

《灵枢·经别》：足厥阴之正，别跗上[1]，上至毛际，合于少阳，与别俱行。(图 2-121)

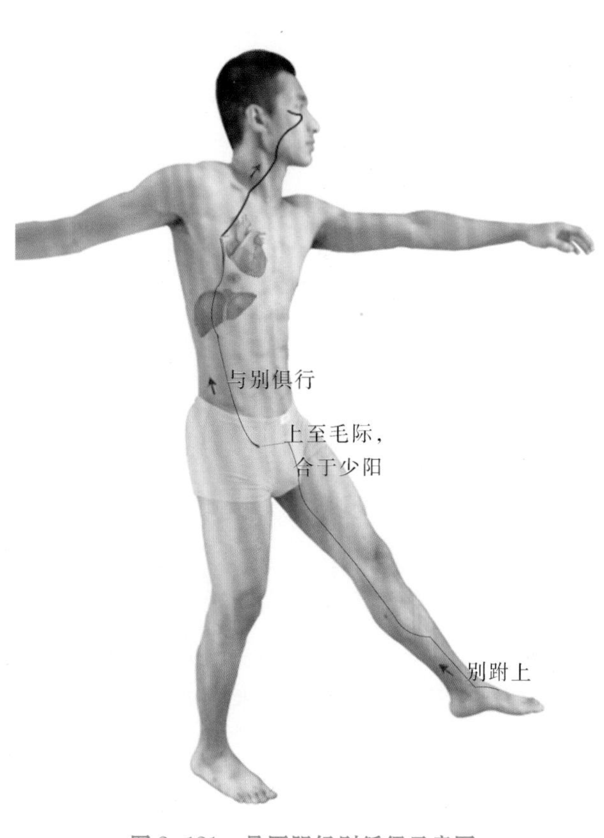

图 2-121 足厥阴经别循行示意图

【注释】

跗上：足背部。《针灸甲乙经》作“膝上”，如是，则经别的部位上移。

【语译】

足厥阴经别，从足背部足厥阴经分出，向上到达外阴部，和足少阳经别会合并行。

（四）足厥阴经筋

【原文】

《灵枢·经筋》：足厥阴之筋，起于大指之上，上结于内踝之前，上循胫，结内辅骨之下，上循阴股，结于阴器，络诸筋[1]。（图 2-122）

其病：足大指支，内踝之前痛，内辅痛，阴股痛，转筋，阴器不用，伤于内则不起，伤于寒则阴缩入，伤于热则纵挺不收。

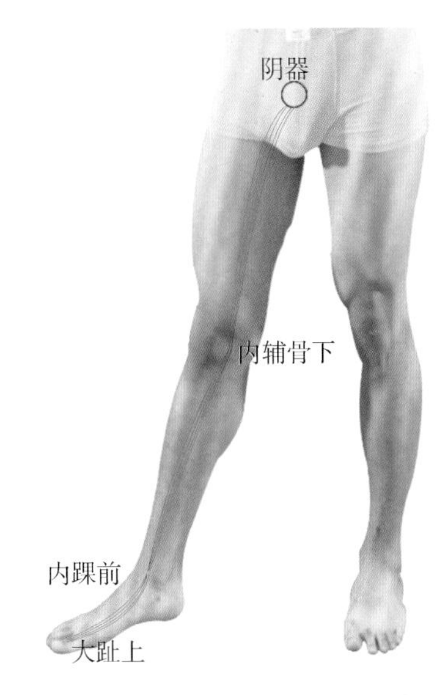

图 2-122　足厥阴经筋循行示意图

【注释】

[1] 络诸筋：指足三阴和足阳明之筋结聚于阴器。

【语译】

足厥阴经筋，起始于足大趾的上边，向上结于内踝前方；向上沿胫骨内侧，结于胫骨内髁之下，再向上沿大腿内侧，结于阴器而与各经筋相联络。

其病证：足大趾僵滞不适，内踝前部痛，膝内侧痛，大腿内侧痛、转筋，阴器功能丧失。若伤精则阳痿不举，伤于寒邪则阴器缩入，伤于热邪则阴器挺长不收。

二、足厥阴肝经腧穴（14 穴）（图 2-123）

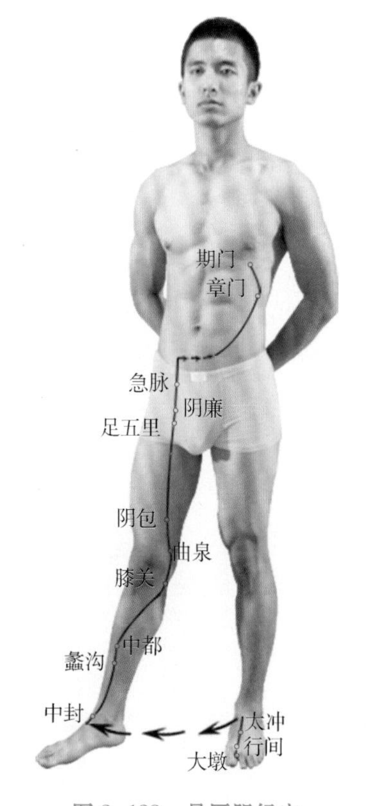

图 2-123 足厥阴经穴

1. 大敦* (Dàdūn，LR 1) 井穴

【定位】在足趾，大趾末节外侧，趾甲根角侧后方 0.1 寸。(图 2-124)

【主治】①疝气，少腹痛。②遗尿，癃闭，五淋，尿血。③月经不调，崩漏，缩阴，阴中痛，阴挺。④癫痫，善寐。

【操作】浅刺 0.1~0.2 寸；或点刺出血。可灸。

2. 行间* (Xíngjiān，LR 2) 荥穴。

【定位】在足背，第 1、2 趾间，趾蹼缘后方赤白肉际处。(图 2-124)

【主治】①中风、癫痫、头痛、目眩、目赤肿痛、青盲、口㖞等肝经风热病证。②月经不调、痛经、闭经、崩漏、带下等妇科经带病证。③阴中痛，疝气。④癃闭、五淋等泌尿系病证。⑤胸胁满痛。

【操作】直刺 0.5~0.8 寸。可灸。

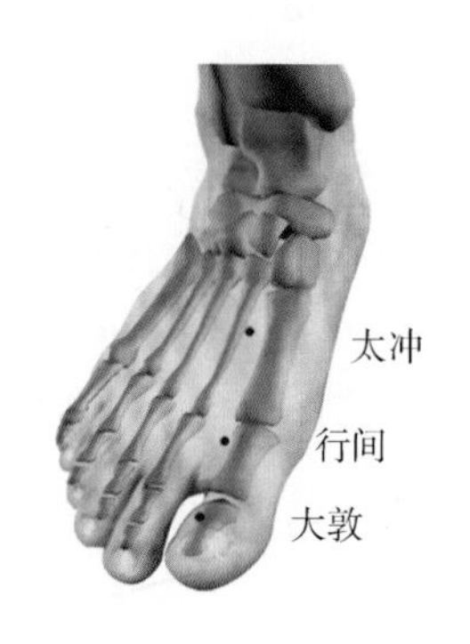

图 2-124

3. 太冲* (Tàichōng，LR 3)　输穴，原穴

【定位】在足背，第 1、2 跖骨间，跖骨底结合部前方凹陷中，或触及动脉搏动。(图 2-124)

【主治】①中风，癫狂痫，小儿惊风。②头痛，眩晕，耳鸣，目赤肿痛，口㖞，咽痛。③月经不调，痛经，经闭，崩漏，带下，疝气。④胁痛，腹胀，呕逆，黄疸。⑤癃闭，遗尿。⑥下肢痿痹，足跗肿痛。

【操作】直刺 0.5~0.8 寸。可灸。

4. 中封 (Zhōngfēng，LR 4)　经穴

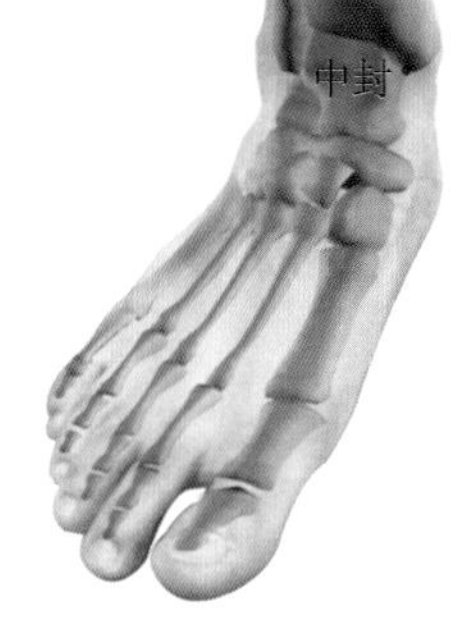

图 2-125　中封穴

【定位】在踝区，内踝前，胫骨前肌肌腱的内侧缘凹陷中。(图 2-125)

【主治】①疝气，阴痛，遗精，小便不利。②腰痛，少腹痛，内踝肿痛。

【操作】直刺 0.5~0.8 寸。可灸。

5. 蠡沟* (Lígōu，LR 5)　络穴

【定位】在小腿内侧，内踝尖上 5 寸，胫骨内侧面的中央。(图 2-126)

【操作】①月经不调、赤白带下、阴挺、阴痒等妇科病证。②小便不利，遗尿。③疝气，睾丸肿痛。④足胫疼痛。

【操作】平刺 0.5~0.8 寸。可灸。

6. 中都 (Zhōngdū，LR 6)　郄穴

【定位】在小腿内侧，内踝尖上 7 寸，胫骨内侧面的中央。(图 2-126)

【主治】①疝气，小腹痛。②崩漏，恶露不尽。③胫寒痹痛。

【操作】平刺 0.5~0.8 寸。可灸。

7. 膝关 (Xīguān，LR 7)

【定位】在膝部，胫骨内侧髁的下方，阴陵泉后 1 寸。(图 2-126)

【主治】①历节风痛，咽喉肿痛。②膝髌肿痛，下肢痿痹。

【操作】直刺 1~1.5 寸。可灸。

8. 曲泉* (Qūquán，LR 8)　合穴

【定位】在膝部，腘横纹内侧端，半腱肌肌腱内缘凹陷中。(图 2-126)

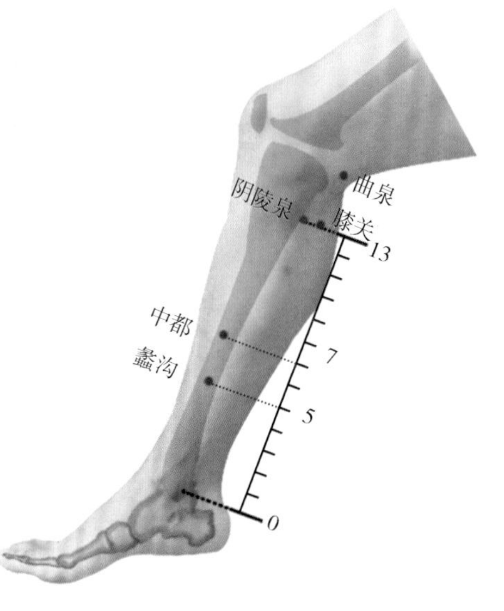

图 2-126

【主治】①月经不调，痛经，带下，阴挺，阴

痒，产后腹痛。②头痛，目眩，癫狂，③遗精，阳痿，疝气，小便不利。④膝髌肿痛，下肢痿痹。

【操作】直刺 1~1.5 寸。可灸。

9. 阴包（Yīnbāo，LR 9）

【定位】在股前区，髌底上 4 寸，股内肌与缝匠肌之间。（图 2-127）

【主治】①月经不调，小便不利，遗尿。②腰骶痛引少腹。

【操作】直刺 0.8~1.5 寸。可灸。

10. 足五里（Zúwǔlǐ，LR 10）

【定位】在股前区，气冲直下 3 寸，动脉搏动处。（图 2-127）

【主治】①少腹痛，小便不通，阴挺，睾丸肿痛。②瘰疬。

【操作】直刺 0.8~1.5 寸。慎灸。

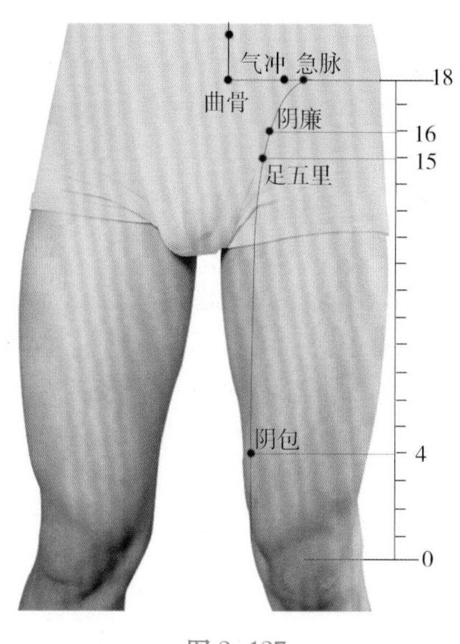

图 2-127

11. 阴廉（Yīnlián，LR 11）

【定位】在股前区，气冲直下 2 寸。（图 2-127）

【主治】①月经不调，带下，少腹痛。②疝痛。③腿股痛，下肢挛急。

【操作】直刺 0.8~1.5 寸。可灸。

12. 急脉（Jímài，LR 12）

【定位】在腹股沟区，横平耻骨联合上缘，前正中线旁开 2.5 寸。（图 2-127）

【主治】①少腹痛，疝气，阴挺。②股内侧痛。

【操作】避开动脉，直刺 0.5~1 寸。不宜灸。

13. 章门*（Zhāngmén，LR 13） 脾之募穴，八会穴之脏会，足厥阴经、足少阳经之交会穴

【定位】在侧腹部，在第 11 肋游离端的下际。（图 2-128）

【主治】①腹痛，腹胀，肠鸣，腹泻，呕吐。②胁痛，黄疸，痞块，小儿疳积。

【操作】直刺 0.8~1 寸。可灸。

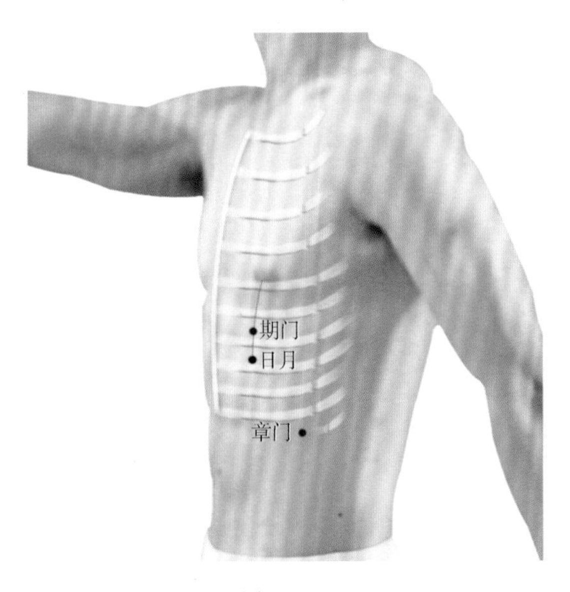

图 2-128

14. 期门*（Qīmén，LR 14） 肝之募穴，足厥阴经、足太阴经、阴维脉之交会穴

【定位】在胸部，第 6 肋间隙，前正中线旁开 4 寸。（图 2-128）

【主治】①胸胁胀痛，乳痈。②呕吐，吞酸，呃逆，腹胀，腹泻。③奔豚。④伤寒热入血室。

【操作】斜刺或平刺 0.5~0.8 寸；不可深刺，以免伤及内脏。可灸。

附：经穴歌

一二肝经十四穴，起于大敦止期门。井穴大敦甲角外，行间一二赤白分，

太冲原穴跖骨后，中封胫前腱内任，蠡沟胫面踝尖五，尖七郄穴中都问，

膝关胫髁后下方，曲泉屈膝内横纹，股内髁四阴包穴，气冲下三五里跟，

阴廉五里上一寸，急脉股动搏处寻，脏会章门十一肋，乳下六肋找期门。

是动则病腰部痛，厥阴气逆少腹肿，疝泄遗溺与闭癃，胸满嗌干寻肝经。

复习思考

1. 简述足厥阴肝经循行。
2. 足三阴经在膝关节以下部位是如何循行分布的？
3. 试述足三阴经腧穴主治的异同点？
4. 小组协作录制本经常用腧穴的点穴操作微视频。

项目三

奇经八脉识别及应用

任务一　督脉识别及应用

【学习目标】

掌握督脉的循行分布、功能和常用腧穴（长强、腰阳关、至阳、大椎、哑门、风府、上星、神庭、印堂、素髎）的定位、主治和刺灸注意事项。

熟悉督脉的病候和主治概要。

了解本经的络脉及其他腧穴。

督脉主干行于后正中线，“督”，原字为“裻”。《说文解字》释曰：“衣背缝也”。表示此脉循行后背正中。“督”，本义为观察、审察。《说文解字》释曰：“督，察也”。督有总督、统率、正中之义。督脉与全身阳经联系广泛，为“阳脉之海”。

一、循行分布

【原文】

《素问·骨空论》：督脉者，起于少腹[1]，以下骨中央[2]，女子入系廷孔[3]，其孔，溺孔之端也。其络循阴器，合篡间[4]，绕篡后[5]，别绕臀，至少阴，与巨阳中络者合，少阴上股内后廉，贯脊属肾。与太阳起于目内眦，上额交巅上，入络脑，还出别下项，循肩髆内，挟脊抵腰中，入循膂络肾。其男子循茎下至篡，与女子等。其少腹直上者，贯脐中央，上贯心，入喉，上颐，环唇，上系两目之下中央。

《难经·二十八难》：督脉者，起于下极之俞[6]，并于脊里，上至风府[7]，

入属于脑。(此下《针灸甲乙经》有“上巅，循额，至鼻柱”。)(图 3-1)

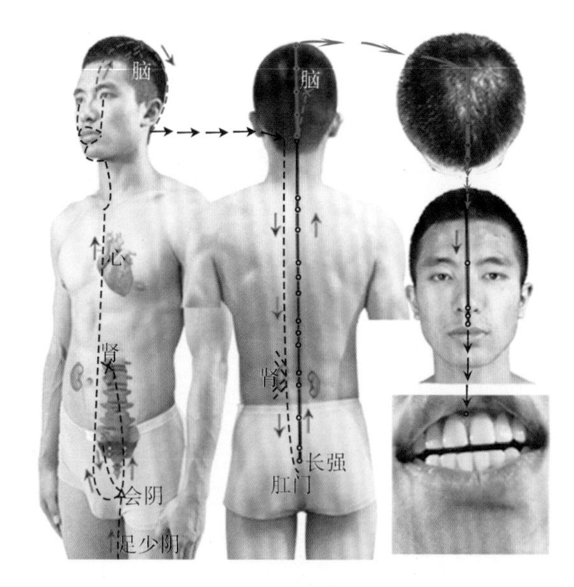

图 3-1 督脉循行示意图

【注释】

[1] 少腹：指小腹。张介宾《类经》注：“小腹也，胞宫之所居。”

[2] 骨中央：指小骨盆之中央。张介宾《类经》注：“横骨下近外之中央也。”

[3] 廷孔：指阴户；溺孔，指尿道口。张志聪《素问集注》注：“廷孔，阴户也。溺孔之端，阴内之产门也。”

[4] 篡间：篡，指肛门；篡间，则指肛门前的会阴部。

[5] 篡后：指肛门后的长强穴。

[6] 下极之俞：指脊柱下端的长强穴。

[7] 风府：督脉穴名，位于后发际正中上 1 寸处。

【语译】

《素问·骨空论》：督脉起始于小腹部（胞中）当骨盆的中央，在女子，入内联系阴部的“廷孔”——当尿道口的外端。由此分出络脉，分布于阴部，会合于会阴，绕向肛门之后，分支别行绕臀部到足少阴，与足太阳经的分支相合。足少阴从股内后缘上行，贯通脊柱并连属肾脏。督脉又与足太阳经同起于目内眦，上行至额，交会于巅顶，入络于脑；又退出下项，循行肩胛内侧，夹脊柱抵达腰中，入循脊里络于肾脏。在男子，则沿阴茎下至肛门，与女子相同。督脉另一支从小腹直上，穿过脐中央，向上通过心脏，入于喉咙，上至下颌部，环绕口唇，向上联络两目之下的中央。

《难经·二十八难》：督脉，起始于躯干最下部的长强穴，沿着脊柱里面，上行至风府穴，进入脑部。（上至巅顶，沿额下行至鼻柱。）

二、 络脉

【原文】

《灵枢·经脉》：督脉之别，名曰长强，挟膂上项，散头上，下当肩胛左右，别走太阳，入贯膂。（图 3-2）

实，则脊强；虚，则头重，高摇之[1]。挟脊之有过者，取之所别也。

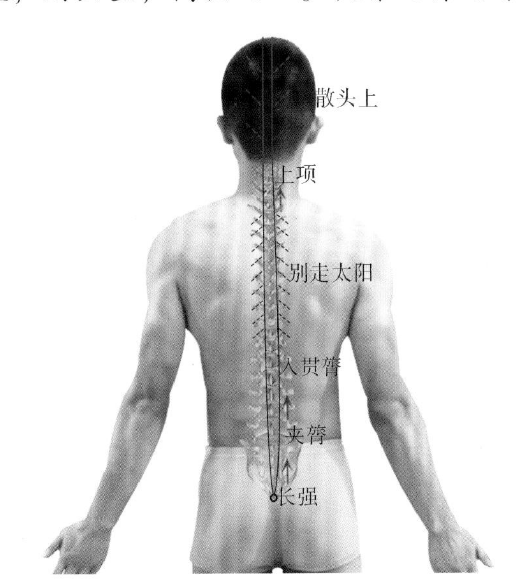

图 3-2 督脉络脉循行示意图

【注释】

[1] 高摇之：形容头晕不定之貌。

【语译】

督脉的络脉，名长强，夹脊旁上项，散布头上；下行至肩胛左右，分别走向足太阳膀胱经，进入脊旁的肌肉。

实证，见脊背强直；虚证，见头重，眩晕。夹脊两旁出现病变，可取督脉的络穴治疗。

三、 功能与病候

（一）功能

督脉功能可概括为“总督诸阳”，为“阳脉之海”。督脉总督一身之阳，与诸阳脉相连。督脉行走于身后，沿脊柱而上，手足六条阳经均通过与大椎相交而与督脉贯通；奇经八脉中带脉出于十四椎（第 2 腰椎）下；阳维脉与督脉交会于风府、哑门；阳跻脉与足三阳经交会。故督脉又称为“阳脉之海”。

督脉益脑髓与神志活动关系密切。督脉循行于脊里入络于脑，与脑和脊髓有密切的关系。《本草纲目》称："脑为元神之府。"督脉的神气活动与脑有密切关系。

脏腑功能活动与督脉关系密切。督脉及与其络脉与足太阳膀胱经有同行者及相通，脏腑功能活动通过足太阳膀胱经背俞穴经受督脉经气的支配，督脉对脏腑功能活动有调节作用。

（二）病候

【原文】

《难经·二十九难》：督之为病，脊强而厥。

《素问·骨空论》：督脉为病，脊强反折。……此生病，从少腹上冲心痛，不得前后，为冲疝；其女子不孕，癃痔遗溺嗌干。

《灵枢·经脉》：其络脉病，实，则脊强；虚，则头重。

根据督脉分布和文献记载，督脉病候主要表现为腰脊强痛、头重头痛和神志病；此外，也有癃闭、痔疾、遗尿等证；"大人癫疾、小儿风痫"。

四、主治概要

1. 脏腑病：五脏六腑相关病证。
2. 神志病、热病：失眠，健忘，癫痫，昏迷，发热，中暑，惊厥等。
3. 头面五官病：头痛，眩晕，口、齿、鼻、目等疾患。
4. 经脉循行部位的其他病证：头项、脊背、腰骶疼痛，下肢痿痹等。

五、督脉腧穴（29穴）（图3-3）

1. 长强* （Chángqiáng，GV 1） 络穴

【定位】在会阴区，在尾骨下方，尾骨端与肛门连线的中点处。（图3-3）

【主治】①痔疾、脱肛、泄泻、便秘、便血等肠腑病证。②癫狂痫，瘛疭。③腰痛，尾骶骨痛。

【操作】斜刺，针尖向上与骶骨平行刺入0.5~1寸。不得刺穿直肠，以防感染。

知识链接

长强是督脉、胆经、肾经之交会穴。

2. 腰俞（Yāoshū，GV 2）

【定位】在骶区，正对骶管裂孔，后正中线上。

【主治】①腰脊强痛、下肢痿痹等经脉循行病证。②月经不调、经闭等妇科病证。

③腹泻、痢疾、便血、便秘、痔疮、脱肛等肠腑病证。④癫痫。

【操作】向上斜刺0.5~1寸。可灸。

3. 腰阳关*（Yāoyángguān，GV 3）

【定位】在脊柱区，第4腰椎棘突下凹陷中，后正中线上。（图3-3）

【主治】①腰骶疼痛、下肢痿痹等经脉循行病证。②月经不调、赤白带下等妇科病证。③遗精、阳痿等男科病证。

【操作】直刺0.5~1寸。

4. 命门*（Mìngmén，GV 4）

【定位】在脊柱区，第2腰椎棘突下凹陷中，后正中线上。（图3-3）

【主治】①腰脊强痛，下肢痿痹。②月经不调、赤白带下、痛经、经闭、不孕等妇科病证。③遗精、阳痿、精冷不育、小便频数等肾阳不足病证。④小腹冷痛，腹泻。

【操作】直刺0.5~1寸。

5. 悬枢（Xuánshū，GV 5）

【定位】在脊柱区，第1腰椎棘突下凹陷中，后正中线上。（图3-3）

【主治】①腰脊强痛。②腹痛、泄泻、肠鸣等肠腑病证。

【操作】向上斜刺0.5~1寸。可灸。

6. 脊中（Jǐzhōng，GV 6）

【定位】在脊柱区，第11胸椎棘突下凹陷中，后正中线上。（图3-3）

【主治】①腰脊强痛。②泄泻、脱肛、痔疾、黄疸、小儿疳积等消化系统病证。③癫痫。

【操作】斜刺0.5寸~1寸。

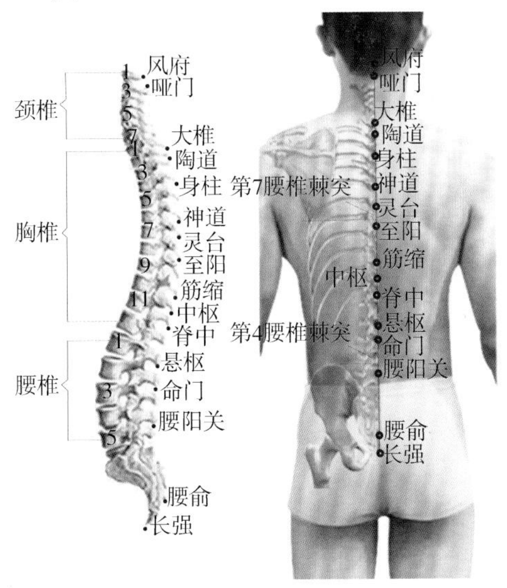

图3-3　督脉穴

7. 中枢（Zhōngshū，GV 7）

【定位】在脊柱区，第 10 胸椎棘突下凹陷中，后正中线上。（图 3-3）

【主治】①腰背疼痛。②胃病、呕吐、腹满、黄疸等消化系统病证。

【操作】向上斜刺 0.5~1 寸。

8. 筋缩（Jīnsuō，GV 8）

【定位】在脊柱区，第 9 胸椎棘突下凹陷中，后正中线上。（图 3-3）

【主治】①抽搐，脊强，背痛，四肢不收，筋挛拘急。②胃痛，黄疸。③癫狂痫。

【操作】向上斜刺 0.5~1 寸。可灸。

9. 至阳*（Zhìyáng，GV 9）

【定位】在脊柱区，第 7 胸椎棘突下凹陷中，后正中线上。（图 3-3）

【主治】①黄疸、胸胁胀满等肝胆病证。②胸胁支满，咳嗽，气喘。③腰背疼痛，脊强。

【操作】向上斜刺 0.5~1 寸。可灸。

10. 灵台（Língtái，GV 10）

【定位】在脊柱区，第 6 胸椎棘突下凹陷中，后正中线上。（图 3-3）

【主治】①脊痛，项强。②咳嗽，气喘。③疔疮。

【操作】向上斜刺 0.5~1 寸。可灸。

11. 神道（Shéndào，GV 11）

【定位】在脊柱区，第 5 胸椎棘突下凹陷中，后正中线上。（图 3-3）

【主治】①腰脊强，肩背痛。②心痛、心悸、怔忡、失眠、健忘等心病及神志病证。③咳嗽，气喘。④中风不语，癫痫。

【操作】向上斜刺 0.5~1 寸。可灸。

12. 身柱*（Shēnzhù，GV 12）

【定位】在脊柱区，第 3 胸椎棘突下凹陷中，后正中线上。（图 3-3）

【主治】①腰脊强痛。②身热头痛、咳嗽、气喘等外感及肺系病症。③惊厥、癫狂痫等神志病证。④疔疮发背。

【操作】向上斜刺 0.5~1 寸。可灸。

13. 陶道（Táodào，GV 13） 督脉、膀胱经之交会穴

【定位】在脊柱区，第 1 胸椎棘突下凹陷中，后正中线上。（图 3-3）

【主治】①脊强。②恶寒发热，咳嗽，气喘，热病，疟疾，骨蒸潮热。③癫狂。

【操作】向上斜刺 0.5~1 寸。可灸。

14. 大椎*（Dàzhuī，GV 14）

【定位】在脊柱区，第 7 颈椎棘突下凹陷中，后正中线上。（图 3-3）

【主治】①热病、疟疾、恶寒发热、咳嗽、气喘等外感病证。②骨蒸潮热。③癫狂痫

证、小儿惊风等神志病证。④项强，脊痛。⑤风疹，痤疮。

【操作】向上斜刺0.5~1寸。可灸。

知识链接

大椎是督脉、大肠经、三焦经、小肠经、胃经、胆经、膀胱经之交会穴。

常用配穴：配曲池、合谷、风池主治感冒；配后溪、间使主治疟疾。

15. 哑门*（Yǎmén，GV 15）

【定位】在颈后区，第2颈椎棘突上际凹陷中，后正中线上。（图3-3）

【主治】①暴喑，舌强不语。②癫狂病、癔症等神志病证。③头痛，颈项强痛。

【操作】正坐位，头微前倾，项部放松，向下颌方向缓慢刺入0.5~1寸；不可向上深刺，以免刺入枕骨大孔，伤及延髓。

16. 风府*（Fēngfǔ，GV 16） 督脉、阳维脉之交会穴

【定位】在颈后区，枕外隆凸直下，两侧斜方肌之间凹陷中。（图3-3）

【主治】①中风、癫狂痫、癔症等内风为患的神志病证。②眩晕，头痛，颈项强痛。③咽喉肿痛、失音、目痛、鼻衄。

【操作】正坐位，头微前倾，项部放松，向下颌方向缓慢刺入0.5~1寸；不可向上深刺，以免刺入枕骨大孔，伤及延髓。

知识链接

哑门、风府是督脉、阳维脉之交会穴。

17. 脑户（Nǎohù，GV 17）

【定位】在头部，枕外隆凸的上缘凹陷中。（图3-4）

【主治】①项强，头晕。②失音。③癫痫。

【操作】平刺0.5~0.8寸。可灸。

18. 强间（Qiángjiān，GV 18）

【定位】在头部，后发际正中直上4寸。（图3-4）

【主治】①项强。②头痛，目眩。③癫狂。

【操作】平刺0.5~0.8寸。可灸。

19. 后顶（Hòudǐng，GV 19）

【定位】在头部，后发际正中直上5.5寸。（图3-4）

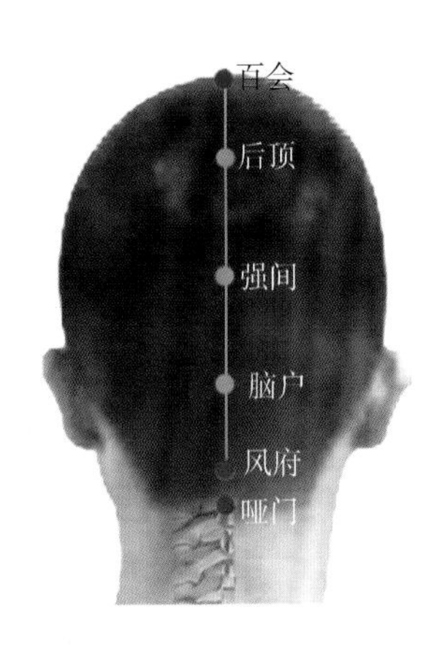

图3-4

【主治】①头痛，眩晕。②癫狂痫。

【操作】平刺 0.5~0.8 寸。可灸。

20. 百会*（Bǎihuì，GV 20）

【定位】在头部，前发际正中直上 5 寸。（图 3-5）

【主治】①痴呆、中风、失语、瘛疭、失眠、健忘、癫狂痫、癔症等。②头风、头痛、眩晕、耳鸣等头面病证。③脱肛、阴挺、胃下垂、肾下垂等气失固摄而下陷性病证。

【操作】平刺 0.5~0.8 寸。升阳举陷可用灸法。

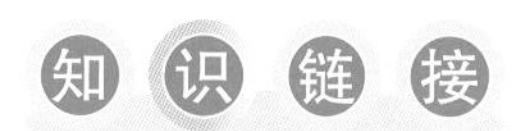

百会为督脉、膀胱经之交会穴。

21. 前顶（Qiándǐng，GV 21）

【定位】在头部，前发际正中直上 3.5 寸。（图 3-5）

【主治】中风，头痛，眩晕，鼻渊，癫痫。

【操作】平刺 0.5~0.8 寸。可灸。

22. 囟会（Xìnhuì，GV 22）

【定位】在头部，前发际正中直上 2 寸。（图 3-5）

【主治】头痛，眩晕，鼻渊，癫痫。

【操作】平刺 0.5~0.8 寸，小儿前囟未闭者禁针。可灸。

23. 上星*（Shàngxīng，GV 23）

【定位】在头部，前发际正中直上 1 寸。（图 3-5）

【主治】①头痛、眩晕、目痛、鼻渊、鼻衄等头面部病证。②热病，疟疾。③癫狂。

【操作】平刺 0.5~0.8 寸。可灸。

24. 神庭（Shéntíng，GV 24）

【定位】在头部，额前部发际正中直上 0.5 寸。

【主治】①癫狂痫，中风。②头痛，目眩，失眠，惊悸。③目赤、目翳、鼻渊、鼻衄等五官科病证。

【操作】平刺 0.5~0.8 寸。可灸。

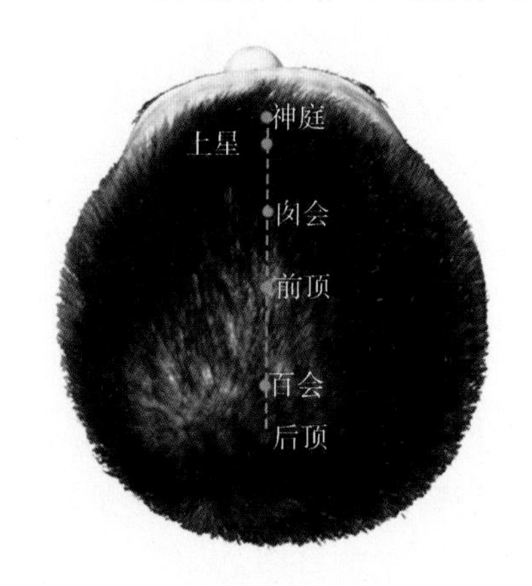

图 3-5

25. 素髎*（Sùliáo，GV 25）

【定位】在面部，鼻尖正中。（图 3-6）

【主治】①昏迷、惊厥、新生儿窒息休克、呼吸衰竭等急危重症，为急救要穴之一。②鼻塞、流涕、鼻渊、鼻衄等鼻病。

【操作】向上斜刺 0.3~0.5 寸；或点刺出血。

26. 水沟* (Shuǐgōu, GV 26) (人中 Rénzhōng)

【定位】在面部，在人中沟的上 1/3 与下 2/3 交界处。(图 3-6)

【主治】①昏迷、晕厥、中风、中暑、休克、呼吸衰竭等急危重症，为急救要穴之一。②癔症、癫狂痫、急惊风、慢惊风等神志病证。③鼻塞、鼻衄、面肿、口㖞、齿痛、牙关紧闭等面、鼻、口部病证。④闪挫腰痛。⑤风水面肿。

【操作】向上斜刺 0.3~0.5 寸，强刺激；或指甲掐按。

27. 兑端 (Duìduān, GV 27)

【定位】在面部，上唇结节的中点。(图 3-6)

【主治】①昏迷，晕厥，癫狂，癔病。②口㖞，口噤，口臭，齿痛。③消渴嗜饮。

【操作】向上斜刺 0.2~0.3 寸。

28. 龈交 (Yínjiāo, GV 28)

【定位】在上唇内，上唇系带与上牙龈的交点。(图 3-7)

【主治】①口㖞，口噤，口臭，齿衄，齿痛，鼻衄，面赤颊肿。②癫狂，项强。

【操作】向上斜刺 0.2~0.3 寸；或点刺出血。

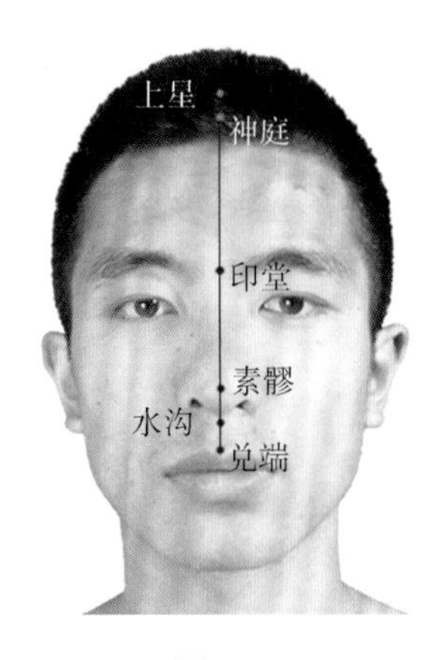

图 3-6

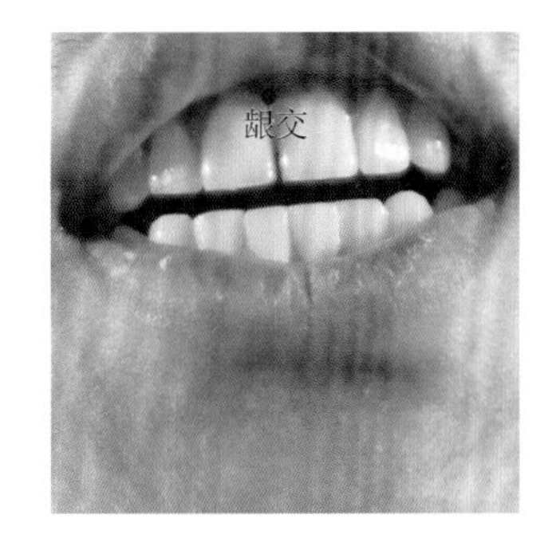

图 3-7 龈交穴

29. 印堂* (Yìntáng, GV 29)

【定位】在头部，两眉毛内侧端中间的凹陷中。(图 3-6)

【主治】①痴呆、痫证、失眠、健忘等神志病证。②头痛、眩晕。③鼻衄，鼻渊。④小儿惊风，产后血晕，子痫。

【操作】提捏进针，从上向下平刺 0.3~0.5 寸；或向左、右透刺攒竹、睛明等，深 0.5~1 寸。

附：经穴歌

督脉穴歌

GV督脉二九良，起长强止龈交上，脑病为主次分段，急救热病及肛肠，
尾骨之端是长强，骶管裂孔取腰俞，十六阳关平髋量，命门十四三悬枢，
十一椎下脊中藏，十椎中枢九筋缩，七椎之下乃至阳，六灵台五神道穴，
三椎之下身柱藏，陶道一椎之下取，大椎就在一椎上，哑门入发五分处，
风府枕下宛中当，粗隆上缘寻脑户，强间户上寸半量，后顶再上一寸半，
百会七寸宛中央，前顶囟会俱寸五，上星入发一寸量，神庭五分入发际，
素髎鼻尖准头乡，水沟人中沟上取，兑端唇上尖端取，龈交上唇系带藏，
眉头之间印堂穴，督脉背头正中行。

复习思考

1. 制作本经循行分布示意图。
2. 小组协作录制本经常用腧穴的点穴操作微视频。
3. 对本经的特定穴进行列表归纳记忆。
4. 通于督脉的是哪个腧穴?
5. 查阅资料，归纳命门、大椎、水沟的临床应用。

扫一扫，看课件

任务二　任脉识别及应用

【学习目标】

掌握任脉的循行分布、功能和常用腧穴（中极、关元、气海、神阙、下脘、建里、中脘、上脘、鸠尾、膻中、天突、廉泉、承浆）的定位、主治和刺灸注意事项。

熟悉任脉的病候和主治概要。

了解本经的络脉及其他腧穴。

任脉主干行于前正中线。“任”有担任、妊养之含义。任脉对全身阴经脉气有总揽、总任的作用，为“阴脉之海”。

一、 循行分布

【原文】

《难经·二十八难》：任脉者，起于中极之下[1]，以上毛际，循腹里，上关元[2]，至咽喉。（此下《素问·骨空论》有："上颐，循面，入目[3]。"）（图3-8）

【注释】

[1] 中极之下：中极，穴名，在腹正中线脐下4寸。张介宾《类经》注："中极之下，即胞宫之所。"

[2] 关元：穴名，在腹正中线脐下3寸。

[3] 颐：指下颌部，承浆穴所在。《黄帝八十一难经》无"上颐，循面，入目"六字。

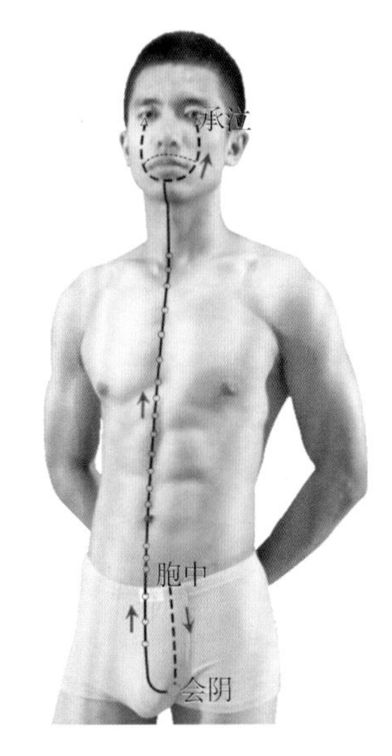

图3-8 任脉循行示意图

【语译】

任脉，起于小腹内，下出会阴，向上行于阴毛部，沿着腹内，向上经过关元等穴，到达咽喉部。（再上行环绕口唇，经过面部，进入目眶下。）

二、 络脉

【原文】

《灵枢·经脉》：任脉之别，名曰尾翳[1]，下鸠尾，散于腹。（图3-9）

实，则腹皮痛，虚，则痒搔，取之所别也。

【注释】

[1] 尾：鸠尾之别名；亦有认为是屏翳，即会阴穴。

【语译】

任脉的络脉，名尾翳，从鸠尾向下，散布于腹部。

实证，见腹皮痛；虚证，见瘙痒，可取任脉的络穴治疗。

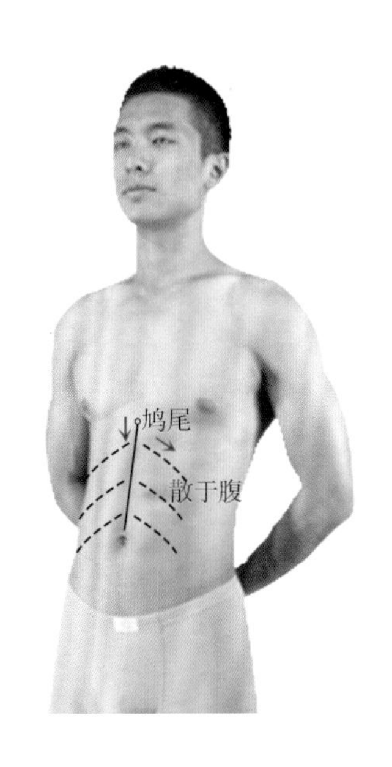

图3-9 任脉络脉循行示意图

三、 功能与病候

（一）功能

统任诸阴，为"阴脉之海"。任脉统任一身之阴，与诸阴脉相连。人之一身，腹为阴，背为阳；前为阴，后为阳。任脉起于小腹内，行走于身前。手三阴经均起于胸中，从胸走手；足三阴经均从足走腹胸；六阴经均在胸腹部与任脉贯通；奇经八脉中冲脉与任脉同出一源并交会于会阴、阴交；阴跻脉又交会冲脉；阴维脉与任脉交会于天突、廉泉。故任脉又称为“阴脉之海”。

任脉为“生养之本”而“主胞胎”。《黄帝八十一难经》杨玄操注：“任者，妊也。”任脉起于胞中，有“主胞胎”的功能。

（二）病候

【原文】

《难经·二十九难》：任之为病，其内苦结，男子为七疝，女子为瘕聚。

《素问·骨空论》：任脉为病，男子内结、七疝，女子带下、瘕聚。

《灵枢·经脉》：其络脉病，实，则腹皮痛，虚，则瘙痒。

根据任脉分布和文献记载，任脉病候主要表现为泌尿生殖系统病证和下腹部病证。如：带下、月经不调、不孕、阳痿、早泄、遗精、遗尿、疝气等。

四、 主治概要

1. 脏腑病：腹部、胸部相关内脏病。
2. 妇科病、前阴病：经不调，痛经，崩漏，带下，遗精，阳痿，小便不利，遗尿等。
3. 颈及面口病：瘿气，梅核气，咽喉肿痛，暴喑，口㖞，齿痛等。
4，神志病：癫痫，失眠等。
5. 虚证：部分腧穴有强壮作用，主治虚劳、虚脱等证。

五、 任脉腧穴（24穴）（图3-10）

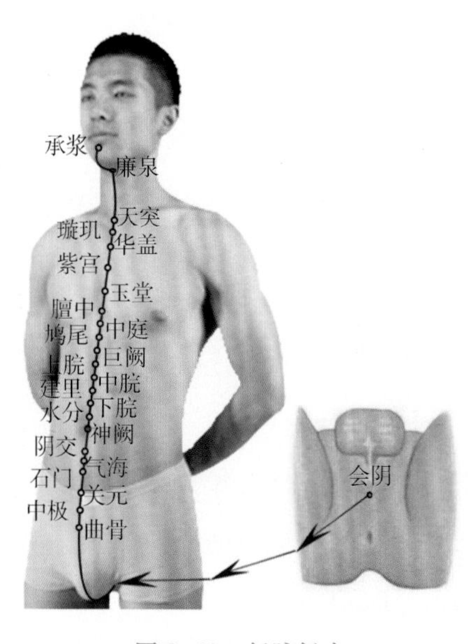

图3-10 任脉经穴

1. 会阴（Huìyīn，CV 1）

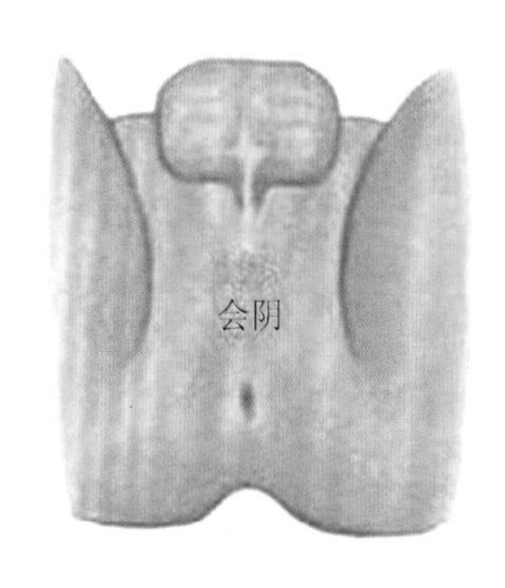

图 3-11　会阴穴

【定位】在会阴区，男性在阴囊根部与肛门连线的中点。女性在大阴唇后联合与肛门连线的中点。(图 3-11)

取穴法：胸膝位或侧卧位，在前后二阴之间。

【主治】①小便不利，遗尿，阴痒，阴痛。②遗精，阳痿，月经不调。③溺水窒息，昏迷，癫狂。

【操作】直刺 0.5~1 寸。可灸。孕妇慎用。

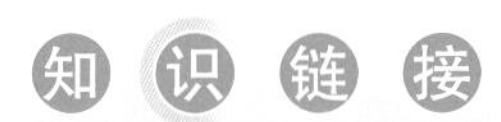

会阴是任脉、督脉、冲脉之交会穴。

2. 曲骨（Qūgǔ，CV 2）

【定位】在下腹部，耻骨联合上缘，前正中线上。(图 3-12)

【主治】①少腹胀满小便不利，遗尿。②遗精，阳痿。③月经不调，痛经，赤白带下。

【操作】直刺 0.5~1 寸；本穴深部为膀胱，应在排尿后针刺。孕妇慎用。

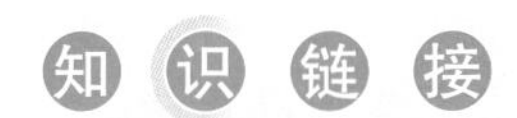

曲骨为任脉、肝经之交会穴。

3. 中极*（Zhōngjí，CV 3）　膀胱之募穴

【定位】在下腹部，脐中下 4 寸，前正中线上。(图 3-12)

【主治】①遗尿、小便不利、癃闭等泌尿系病证。②遗精、阳痿、不育等男科病证。③月经不调、崩漏、阴挺、阴痒、不孕、产后恶露不止、带下等妇科病证。

【操作】直刺 1~1.5 寸，本穴深部为膀胱，应在排尿后针刺。孕妇慎用。

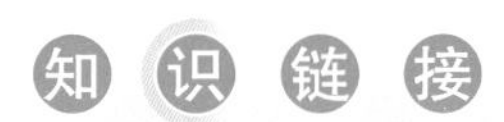

中极是任脉、脾经、肝经、肾经之交会穴。

4. 关元*（guānyuán，CV 4）　小肠之募穴

【定位】在下腹部，脐中下 3 寸，前正中线上。(图 3-12)

【主治】①中风脱证、虚劳冷惫、羸瘦无力等元气虚损病证。②少腹疼痛，疝气。

③腹泻、痢疾、脱肛、便血等肠腑病证。④五淋、尿血、尿闭、尿频等泌尿系病证。⑤遗精、阳痿、早泄、白浊等男科病证。⑥月经不调、痛经、经闭、崩漏、带下、阴挺、恶露不尽、胞衣不下等妇科病证。⑦保健灸常用穴。

【操作】直刺1~1.5寸。多用灸法。孕妇慎用。

知识链接

关元是任脉、脾经、肝经、肾经之交会穴。

5. 石门（Shímén，CV 5） 三焦之募穴

【定位】在下腹部，脐中下2寸，前正中线上。（图3-12）

【主治】①腹痛，泄泻，痢疾。②小便不利，疝气，奔豚，水肿。③遗精，阳痿。④经闭，带下，崩漏。

【操作】直刺1~1.5寸。可灸。孕妇慎用。

6. 气海*（Qìhǎi，CV 6）

【定位】在下腹部，脐中下1.5寸，前正中线上。（图3-12）

【主治】①虚脱、形体羸瘦、脏气衰惫、乏力等气虚病证。②水谷不化、绕脐疼痛、腹泻、痢疾、便秘等肠腑病证。③小便不利、遗尿等泌尿系病证。④遗精、阳痿、疝气。⑤月经不调、痛经、经闭、崩漏、带下、阴挺、产后恶露不止、胞衣不下等妇科病证。⑥保健灸常用穴。

【操作】直刺1~1.5寸。多用灸法。孕妇慎用。

7. 阴交（Yīnjiāo，CV 7）

【定位】在下腹部，脐中下1寸，前正中线上。

【主治】①腹痛，泄泻，水肿小便不利。②月经不调，崩漏，带下。

【操作】直刺1~2寸。可灸。孕妇慎用。

知识链接

阴交为任脉、冲脉之交会穴。

8. 神阙*（Shénquè，CV 8）

【定位】在脐区，脐中央。（图3-12）

【主治】①虚脱、中风脱证等元阳暴脱。②腹痛、腹胀、腹泻、痢疾、便秘、脱肛等肠腑病证。③水肿，小便不利。④保健灸常用穴。

【操作】一般不针，多用艾炷隔盐灸法。

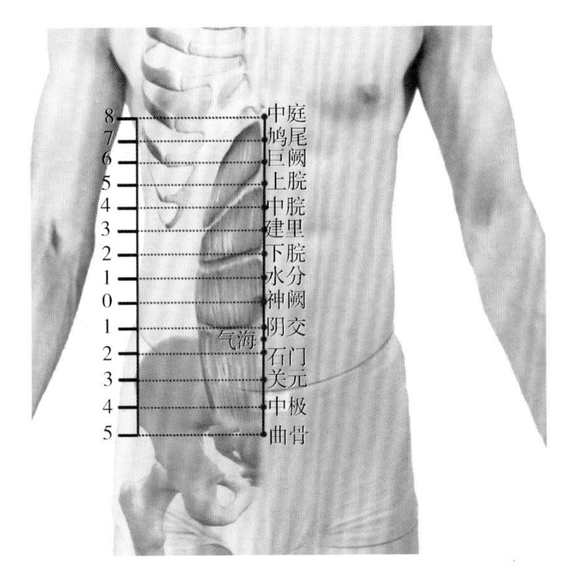

图 3-12

9. 水分（Shuǐfēn，CV 9）

【定位】在上腹部，脐中上 1 寸，前正中线上。（图 3-12）

【主治】①泄泻，腹痛，反胃，吐食。②水肿，小便不通。

【操作】直刺 1~2 寸。水病多用灸法。

10. 下脘*（Xiàwǎn，CV 10）　任脉、足太阴经之交会穴

【定位】在上腹部，脐中上 2 寸，前正中线上。（图 3-12）

【主治】①腹痛、腹胀、腹泻、呕吐、完谷不化、小儿疳积等脾胃病证。②痞块。

【操作】直刺 1~1.5 寸。可灸。

11. 建里*（Jiànlǐ，CV 11）

【定位】在上腹部，脐中上 3 寸，前正中线上。（图 3-12）

【主治】①胃痛、呕吐、食欲不振、腹胀、腹痛等脾胃病证。②水肿。

【操作】直刺 1~1.5 寸。可灸。

12. 中脘*（Zhōngwǎn，CV 12）　胃之募穴，腑会

【定位】在上腹部，脐中上 4 寸，前正中线上。（图 3-12）

【主治】①胃痛、腹胀、纳呆、呕吐、吞酸、呃逆、小儿疳积等脾胃病证。②黄疸。③癫狂痫、脏躁、失眠等神志病。④哮喘。

【操作】直刺 1~1.5 寸。可灸。

知识链接

中脘为任脉、小肠经、胃经之交会穴

13. 上脘* (Shàngwǎn，CV 13)

【定位】在上腹部，脐中上5寸，前正中线上。(图3-12)

【主治】①胃痛、呕吐、吞酸、腹胀等胃腑病证。②癫痫、不寐等神志病。③黄疸。

【操作】直刺1~1.5寸。可灸。

知识链接

上脘为任脉、小肠经、胃经之交会穴。

14. 巨阙 (Jùquè，CV 14)　心之募穴

【定位】在上腹部，脐中上6寸，前正中线上。(图3-12)

【主治】①胸闷，胸痛，心痛，心悸。②呕吐，腹胀。③癫狂痫。

【操作】直刺0.3~0.6寸；不可深刺，以免伤及肝脏。可灸。

15. 鸠尾 (Jiūwěi，CV 15)　络穴

【定位】在上腹部，胸剑结合下1寸，前正中线上。(图3-12)

【主治】①胸闷，胸痛，心痛，心悸等心系疾病。②呃逆，呕吐。③癫狂痫。

【操作】直刺0.3~0.6寸。可灸。

16. 中庭 (Zhōngtíng，CV 16)

【定位】在胸部，胸剑结合中点处，前正中线上。(图3-12)

【主治】①胸胁支满，噎膈，呕吐。②梅核气。

【操作】直刺0.3~0.5寸。可灸。

17. 膻中* (Dànzhōng，CV 17)　心包之募穴，气会

【定位】在胸部，横平第4肋间隙，前正中线上。(图3-13)

【主治】①咳嗽、气喘、胸闷、心痛、噎膈、呃逆等胸中气机不畅的病证。②产后乳少、乳痛、乳癖等胸乳病证。

【操作】直刺0.3~0.5寸；或平刺。可灸。

18. 玉堂 (Yùtáng，CV 18)

【定位】在胸部，横平第3肋间隙，前正中线上。(图3-13)

【主治】①胸闷，胸痛。②咳嗽，气喘。③乳房胀痛。

【操作】直刺0.3~0.5寸。可灸。

19. 紫宫（Zǐgōng，CV 19）

【定位】在胸部，横平第2肋间隙，前正中线上。（图3-13）

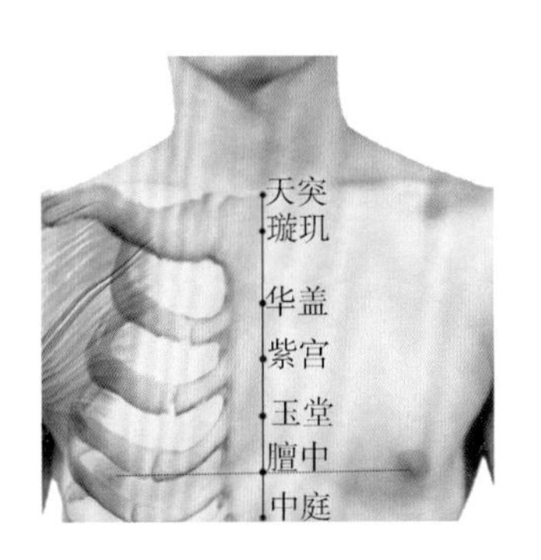

图3-13

【主治】①胸闷，胸痛。②咳嗽，气喘。

【操作】直刺0.3~0.5寸。可灸。

20. 华盖（Huágài，CV 20）

【定位】在胸部，横平第1肋间隙，前正中线上。

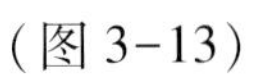

（图3-13）

【主治】①咳嗽，气喘，喉痹。②胸痛。

【操作】直刺0.3~0.5寸。可灸。

21. 璇玑（Xuánjī，CV 21）

【定位】在胸部，胸骨上窝下1寸，前正中线上。（图3-13）

【主治】①咳嗽，气喘，胸痛。②咽喉肿痛。

【操作】直刺0.3~0.5寸。可灸。

22. 天突*（Tiāntū，CV 22）

【定位】在颈前区，胸骨上窝中央，前正中线上。（图3-13）

【主治】①咳嗽、哮喘、胸痛、咽喉肿痛、暴喑等肺系病证。②瘿气、梅核气、噎膈等气机不畅病证。

【操作】先直刺0.2~0.3寸，当针尖超过胸骨柄内缘后，即针尖向下紧靠胸骨柄后缘，气管前缘缓慢向下刺入0.5~1寸。可灸。

必须严格掌握针刺的角度和深度，以防刺伤肺和有关动、静脉。

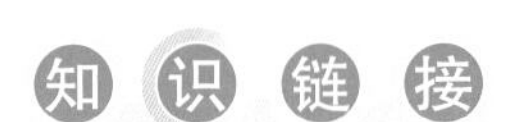

天突为任脉、阴维脉之交会穴。

23. 廉泉*（Liánquán，CV 23） 任脉、阴维脉之交会穴

【定位】在颈前区，喉结上方，舌骨上缘凹陷中，前正中线上。（图3-14）

【主治】中风失语、暴喑、吞咽困难、舌缓流涎、舌下肿痛、口舌生疮、喉痹等咽喉口舌病证。

【操作】针尖向舌根斜刺0.5~1寸。可灸。

知识链接

廉泉为任脉、阴维脉之交会穴。

24. 承浆*（Chéngjiāng，CV 24） 任脉、足阳明经之交会穴

【定位】在面部，颏唇沟的正中凹陷处。（图 3-14）

【主治】①口㖞、齿龈肿痛、流涎、面肿等口面部病证。②暴喑。③癫痫。

【操作】斜刺 0.3~0.5 寸。可灸。

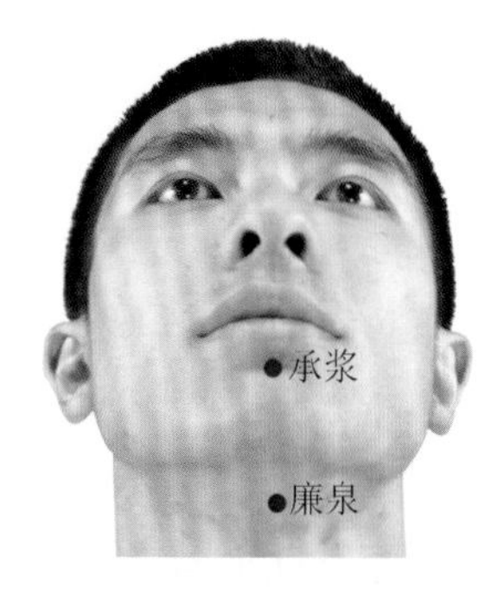

图 3-14 承浆穴

附：经穴歌

任脉穴歌

CV 任脉二四呈，起于会阴承浆停，强壮为主次分段，泌尿生殖作用宏。
会阴两阴中间取，曲骨耻骨联合从，中极关元石门穴，每穴相距一寸均，
气海脐下一寸半，脐下一寸阴交明，肚脐中央名神阙，脐下诸穴一寸匀，
水分下脘与建里，中脘上脘巨阙行，鸠尾歧骨下一寸，中庭胸剑联合中，
膻中正在两乳间，玉堂紫宫华盖重，再上一肋璇玑穴，胸骨上窝天突通，
廉泉颌下舌骨上，承浆唇下宛宛中。

复习思考

1. 制作本经循行分布示意图。
2. 小组协作录制本经常用腧穴的点穴操作微视频。
3. 对本经的特定穴进行列表归纳记忆。
4. 通于任脉的是哪个腧穴？
5. 查阅资料，学习关元、中脘、膻中的临床应用。

任务三　冲脉识别及应用

【学习目标】

掌握冲脉的循行分布、功能。

熟悉冲脉的病候。

了解本经交会的腧穴。

冲脉起于胞中，冲，有要冲、要道之意。《说文解字》：“冲，通道也。”《集韵》：“冲，要也。”冲脉行身之中，主要与足少阴肾经并行，为十二经气血通行之要冲，故称“十二经之海”。

一、 循行分布

【原文】

《灵枢·逆顺肥瘦》：夫冲脉者，五脏六腑之海也，五脏六腑皆禀焉。

其上者，出于颃颡，渗诸阳，灌诸精。

其下者，注少阴之大络，出于气街，循阴股内廉，入腘中，伏行骭骨内，下至内踝之后属而别。

其下者，并于少阴之经，渗三阴；伏行出跗属[1]，下循跗，入大指间，渗诸络而温肌肉。

《灵枢·动输》：冲脉者，十二经之海也，与少阴大络起于肾下，出于气街，循阴股内廉，邪入腘中，循胫骨内廉，并少阴之经，下入内踝之后，入足下；其别者，邪入踝，出属跗上，入大指之间，注诸络而温足胫。

《难经·二十七难》：冲脉者，起于气冲，并足阳明（《素问·骨空论》作“少阴”）之经，挟脐上行，至胸中而散也。(图3-15)

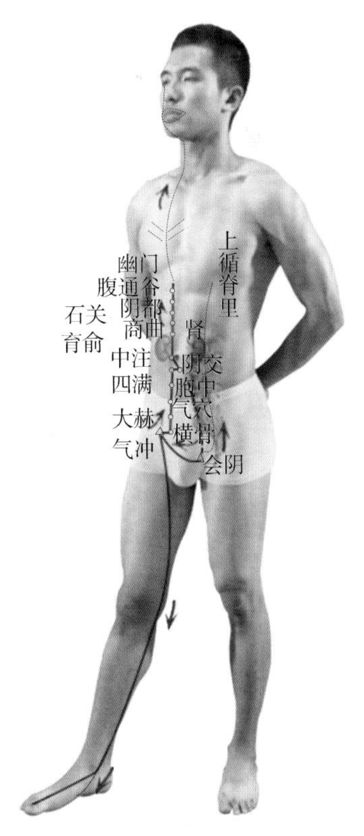

图3-15　冲脉循行示意图

【注释】

[1] 跗属：跗骨与胫骨连接部。

【语译】

据《黄帝内经》《黄帝八十一难经》载述，冲脉的循行可归纳为：主干，起于肾下胞中，出气冲部与足少阴经并行而上，沿着脐旁两侧抵达胸中而散布。

分支一，自胸中分散后上行达“颃颡”，环绕口唇。

分之二，从气冲部下行，循阴股内廉，入腘中，经胫骨内廉，到内踝后，入足下。

分之三，从内踝后，行至足背上，循行足大趾。

分之四，从胞中，下出会阴，向上行于脊柱之内。

二、 功能与病候

（一）功能

冲脉的功能主要概括为“十二经之海”“五脏六腑之海”和“血海”。冲脉为“十二经脉之海”，主要是强调冲脉在十二经气血通行、渗灌中所起的重要作用。冲脉与督、任二脉同起于胞中，同出于会阴。督脉总督一身之阳经，为“阳脉之海”，任脉受纳一身之阴经，为“阴脉之海”，冲脉通过于督、任二脉交会而通行十二经脉之气血，加上冲脉循行广泛，其上者“出于颃颡，渗诸阳，灌注精”；其下者“渗三阴”，其前者“渗诸络而温肌肉”。张景岳曾对冲脉分布给予高度概括：“其上自头，下自足，后自背，前自腹，内自溪谷，外自肌肉，阴阳表里无所不涉。”可见冲脉有通受全身气血的作用，故称为“十二经脉之海”，或“经络之海”。

言冲脉为“五脏六腑之海”，主要是冲脉起于“肾下胞中”，与足阳明会于气街，又并足少阴之经，夹脐上行，故言先天之精气与后天之气血均汇聚于冲脉，可禀受、输布先天和后天精气，后天精气来源于胃，冲脉与胃经“会于气街”，“合于宗筋”，冲脉之“输”，下出巨虚上下廉。冲脉可输布后天之精气，以濡养五脏六腑，故称为“五脏六腑之海”。

冲脉为“血海”，冲脉与妊产胎育、生殖功能关系密切，《素问》王冰注：“冲为血海，任主胞胎，两者相资，故能有子。”只有“太冲脉盛”，血海充盈，女子才能“月事以时下，故有子”。男子才能“澹渗皮肤，生毫毛 ”。

（二）病候

《素问·骨空论》：“冲脉为病，逆气、里急。从少腹上冲心而痛，不得前后，为冲疝。”（《黄帝八十一难经》作“冲之为病，逆气而里急”。）

根据冲脉分布和文献记载，冲脉病候表现为腹部胀满、拘急，气上逆及生殖系统疾病等。

三、 交会腧穴

会阴、阴交（任脉），气冲（足阳明胃经），横骨、大赫、气穴、四满、中注、肓俞、商曲、石关、阴都、腹通谷、幽门（足少阴肾经）。

复习思考

1. 制作本经循行分布示意图。
2. 归纳冲脉的功能和病候？
3. 通于冲脉的是哪个腧穴？

任务四　带脉识别及应用

扫一扫，看课件

【学习目标】

掌握带脉的循行分布、功能。

熟悉带脉的病候。

了解本经交会的腧穴。

带脉横行于腰腹，是各经脉中唯一横行的经脉。带，腰带、束带，引申为约束。《广雅》："带，束也。"其分布，斜行向下至维道穴，横行绕身一周；其功能，有约束腰腹部经脉的作用，主要联系下腹部的脏腑器官。

一、 循行分布

【原文】

《难经·二十八难》：带脉者，起于季胁[1]，回身一周。

《灵枢·经别》：足少阴之正，至腘中，别走太阳而合，上至肾，当十四椎，出属带脉。（图 3-16）

【注释】

[1] 季胁：肋尽处为季胁，当指 11 肋端之章门处。

【语译】

带脉起于季胁部的下面，斜向下行到带脉、五枢、维道等穴，横行绕身一周。

足少阴经别，在腘窝中与足少阴肾经分出后，别行与足太阳经相合，再向上内行至肾，当十四椎处（两旁肾俞穴）分出，属于带脉。

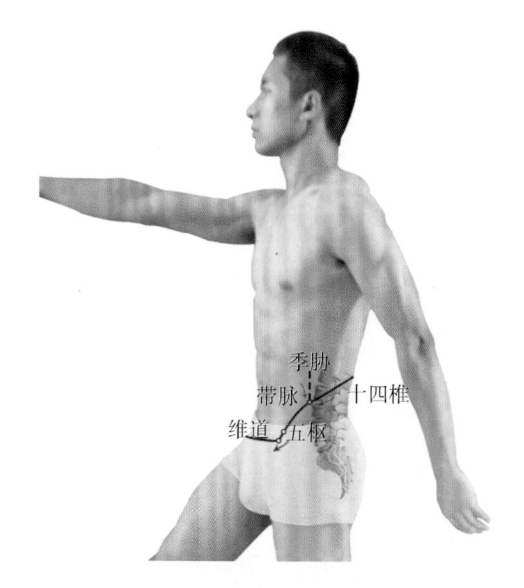

图 3-16　带脉循行示意图

二、 功能与病候

（一）功能

带脉的主要功能是“总束诸脉”。带脉从第 2 腰椎发出，围腰腹一周。总束纵行诸经脉，起到协调和柔顺的作用。《黄帝八十一难经》杨玄操注：“带之为言，束也。言总束诸脉，使得调柔也。”腰腹部是冲、任、督三脉脉气所发之处，为胞宫和下焦之位，带脉能固摄下元，与冲、任、督三脉关系尤为密切。《儒门事亲》说：“冲任督三脉，同起而异行，一源而三歧，皆络带脉。”

（二）病候

【原文】

《素问·痿论》：阳明虚则宗筋纵，带脉不引，故足痿不用也。

《难经·二十九难》：带之为病，腹满，腰溶溶若坐水中[1]。

【注释】

[1] 腰溶溶若坐水中：腰部纵缓有如坐在水中。

【语译】

阳明经气血不足则宗筋失养而弛缓，带脉也不能收引诸脉，致两足痿弱不用。

带脉发病，腹部胀满，腰部纵缓无力，好像坐在冷水中。

根据带脉分布和文献记载，带脉病候主要表现为“带脉不引”，即约束无力所致各种弛缓、痿废诸症。如腰部酸软、腹痛引腰脊、下肢不利及男女生殖器官病证，包括阳痿、遗精、月经不调、崩漏、带下、少腹拘急、疝气下坠等。

三、 交会腧穴

带脉、五枢、维道（足少阳胆经）。

复习思考

1. 制作本经循行分布示意图。
2. 归纳与本经交会的腧穴。
3. 通于带脉的是哪个腧穴?

任务五　阳跻脉与阴跻脉识别及应用

扫一扫，看课件

【学习目标】

掌握跻脉的循行分布、功能。

熟悉跻脉的病候。

了解本经交会的腧穴。

【正文】

阳跻脉是足太阳经的分支，起于足跟外侧，沿着足外踝向上行，进入项部的风池穴。阴跻脉是足少阴经的分支，起于足后跟中，沿着足内踝向大腿内侧上行，到达咽喉部。跻，原意为“举足行高”，《素问》王冰注：“跻，谓举也。”跻脉起于足部，与肢体运动有关，“跻”有活动敏捷之意，《黄帝八十一难经》杨玄操注：“跻，捷疾也。言此脉是人行走之机要，动足之所由，故曰跻脉焉。”

一、 循行分布

（一）阳跻脉

【原文】

《灵枢·寒热病》：足太阳有通项入于脑者，正属目本[1]，名曰眼系[2]。

头目苦痛，取之在项中两筋间。入脑乃别阴跻、阳跻，阴阳相交，阳入阴，阴出阳，交于目锐眦，阳气盛则瞋目，阴气盛则瞑目。

《难经·二十八难》：阳跻脉者，起于跟中，循外踝上行，入风池。(图 3-17)

【注释】

［1］目本：眼的根部。

［2］眼系：目系。

【语译】

足太阳膀胱经过颈入于脑部，直接连属于目本的叫作眼系。若头目疼痛，可在头项中两筋间取穴。此脉入脑后，分别联属于阴、阳二跻脉，阴阳交会，阳入里，阴出外，交会于内眼角。如果阳气偏盛，则两目张开，如果阴气偏盛，则两目闭合。

阳跻脉起于足跟部，沿着足外踝向下肢外侧上行，注入颈项部的风池穴。

据《黄帝内经》《黄帝八十一难经》载述，阳跻脉的循行可归纳为：起于足跟中，出足太阳之申脉，循外踝上行，沿髀、胁上肩，循面，交目内眦，会睛明，入脑，下耳后，入风池。

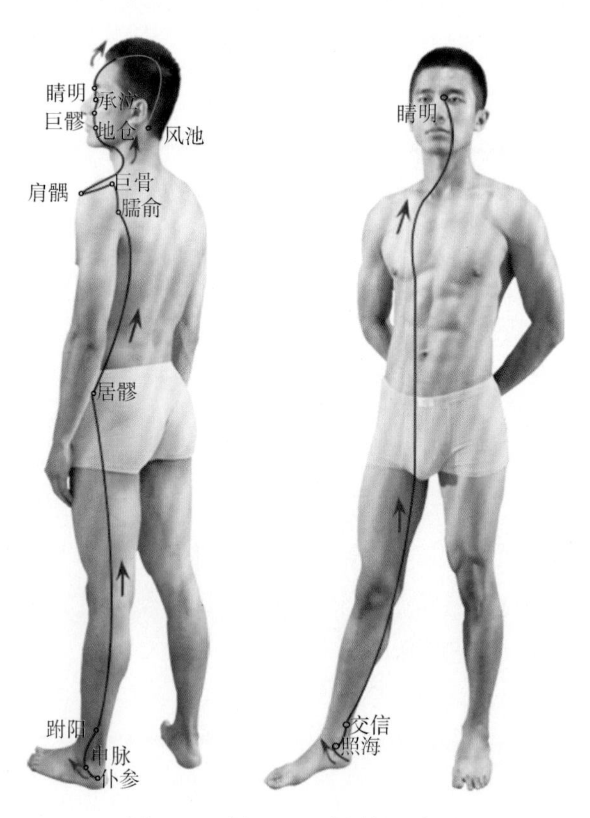

图 3-17　阴、阳跻脉循行示意图

（二）阴跻脉

【原文】

《灵枢·脉度》：（阴）跻脉者，少阴之别，起于然骨之后，上内踝之上，直上循阴股，入阴，上循胸里，入缺盆上，出人迎之前，入烦，属目内眦，合于太阳、阳跻而上行。

《难经·二十八难》：阴跻脉者，亦起于跟中，循内踝上行，至咽喉，交贯冲脉。

【语译】

阴跻脉是足少阴经脉的支别，起于然骨之后的照海穴，向上经过足内踝的上方，直行向上沿大腿内侧进入前阴，再向上到达胸部进入缺盆，继续上行出于人迎的前面，进入颧骨连属内眼角，合于太阳、阳跻脉而继续上行。

阴跻脉也起于足后跟中，沿着足内踝，向大腿内侧上行，到达咽喉部，与冲脉交会贯通。

据《黄帝内经》《黄帝八十一难经》载述，阴跻脉的循行可归纳为：起于跟中，出于足少阴经的照海穴，上行于内踝之上，沿大腿内侧直上，经过前阴部，向上沿胸部内侧入于缺盆穴，出人迎穴之前，到达咽喉部，交会贯通于冲脉，经鼻旁，属目内眦，合于足太阳、阳跻脉而上行。

二、功能与病候

（一）功能

跻脉的功能主要为“司目之开合”和调节肢体运动。

“司目之开合”是由于阴、阳跻脉交会于目内眦，其脉气濡养眼目，利于目之开合，调节人体的觉醒和睡眠。阳跻脉盛，主目张而不欲睡；阴跻脉盛，主目闭而欲睡。

调节肢体运动是由于跻脉起于足，具有交通一身阴阳之气、调节肢体运动的作用，特别是与下肢运动密切相关。

（二）病候

【原文】

《难经·二十九难》：阴跻为病，阳缓而阴急；阳跻为病，阴缓而阳急。

《灵枢·热病》：目中赤痛，从内眦始，取之阴跻。

【语译】

阴跻脉气失调，出现肢体外侧肌肉迟缓而内侧拘急；阳跻脉气失调，出现肢体内侧肌肉迟缓而外侧拘急的病证。

双目红赤疼痛，从内眼角开始，可以取用阴跻脉的起点，即照海穴，进行施针。

根据跻脉分布和文献记载，跻脉病候主要表现为腿腹肌削，痿痹无力，行走歪斜或两足痉挛，还可出现嗜睡或失眠、眼睑下垂或两目开合失司等症。

三、 交会腧穴

阳跻脉：申脉、仆参、跗阳（足太阳膀胱经），居髎（足少阳胆经），臑俞（手太阳小肠经），肩髃、巨骨（手阳明大肠经），天髎（手少阳三焦经），地仓、巨髎、承泣（足阳明胃经），睛明（足太阳膀胱经）。

阴跻脉：照海、交信（足少阴肾经），睛明（足太阳膀胱经）。

复习思考

1. 制作本经循行分布示意图。
2. 归纳与本经交会的腧穴。
3. 通于阴跻脉和阳跻脉的八脉交会穴分别是哪个腧穴？

扫一扫，看课件

任务六 阳维脉与阴维脉识别及应用

【学习目标】

掌握维脉的循行分布、功能。

熟悉维脉的病候。

了解本经交会腧穴。

阳维脉起于“诸阳会”，联络诸阳经以通督脉；阴维脉起于“诸阴交”，联络诸阴经以通任脉。维，含有维系、维络的意思。《难经》杨玄操注：“维者，维持之义也。此脉为诸脉之纲维，故曰维脉。”

一、 循行分布

（一）阳维脉

【原文】

《素问·刺腰痛》：阳维之脉，脉与太阳合踹下间，去地一尺所[1]。

《难经 · 二十八难》：阳维起于诸阳会[2]也。（图 3-18）

【注释】

［1］去地一尺所：指离地一尺许，当阳交穴所在，为阳维之郄。杨上善《太素》注："阳维诸阳之会，从头下至金门，阳交即是也。"

［2］诸阳会：指阳维脉与各阳经的交会穴。张飞畴注："诸阳皆会于头。"

【语译】

阳维脉与足太阳膀胱经相合于小腿的下面，距离地面一尺许的部位（阳交穴处）。

阳维脉起于各阳经交会之处（头肩部各穴）。

据《黄帝内经》《黄帝八十一难经》载述，阳维脉的循行可归纳为：起于诸阳经交会处，各穴分布在小腿外侧和头肩外侧，在后项部与督脉交会于风府、哑门穴。

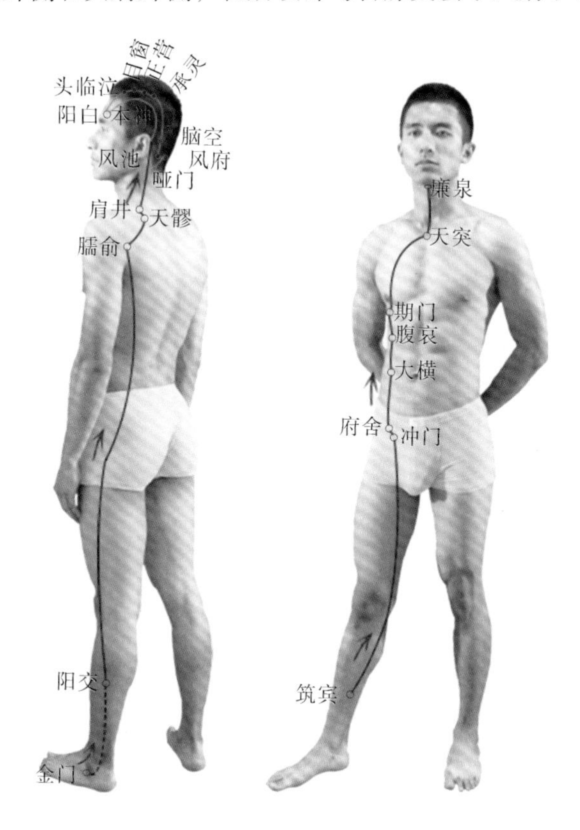

图 3-18　阴、阳维脉循行示意图

（二）阴维脉

【原文】

《素问 · 刺腰痛》：刺飞阳之脉，在内踝上五寸，少阴之前，与阴维之会。

《难经 · 二十八难》：阴维起于诸阴交[1]也。

【注释】

［1］诸阴交：指阴维脉与各阴经的交会穴，并非某一穴。张飞畴注："诸阴皆交于胸（应作'腹'）。"

【语译】

刺飞扬之脉，部位是在内踝上 5 寸，在足少阴之前，与阴维脉相交会处（筑宾穴处）。

阴维脉起于各阴经的交会处（腹部及胁旁各穴）。

据《黄帝内经》《黄帝八十一难经》载述，阴维脉的循行可归纳为：起于诸阴经交会处，各穴分布在小腿内侧和腹部第 3 侧线，在颈部与任脉交会于天突、廉泉。

二、 功能与病候

（一）功能

《难经·二十八难》："阳维、阴维者，维络于身，溢蓄不能环流灌溉诸经者也。"说明阳维脉有维系、联络全身阳经的作用，阴维脉有维系、联络全身阴经的作用。杨上善《太素》注："阳维维于阳，纲维诸阳之脉也；阴维维于阴，纲维诸阴之脉也。"阳维脉维络诸阳经，交会于督脉的风府、哑门；阴维脉维络诸阴经，交会于任脉的天突、廉泉。在正常的情况下，阴阳维脉互相维系，对气血盛衰起调节溢蓄的作用，不参与十四经流注。

（二）病候

【原文】

《难经·二十九难》：阳维维于阳，阴维维于阴，阴阳不能自相维则怅然失志，溶溶不能自收持。阳维为病苦寒热；阴维为病苦心痛。

【语译】

阳维脉维系着全身的阳经，阴维脉维系着全身的阴经，阴阳维脉不能起到相互维系的作用，就会使人感到精神恍惚，失去意志，倦怠乏力，动作不能自己控制。如果是阳维脉单独发病，就会有怕冷发热的症状；阴维脉单独发病，则会有心痛的症状。

阳维病证出现阳证、表证，见寒热、头痛、目眩等；阴维病证出现阴证、里证，见心腹、胸胁痛等。

三、 交会腧穴

阳维脉：金门（足太阳膀胱经），阳交（足少阳胆经），臑俞（手太阳小肠经），天髎（手少阳三焦经），肩井（足少阳胆经），头维（足阳明胃经），本神、阳白、头临泣、目窗、正营、承灵、脑空、风池（足少阳胆经），风府、哑门（督脉）。

阴维脉：筑宾（足少阴肾经），府舍、大横、腹哀（足太阴脾经），期门（足厥阴肝经），天突、廉泉（任脉）。

复习思考

1. 制作本经循行分布示意图。
2. 归纳与本经交会的腧穴。
3. 阴维脉和阳维脉的郄穴分别是哪个腧穴？

项目四

经外奇穴识别及应用

扫一扫，看课件

任务一　头面部奇穴识别及应用

【学习目标】

掌握头面部常用经外奇穴（四神聪、太阳、金津、玉液、牵正、安眠）的定位、主治和刺灸注意事项。

熟悉鱼腰、耳尖、球后、上迎香、内迎香、夹承浆、翳明、颈百劳的定位、主治和刺灸注意事项。

1. 四神聪*（Sìshéncōng，EX-HN 1）

【定位】在头部，百会前后左右各旁开1寸，共4穴。（图4-1）

【主治】①头痛，眩晕。②失眠、健忘、癫痫等神志病证。③目疾。

【操作】平刺0.5~0.8寸。可灸。

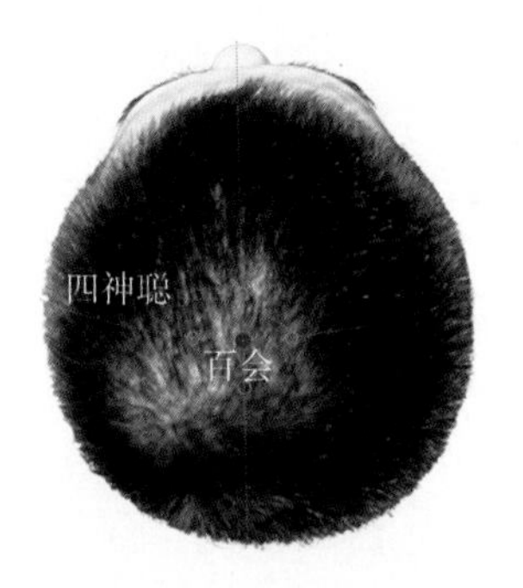

图4-1　四神聪穴

知识链接

配伍参考：①配神门、三阴交主治失眠。②配太冲、风池主治头痛、头昏。

2. 鱼腰（Yúyāo，EX-HN 4）

【定位】在头部，瞳孔直上，眉毛中。（图4-2）

【主治】①目赤肿痛，目翳，近视等。②眼睑跳动，眼睑下垂，口眼㖞斜。

【操作】平刺 0.5~0.8 寸。禁灸。

3. 太阳*（Tàiyáng，EX-HN 5）

【定位】在头部，眉梢与目外眦之间，向后约一横指的凹陷中。（图 4-3）

【主治】①头痛。②目疾。③面瘫，面痛。

【操作】直刺 0.3~0.5 寸，或用三棱针点刺出血。可灸。

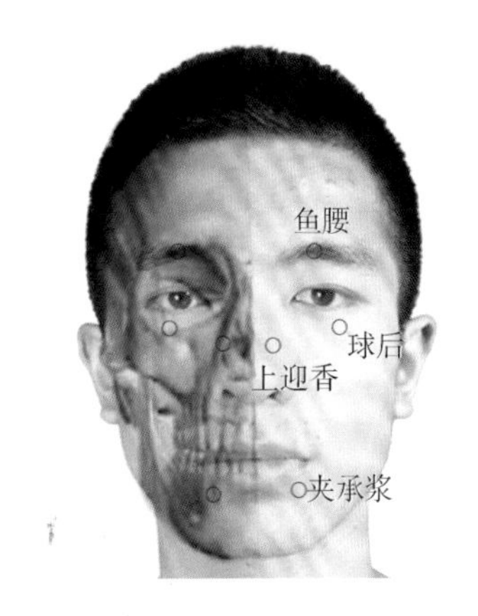

图 4-2

4. 耳尖（Erjiān，EX-HN 6）

【定位】在耳区，在外耳轮的最高点。（图 4-3）

【主治】①目赤肿痛，目翳，麦粒肿。②咽喉肿痛，喉痹，颜面疔疮。③偏正头痛。

【操作】直刺 0.1~0.2 寸，或用三棱针点刺出血。可灸。

5. 球后（Qiúhòu，EX-HN7）

【定位】在面部，眶下缘外 1/4 与内 3/4 交界处。（图 4-2）

【主治】目疾。

【操作】直刺，嘱患者眼向上看，固定眼球，或医者轻推眼球向上，针尖沿眶下缘略向内上方朝视神经方向缓慢刺入 0.5~0.8 寸，不可提插捻转，退针后压迫局部 2~3 分钟，以防出血。禁灸。

6. 上迎香（Shàngyíngxiāng，EX-HN 8）

【定位】在面部，鼻翼软骨与鼻甲的交界处，近鼻翼沟上端处。（图 4-2）

【主治】①鼻塞，鼻息肉，鼻衄，鼻渊，鼻部疮疖。②头痛，迎风流泪，目赤暴作。

【操作】向内上方斜刺 0.3~0.5 寸。可灸。

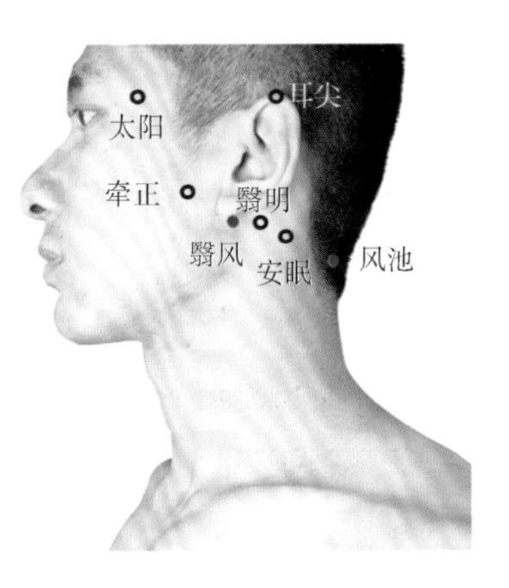

图 4-3

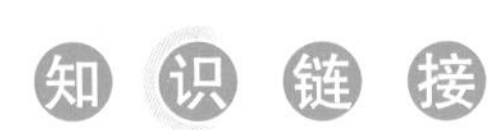

知识链接

配印堂、迎香称“鼻三针”，主治过敏性鼻炎或急、慢性鼻窦炎。

7. 内迎香（Nèiyíngxiāng，EX-HN 9）

【定位】在鼻孔内，鼻翼软骨与鼻甲交界的黏膜处。（图 4-4）

【主治】①鼻塞，鼻痒，不闻香臭，咽喉肿痛。②目赤肿痛，急性结膜炎。③热病，中暑，眩晕。

【操作】三棱针点刺出血。有出血体质者忌用。不灸。

8. 金津* （Jīnjīn，EX-HN 12）

【定位】在口腔内，舌下系带左侧的静脉上。（图 4-5）

【主治】①口疮，舌强，舌肿，失语。②呕吐，消渴。

【操作】点刺出血。不灸。

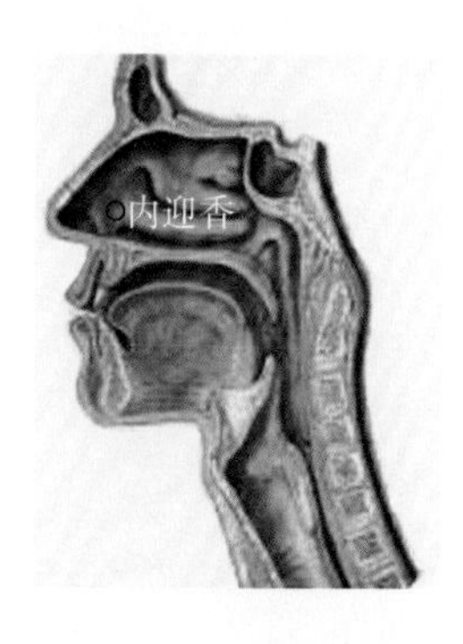

图 4-4 内迎香 1-2

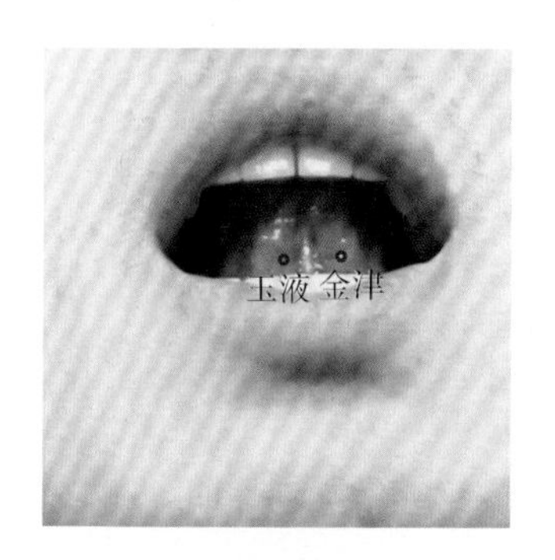

图 4-5

9. 玉液* （Yùyè，EX-HN 13）

【定位】在口腔内，舌下系带右侧的静脉上。（图 4-5）

【主治】①口疮，舌强，舌肿，失语。②呕吐，消渴。

【操作】点刺出血。不灸。

10. 夹承浆（Jiáchéngjiāng）

【定位】在面部，承浆穴左右各旁开 1 寸。（图 4-2）

【主治】①口㖞。②齿龈肿痛。

【操作】斜刺或平刺 0.3~0.5 寸。不灸。

11. 牵正* （Qiānzhèng）

【定位】在面部，耳垂前 0.5~1 寸。（图 4-3）

【主治】①口㖞，口疮。②牙痛。

【操作】向前斜刺 0.5~0.8 寸。不灸。

12. 翳明（Yìmíng，EX-HN 14）

【定位】在颈部，翳风后 1 寸。（图 4-3）

【主治】①头痛，眩晕，失眠。②耳鸣，目疾。

【操作】直刺 0.5~1 寸。可灸。

13. 颈百劳（Jingbǎiláo，EX-HN 15）

【定位】在颈部，第7颈椎棘突直上2寸，后正中线旁开1寸。（图4-6）

【主治】①颈项强痛。②咳嗽，气喘，骨蒸潮热，盗汗。

【操作】直刺0.5~1寸。可灸。

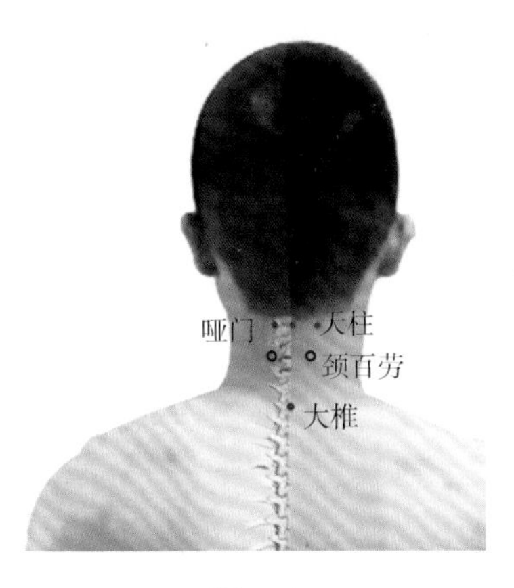

图4-6

14. 安眠*（Anmián）

【定位】在项部，在翳风穴与风池穴连线的中点处。（图4-3）

【主治】①失眠，头痛，眩晕。②心悸。③癫狂。

【操作】直刺0.8~1.2寸。可灸。

复习思考

1. 小组协作录制头面部常用奇穴的点穴操作微视频。
2. 列表比较迎香、上迎香、内迎香的定位和主治作用。

任务二　胸腹腰背部奇穴识别及应用

扫一扫，看课件

【学习目标】

掌握胸腹腰背部常用经外奇穴（三角灸、定喘、夹脊、胃脘下俞、腰眼）的定位、主治和刺灸注意事项。

熟悉子宫、痞根、十七椎、腰奇的定位、主治要点和刺灸注意事项。

1. 子宫（Zǐgōng，EX-CA 1）

【定位】在下腹部，脐中下4寸，前正中线旁开3寸。（图4-7）

【主治】①月经不调、痛经、崩漏、不孕、阴挺等妇科病证。②腰痛。

【操作】直刺0.8~1.2寸。可灸。

2. 三角灸*（Sānjiǎojiū）

【定位】在下腹部，以患者两口角之间的长度为一边，作等边三角形，将顶角置于患者脐心，底边呈水平线，两底角处取穴。（图 4-7）

【主治】①疝气，奔豚，腹痛。②不孕症。

【操作】艾炷灸 5~7 壮。

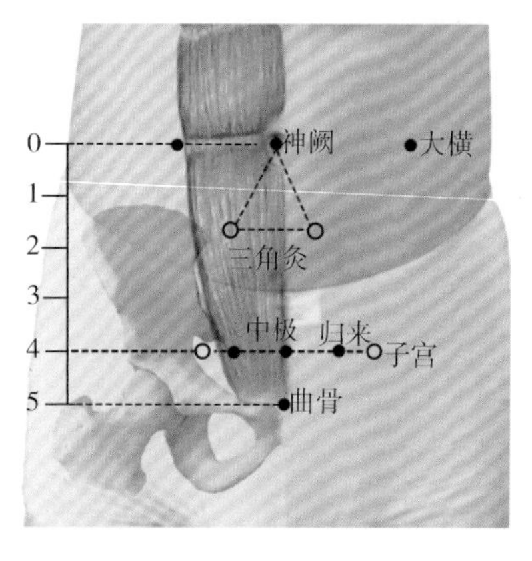

图 4-7

3. 定喘*（Dìngchuǎn，EX-B 1）

【定位】在脊柱区，横平第 7 颈椎棘突下，后正中线旁开 0.5 寸。（图 4-8）

【主治】①哮喘，咳嗽。②落枕，肩背痛，上肢疾患。

【操作】直刺 0.5~0.8 寸。可灸。

知识链接

配肺俞、中府主治咳喘。

4. 夹脊*（Jiájǐ，EX-B 2）

【定位】在脊柱区，第 1 胸椎至第 5 腰椎棘突下两侧，后正中线旁开 0.5 寸，一侧 17 穴。（图 4-8）

【主治】上胸部的夹脊穴治疗心肺、上肢疾病；下胸部的夹脊穴治疗胃肠疾病；腰部的夹脊穴治疗腰腹及下肢疾病。

【操作】直刺 0.3~0.5 寸；或用梅花针叩刺。可灸。

知识链接

治疗小儿疳积、泄泻常采用捏脊疗法。

5. 胃脘下俞*（Wèiwǎnxiàshū，EX-B 3）

【定位】在脊柱区，横平第 8 胸椎棘突下，后正中线旁开 1.5 寸。（图 4-8）

【主治】①消渴，胰腺炎。②胃痛，腹痛，胸胁痛。

【操作】向内斜刺 0.3~0.5 寸。可灸。

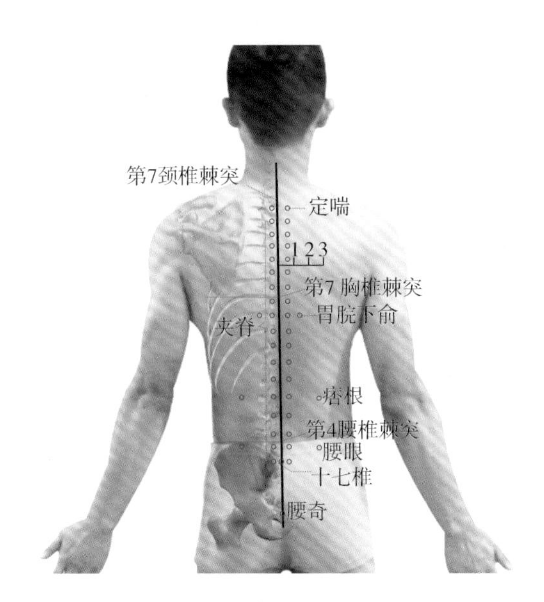

图 4-8

6. 痞根（Pǐgēn，EX-B 4）

【定位】在腰区，横平第 1 腰椎棘突下，后正中线旁开 3.5 寸。（图 4-8）

【主治】①腰痛。②月经不调，带下。③虚劳。

【操作】直刺 1~1.5 寸。可灸。

知识链接

瘕瘕：配中脘穴、足三里穴、三阴交穴、阿是穴（《针灸学》）。

7. 腰眼*（Yāoyǎn，EX-B 7）

【定位】在腰区，横平第腰椎棘突下，后正中线旁开约 3.5 寸凹陷中。（图 4-8）

注：直立时，约横平腰阳关两侧呈现的圆形凹陷中。

【主治】①腰痛。②月经不调，带下。③虚劳。

【操作】直刺 1~1.5 寸。可灸。

8. 十七椎（Shíqīzhuī，EX-B 8）

【定位】在腰区，第 5 腰椎棘突下凹陷中。（图 4-8）

【主治】①腰骶痛，下肢瘫痪。②痛经，崩漏，月经不调，带下。③小便不利，遗尿。

【操作】直刺 0.5~1 寸。可灸。

9. 腰奇（Yāoqí，EX-B 9）

【定位】在骶区，尾骨端直上 2 寸，骶角之间凹陷中。

【主治】①癫痫。②头痛，失眠。③便秘。

【操作】向上平刺 1~1.5 寸。可灸。

复习思考

1. 小组协作录制头面部常用奇穴的点穴操作微视频。
2. 列表比较各节段夹脊穴的主治作用。

扫一扫，看课件

任务三 四肢部奇穴识别及应用

【学习目标】

掌握四肢部常用经外奇穴（腰痛点、八邪、四缝、十宣、外劳宫、膝眼、胆囊、阑尾、八风）的定位、主治和刺灸注意事项。

熟悉肩前、肘尖、二白、中魁、大骨空、小骨空、鹤顶、百虫窝、内踝尖、外踝尖、独阴的定位、主治要点和刺灸注意事项。

1. 肩前（Jiānqián）

【定位】在肩前区，腋前皱襞顶端与肩髃连线的中点。（图 4-9）

【主治】肩臂痛，臂不能举。

【操作】直刺 1~1.5 寸。可灸。

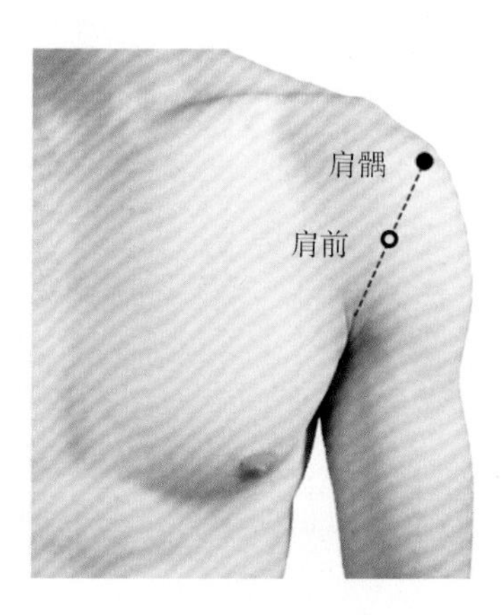

图 4-9

2. 肘尖（Zhǒujiān，EX-UE 1）

【定位】在肘后区，尺骨鹰嘴的尖端。（图 4-10）

【主治】①瘰疬。②痈疽，疔疮。

【操作】一般不针。艾炷灸 7~15 壮。

3. 二白（Erbái，EX-UE 2）

【定位】在前臂前区，腕掌侧远端横纹上 4 寸，桡侧腕屈肌腱的两侧，一肢 2 穴。（图 4-11）

注：屈腕，显现两条肌腱，其中一个穴点在间使后 1 寸两腱间，另一穴点在桡侧腕屈肌腱的桡侧。

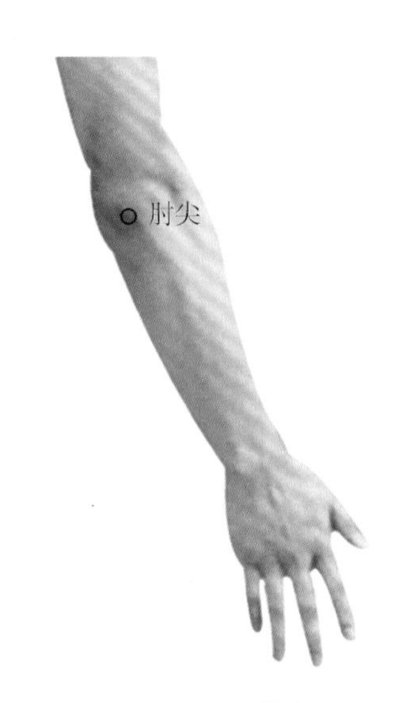

图 4-10 肘尖

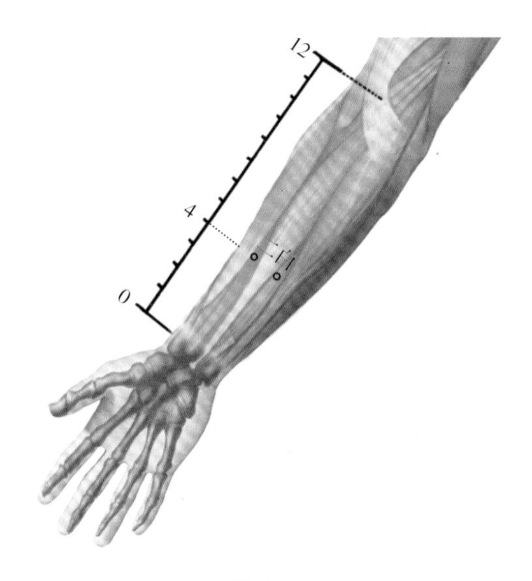

图 4-11

【主治】①痔疾，脱肛。②前臂痛，胸胁痛。

【操作】直刺 0.5~0.8 寸。可灸。

4. 中魁（Zhōngkuí，EX-UE 4）

【定位】在手指，中指背面，近侧指间关节的中点处。（图 4-12）

【主治】①反胃、食欲不振、噎膈、呃逆、呕吐等脾胃病证。②牙痛，鼻出血。

【操作】一般用灸法。

5. 大骨空（Dàgǔkōng，EX-UE 5）

【定位】在手指，拇指背面，指间关节的中点处。（图 4-13）

【主治】①目痛，目翳，迎风流泪。②吐泻。③衄血。

【操作】一般用灸法。

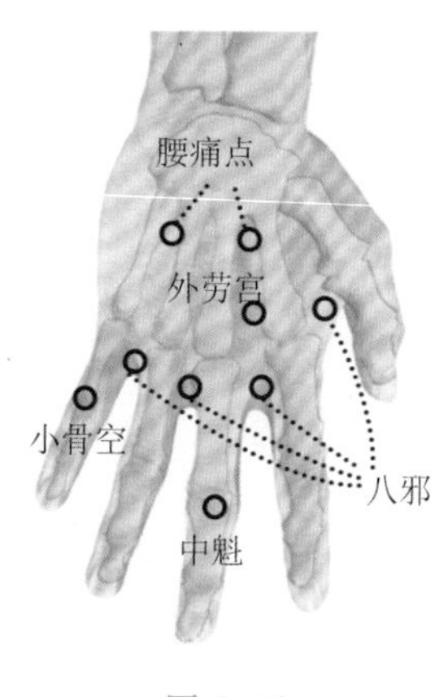

图 4-12

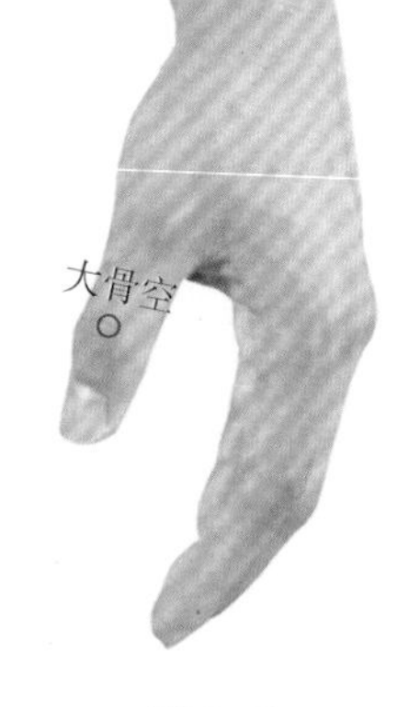

图 4-13

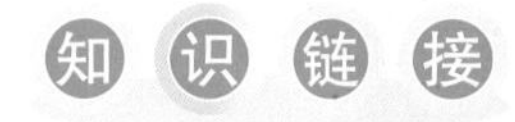

目翳：配小骨空穴、光明穴、太阳穴（《针灸大成》）。

一切目疾：配小骨空穴、太阳穴、内迎香穴（《奇穴治疗诀》）。

烂眼：配小骨空穴（《玉龙赋》）。

吐泻：配十宣穴（《奇穴治疗诀》）。

6. 小骨空（Xiǎogǔkōng，EX-UE 6）

【定位】在手指，小指背面，近侧指间关节的中点处。（图 4-12）

【主治】①目痛，目翳，迎风流泪。②指关节痛。

【操作】一般用灸法。

7. 腰痛点*（Yāotòngdiǎn，EX-UE 7）

【定位】在手背，第 2、3 掌骨间及第 4、5 掌骨间，腕背侧远端横纹与掌指关节的中点处，一手 2 穴。（图 4-12）

【主治】急性腰扭伤。

【操作】直刺 0.3~0.5 寸。

8. 外劳宫*（Wàiláogōng，EX-UE 8）

【定位】在手背，第 2、3 掌骨间，掌指关节后 0.5 寸凹陷中。（图 4-12）

【主治】①落枕，手臂肿痛。②脐风。

【操作】直刺 0.5~0.8 寸。可灸。

9. 八邪（Bāxié，EX-UE 9）

【定位】在手背，第 1~5 指间，指蹼缘后方赤白肉际处，左右共 8 穴。（图 4-12）

【主治】①手背肿痛，手指麻木。②目痛，咽痛，齿痛，头项强痛。③烦热，疟疾，毒蛇咬伤。

【操作】向下斜刺 0.5~0.8 寸，或点刺出血。不宜灸。

10. 四缝*（Sìfèng，EX-UE 10）

【定位】在手指，第 2~5 指掌面的近侧指间关节横纹的中央，一手 4 穴。（图 4-14）

【主治】①小儿疳积。②百日咳。

【操作】直刺 0.1~0.2 寸；或三棱针挑破皮肤，挤出少量黄白色透明黏液或出血。不宜灸。

知识链接

四缝穴除了治疗小儿疳积、百日咳外，其治疗范围在逐渐扩大。如胃脘痛、腹痛、腹胀、咽痛、恶心呕吐、消化不良、呃逆、中暑、发热、感冒哮喘、小儿惊风等症均有奇效。还有报道可治疗失眠、神经衰弱、疖肿、痛风、月经不调等症。

11. 十宣*（Shíxuān，EX-UE 11）

【定位】在手指，十指尖端，距指甲游离缘 0.1 寸，左右共 10 穴。（图 4-14）

【主治】①昏迷。②癫痫。③高热，咽喉肿痛。④手指麻木。

【操作】浅刺 0.1~0.2 寸；或点刺出血。

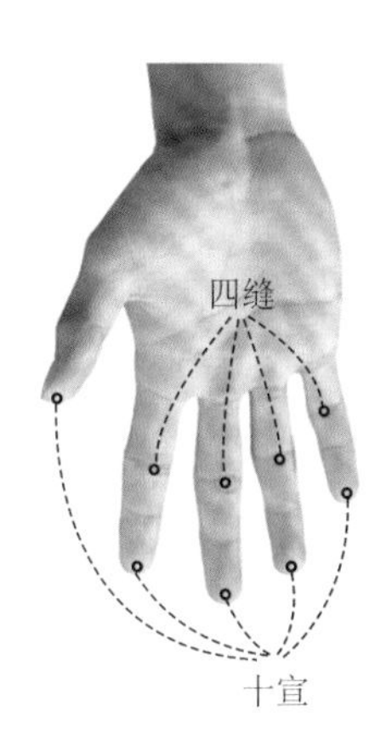

图 4-14

12. 鹤顶（Hèdǐng，EX-LE 2）

【定位】在膝前区，髌底中点的上方凹陷中。（图 4-15）

【主治】①膝痛，鹤膝风。②腿足无力，瘫痪。③脚气。

【操作】直刺 0.8~1 寸。可灸。

13. 百虫窝（Bǎichóngwō，EX-LE 3）

【定位】在股前区，髌底内侧端上 3 寸。（图 4-15）

【主治】①虫积。②皮肤瘙痒，风疹，湿疹，疮疡。

【操作】直刺 1.5~2 寸。

14. 内膝眼*（Nèixīyǎn，EX-LE 4）

【定位】在膝部，髌韧带内侧凹陷处的中央。（图 4-16）

【主治】①膝痛，腿痛。②脚气。

【操作】向膝中斜刺 0.5~1 寸，或透刺对侧膝眼。可灸。

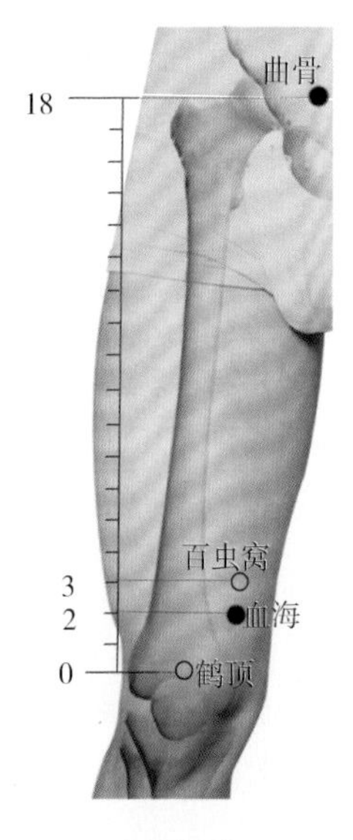

图 4-15

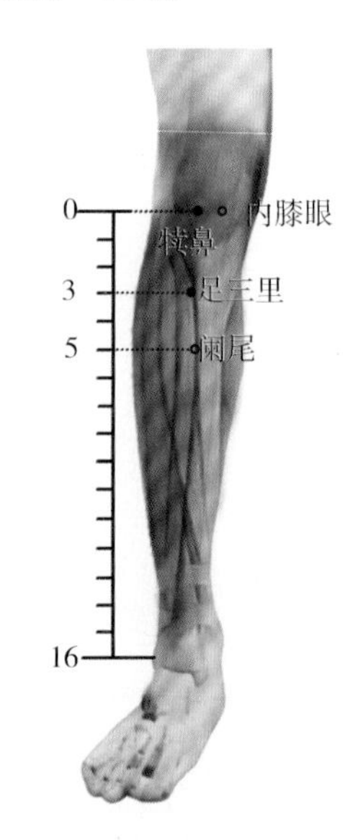

图 4-16

15. 胆囊*（Dǎnnáng，EX-LE 6）

【定位】在小腿外侧，腓骨小头直下 2 寸。（图 4-17）

【主治】①急、慢性胆囊炎，胆石症，胆道蛔虫症等胆腑病证。②下肢痿痹。

【操作】直刺 1~1.5 寸。可灸。

16. 阑尾*（Lánwěi，EX-LE 7）

【定位】在小腿外侧，髌韧带外侧凹陷下 5 寸，胫骨前嵴外一横指（中指）。（图 4-16）

注：上巨虚上 1 寸。

【主治】①急、慢性阑尾炎。②消化不良。③下肢痿痹。

【操作】直刺 1~1.5 寸。可灸。

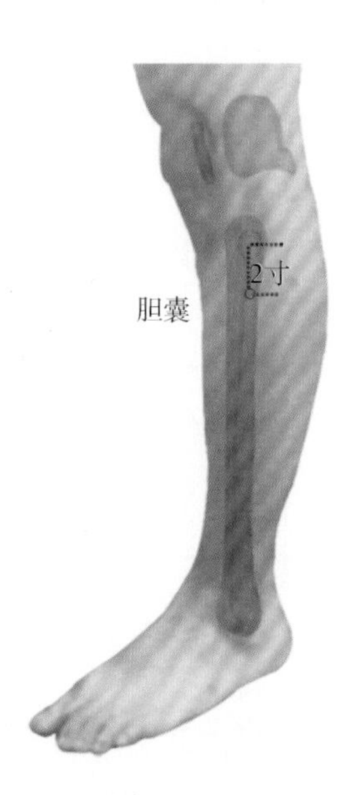

图 4-17

17. 内踝尖（Nèihuáijiān，EX-LE 8）

【定位】在踝区，内踝的最凸起处。（图 4-18）

【主治】①齿痛，乳蛾。②小儿不语。③霍乱转筋。

【操作】禁刺。可灸。

18. 外踝尖（Wàihuáijiān，EX-LE 9）

【定位】在踝区，外踝的最凸起处。（图 4-19）

【主治】①脚趾拘急，足外廉转筋，白虎历节风痛。②脚气。③齿痛，小儿重舌。④卒淋。

【操作】禁刺。可灸。

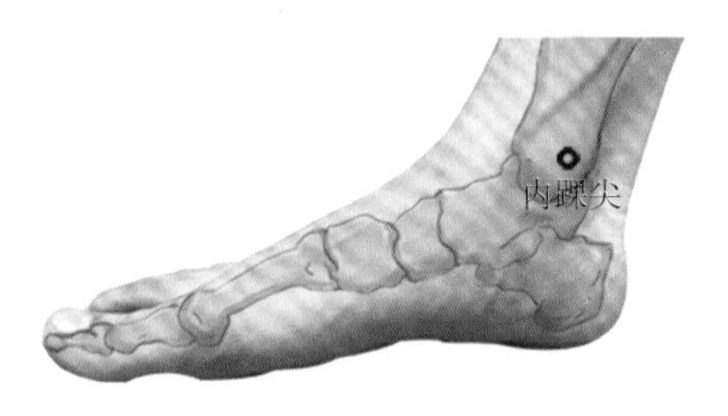

图 4-18

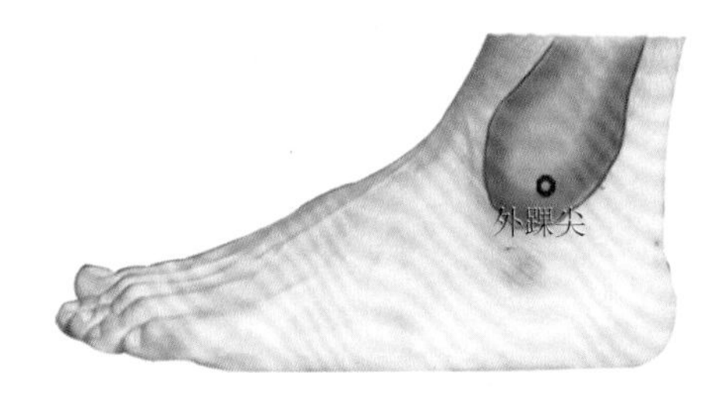

图 4-19

19. 八风*（Bāfēng，EX-LE 10）

【定位】在足背，第 1~5 趾间，趾蹼缘后方赤白肉际处，左右共 8 穴。（图 4-20）

【主治】①趾痛，足跗肿痛。②毒蛇咬伤。③脚气。

【操作】斜刺 0.5~0.8 寸，或点刺出血。

20. 独阴（Dúyīn，EX-LE 11）

【定位】在足背，第 2 趾的跖侧远端趾间关节的中点。（图 4-21）

【主治】①胞衣不下，月经不调。②疝气。③胸胁痛，卒心痛。④呕吐。

【操作】直刺 0.1~0.2 寸，孕妇禁用。可灸。

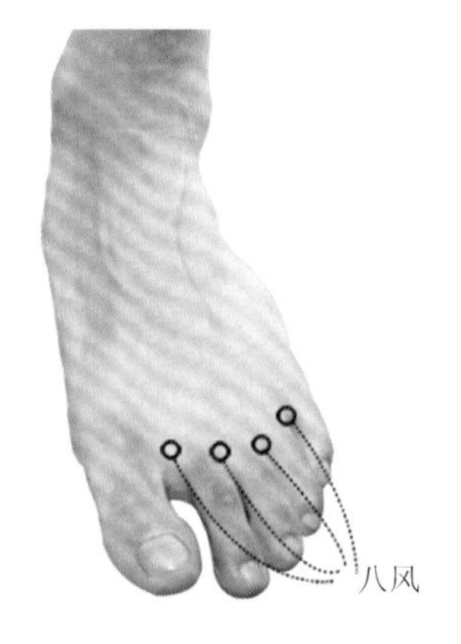

图 4-20

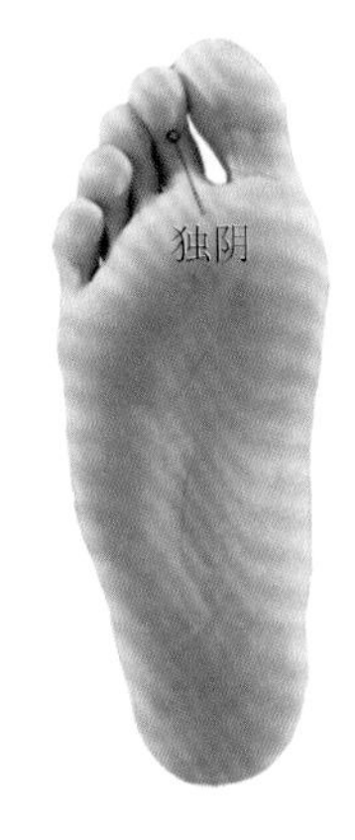

图 4-21

复习思考

1. 小组协作录制四肢部常用奇穴的点穴操作微视频。
2. 列表比较八邪、八风、十宣的定位及主治作用。

项目五

创新发展与学习指导

扫一扫，看课件

任务一　经络与腧穴的实质研究

【学习目标】

了解经络与腧穴的现代研究概况；经络的实质假说有哪些；腧穴现代研究的方向及腧穴生理物理特性有何特点。

一、 经络实质的假说

经络学说是中医学理论体系的核心内容之一，是针灸临床治疗疾病的理论基础。目前，经络现象已受到国内外科学研究的广泛认同，“现象是本质的显现”，经络现象亦是经络本质的显现，从经络现象入手开展经络实质的研究无疑是人体生命科学的重要研究内容。近年来，国内外学者对“经络实质”的研究呈现多学科、多领域的发展态势，其面涉及物理、神经生理、生物化学、分子生物学等多个学科领域，众学者提出了许多假说，例如脉管说、中枢兴奋扩散说、外周动因激发说、周围神经说、二重反射假说、脊髓前角运动神经元反射假说、第三平衡系统假说、经络的骨骼肌链假说、“经络蛋白能带结构”假说、能量共振传输系统假说、筋膜学说等等。现将各类假说分为五类进行探讨，概述如下。

经络现象：经络现象是指沿古典经络路线出现的一些特殊的感觉传导和感觉障碍以及可见的皮肤色泽和组织形态变化等现象。“循经性”是各种经络现象的共同特征。经络现象一般是针刺、艾灸、推拿及电脉冲等刺激作用于经穴后而产生的，也可在机体某种病理状态下自发地出现，有时，还可经入静诱导和意守丹田等气功锻炼而被诱发出现。经络现象的出现机理非常复杂，但各种经络现象从感觉到形态的多个侧面，反映出古代记载的经络路线的客观存在。特别是可见的经络现象，持续时间长，客观性强，形象、直观、生动地显示着人体“活的经络图”。

（一）体液论

“体液论”的学者们认为中医经络中的气血指人体中的各种体液，经络就是已知的脉管或腔隙性结构，是某种化学物质沿经络传递的结果。例如，早期的“脉管说”认为，经络与淋巴管和血管有密切关系。有些经脉的某些循行路线与血管的分布相似，例如，手太阴肺经沿头静脉分布；手少阴心经沿尺动脉和尺静脉分布等。为观察经络与淋巴管的关系，上海中医药大学在胎儿尸体上注射碳素墨水以显示淋巴管，发现在少商穴处注入的墨水沿皮下淋巴管到第一掌骨内侧面后，经腕部桡侧，上行至肘部肱二头肌腱桡侧，再斜行至腋下淋巴结。其路线与手太阴肺经上肢部的循行一致。另外，卢六沙提出了经络物质构成模型，认为经络这一生命期间的体液内环境，其主要物质构成是处于临界浓度附近的溶致液晶体透明质酸。

（二）神经论

有人认为经络现象是神经系统的一种功能表现，并无独立的经络结构。根据作用机制的不同，神经论又分为中枢神经扩散说、自主神经反射联动说、周围神经说、二重反射假说等。“周围神经说”学者认为，经络与周围神经存在密切关系。通过实验发现，在穴位或其附近，常有神经干或较大的分支通过。显微镜观察也证明穴位处的各层组织中有丰富的神经末梢、神经丛和神经束。手太阴肺经沿臂外侧皮神经、前臂外侧皮神经、肌皮神经及桡神经分布；足太阳膀胱经沿腓肠神经、股后皮神经分布；手厥阴心包经沿正中神经分布等。而且在经脉弯曲部位常有相应神经结构分布，如膀胱经在骶部有两个弯曲，其中由上髎至下髎穴的一个弯曲相当于骶神经后支外侧支的第一次神经袢，而从小肠俞到白环俞的一个弯曲相当于该神经的第二次神经袢。

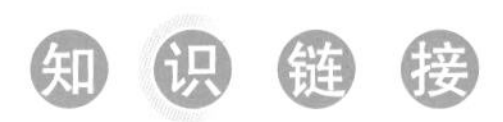

二重反射假说：关于经络实质的二重反射假说是汪桐于1977年提出的。汪氏认为，针刺穴位时，一方面可以通过中枢神经系统引起通常的反射效应，即长反射；另一方面，由于针刺部位局部组织的损伤可产生一些酶化学物质，这些物质作用于游离神经末梢，便引起局部的短反射；而在针刺过程中这两种反射同时

出现。例如，器官功能的神经调节可通过长、短两种反射形式实现，消化系统功能活动的调节是这两种反射的典型例子。汪桐认为，针刺产生的短反射可通过神经丛或神经网的相互作用，刺激另一个短反射的发生，短反射相继触发，向一定的方向推进，从而引起循经感传现象。在一系列局部短反射相继激发的过程中，每一个反射环节所引起的兴奋，可经传入神经传入中枢，上升为意识。各个短反射在大脑皮层上的相应代表区依次连接，便可形成经络在大脑皮层上的投影图。

（三）蛋白论

众所周知，细胞是生命活动的基本单位，蛋白质是生命的物质基础。支持“蛋白论”的学者认为，在细胞膜上存在与经络现象密切相关的“经络蛋白”，而经络是由“经络蛋白”为主要成分而形成的能带结构。“经络蛋白”连同其具有液晶特性的细胞膜一起，在一定条件下可一次变构，有序排列，相互耦联，共同组成经络信息、能量的传递与转换体系，并作为细胞内外联系的介导，引起相应的细胞结构、机能及代谢状态的变化，形成多因素、多层次、多功能的动态调节系统。

（四）能量论

这里的能量，主要指电磁波、声波等物理性能量，而非细胞能量代谢中的化学能。有人从量子学角度对经络实质进行了探讨，认为经络是由一系列开放频率相同的细胞组成的。这些开放频率相同的细胞是原始胚胎发育的结果，根据协同学原理，它们组成了有序化结构——经络。经气的实质就是电磁波、能量等信息的传导。李定忠等学者利用低温超导量子干涉仪，观察针刺足三里穴前后脑磁图和经穴磁图变化。通过高磁场脑功能扫描仪探讨经络传导与脑功能变化的相关性，发现针刺和感传过程均能引起脑功能变化，提出了经络的实质是“电磁振荡与电化学振荡的循行流”假说。

（五）筋膜论

近年来，筋膜论逐渐成为经络实质研究的一个热点，认为经络存在于筋膜结缔组织。南方医科大学原林教授提出了人体第十大功能系统——筋膜系统，即遍布全身的结缔组织筋膜支架，以筋膜内干细胞为中心，在神经系统和免疫系统的参与作用下，使生物维持较长的生命周期，并通过细胞信号传导、分子扩散、神经反射调节、神经内分泌调节、自身免疫调节和细胞组织修复等环节维持机体内环境的稳定。通过对人体的筋膜结构进行分割、标记和三维重建，显示出筋膜在人体内部所形成的软支架。进而研究国标人体 14 条经络 362 个穴位的进针部位和手法，发现人体穴位的针刺部位均位于筋膜的不同层次。他认为，人体筋膜支架是经络的解剖学基础，其中“穴位”是富含神经感受器和活性细胞而能产生较强生物信息的结缔组织聚集处，“经脉”为“穴位”间具有解剖结构相连或神经传入接近的筋膜结构。

二、 腧穴的现代研究

腧穴研究是针灸学研究的重要组成部分之一。有关腧穴现代研究的资料非常丰富，包括腧穴形态结构研究、腧穴生理物理研究、腧穴病理反应研究、腧穴刺激效应研究等。多数研究侧重于腧穴形态结构研究，腧穴与非穴或某穴与他穴表现的各种特性的研究。腧穴的形态结构研究初步表明，穴位是神经血管或含血管神经的筋膜结缔组织穿经骨、肌或筋膜围成的孔道和脑脊神经终末及其伴行血管终末在身体中轴的浅出交汇部位。本节仅就腧穴生理物理研究作一扼要介绍。

（一）电阻特性

国内许多研究员开展了大量的穴位电阻的研究工作，基本上肯定了穴位的低阻抗特性。在1700余人身上检测到的690多个良导点的分布与经穴部位大致相符。应用皮肤电阻抗检测的微机系统对人体皮肤低阻点分布检测结果表明，皮肤低阻点基本上是循经分布的。对家兔“内关”穴皮肤电阻的测定及其影响因素的观察显示，穴区皮肤电阻明显低于非穴区，麻醉和死亡均不改变穴区低电阻特性。对排卵前后“三阴交”等穴电阻变化及雌激素对其影响的观察表明，穴位电阻的增高与排卵活动存在着一定关系，雌激素可降低穴位电阻。

（二）电位特性

皮肤导电性能测量，通常是指当外加一个电流于皮肤两点时皮肤导电量或皮肤电阻的变化；而穴位皮肤电位测量，一般是指在没有外加电流时从皮肤导出电流或皮肤电位的变化。多年来，国内外许多研究表明，穴位皮肤电位较非穴位高，并随机体不同机能状态而发生相应变化。Dumitrescu等测得穴位的皮肤电位比周围非穴皮肤高2~6mV。Brown等发现在人体双侧上臂可测出分布于各经脉线上的18个穴位。尽管受试者身材不同，但各穴分布的位置相似，其皮肤电位值为2~42mV。中国中医研究院将多头探测电极分别固定于穴位和非穴位上测试，结果有70%的穴位皮肤电位明显高于非穴位。

（三）超微弱发光特性

人体活体体表可向外发射超微弱冷光。对144人的139个穴位和278个非穴点的10000多次的超微弱发光测试显示：穴位的发光强度均明显高于非穴点；特定穴与非特定穴的发光强度也有差异，井、荥、输、经、合、原、络、郄、下合穴等特定穴不但显著高于非穴点，而且还明显高于非特定穴；不同类型特定穴的发光强度又有差别，井、输、原和下合穴的发光强度明显高于其他特定穴。健康人井穴的发光强度明显高于四肢部的其他经穴，上肢经穴的发光强度高于下肢，左右同名经穴的发光强度基本相同，三阳经和三阴经经穴的发光强度也基本相同。可见，腧穴与非穴点及与不同腧穴比较在超微弱发光强度上具有特异性。

（四）红外辐射特性

人体的红外辐射可反映人体脏器和全身各部的代谢变化。国内外研究者在这方面开展了许多研究。日本芦泽胜助等在50名20~36岁的健康男子的胸、腹、背、头等部位共拍摄全身红外热像图照片2万张，发现穴位部位的温度比其周围组织高0.5~1.0℃。有学者在8名健康成年男子的胸、腹部发现有较周围高0.5~1.0℃的高温点和高温线，它们中一部分所在的部位与穴位的分布有关，并且发现高温点的位置恒定，四季不变，其热传导率也较周围组织高。另有学者报道，应用红外线摄影技术通过温差可清楚地确定经穴部位，经穴在体表的直径为2mm。可见，腧穴的红外辐射特性是客观存在的。

以上有关经络与腧穴的现代研究成果，从总体上讲是进步的、有意义的，但有些结论尚有争议，有待进一步证实。我们相信，随着现代科学的不断发展，我们将在中医理论的指导下，应用现代科学的高新技术手段，从根本上揭示经络与腧穴的实质。

附：《黄帝内经·素问》经络论篇第五十七

黄帝问曰：夫络脉之见也，其五色各异，青黄赤白黑不同，其故何也？岐伯对曰：经有常色，而络无常变也。帝曰：经之常色何如？岐伯曰：心赤、肺白、肝青、脾黄、肾黑，皆亦应其经脉之色也。帝曰：络之阴阳，亦应其经乎？岐伯曰：阴络之色应其经，阳络之色变无常，随四时而行也。寒多则凝泣，凝泣则青黑；热多则淖泽，淖泽则黄赤。此皆常色，谓之无病。五色具见者，谓之寒热。帝曰：善。

复习思考

1. 经络与腧穴的实质是什么，现代研究的思路是什么？

2. 查找有关经络实质假说的文献资料，分小组开展讨论，写出《经络实质假说的研究进展》。

3. 查找有关腧穴研究的文献资料，写出《腧穴研究进展综述》。

扫一扫，看课件

任务二　经络与腧穴的创新发展

【学习目标】

了解董氏奇穴的学术特色；了解平衡针的特点。

一、 董氏奇穴

董氏奇穴是董景昌祖传的奇穴针灸疗法，既源于传统的经络系统和针灸方法，又有所创新，独具特色。

1. 董氏奇穴的分布　董氏奇穴共740余穴，分布于手、臂、足、腿、耳及头面等处，如：手指（一一部位）、手掌（二二部位）、前臂（三三部位）、上臂（四四部位）、足趾（五五部位）、足背（六六部位）、小腿（七七部位）、大腿（八八部位）、双耳（九九部位）、头面（十十部位）以及前胸、后背等十二个部位，脉络清晰，有章可循。

2. 董氏奇穴的命名　董氏奇穴命名简单易记，如以部位命名，正筋、正会、肩中、灵骨、侧三里等；以五行命名，木火、水金、土水、木斗、木留等；以主治命名，妇科、眼黄、肝门、眼黄、肠门等。另外还有以穴位数字以及穴位与功效结合命名的，如三重、手解等。

3. 董氏奇穴的取用

（1）重视掌诊与面诊。当某脏腑或经络有病变时，较容易在面部或手部发现暗影，依此诊断结果并非仅用于定位诊断，在更大的程度上，是一种病机辨证，按照人体肝、心、脾、肺、肾五大系统，依据掌诊分区的形色异常，将其辨证结果归类（即脏腑辨证），然后据此选穴施治。如治疗坐骨神经痛的特效穴有数个，若患者掌上肺区出现气色反应，即可诊为肺虚，若掌诊肾区形色反应异常，则当取中白、下白二穴。

（2）全息通应。全息论认为整体中任何一个独立部分，都包含着整体的信息。董氏奇穴的穴位分布与全息律有极其相似之处，任意局部穴位都能治疗全身疾病，临床施治时，应用全息对应关系，可以囊括当前出现的许多全息针灸疗法，变化无穷。例如，位于口唇边的水金、水通二穴，正当面部全息倒像之肺及气管所在处，其全息正像则为下焦之肾脏所在，故以“金”“水”命名，补气益肾作用强，用来治疗久病肾不纳气之哮喘。

（3）对应取穴。等高对应：即在痛点对侧相等部位施针，左侧病痛可取右侧等高点，右侧病痛也可取左侧等高点，例如左侧曲池部痛可针右侧曲池。手足顺对：将上肢与下肢顺向排列，以肘对应膝中心对应，可有下列对应，肩对髋、上臂对大腿、肘对膝、前臂对小腿、手对足，如膝部病证可取肘部穴治疗。手足逆对：将上肢与下肢逆向排列，可有以下对应关系，肩与足、上臂与小腿、肘与膝、前臂与大腿、手与髋，如踝部病证可取肩部穴位治疗。手躯顺对：上肢除与下肢有对应关系外，与躯干亦有对应关系，将上肢自然下垂与躯干呈顺向并列对置，则有如下对应，上臂与胸（背）脘、肘与脐（腰）、前臂与下腹（腰骶）、手与阴部，如阴部病证可取手部穴治疗。手躯逆对：将上肢与躯干逆向并列，对应关系如下，手（腕）与头（颈）、前臂与胸（背）脘、肘与腰、上臂和下腹（或腰骶）、肩与阴部，如阴部病证亦可取肩部穴位治疗。足躯顺对：下肢除与上肢有对应关系外，还与躯干有对应关系，下肢与躯干顺向并列对置，则有如下对应，大腿与胸（背）脘、膝与脐（腰）、小腿与下腹（腰骶）、足与阴部，如胸背有疾可取大腿部穴位。足躯对应：将下肢与躯干呈逆向排列，对应关系如下，足与头、踝与颈项、小腿与胸（背）脘、膝与脐（腰）、大腿与下腹（腰骶），如胸脘有疾可针小腿部穴位。此外，还有头骶对应和前后对应。

（4）体应原理。其要点为：以骨治骨，以筋治筋，以肉治肉，以脉治脉，以皮治皮。如治疗各种骨刺，常用削骨针（四花副穴及其下 2.5 寸之倒马针），必须贴骨扎针方有特效；贴筋进针可治筋病，如尺泽在大筋旁，可治全身筋病；如驷马及肩中在肌肉丰厚部，常用来治疗肌肉萎缩等；紧贴脉管的穴位可治脉病，如太渊可治无脉症等。

4. 董氏奇穴针法　董氏针法不拘泥于补泻，施针方法简便。

（1）倒马针法。利用两针或三针并列以加强疗效。先在某一穴施针，然后取同经临近穴再刺一至二针。

（2）动气针法。进针得气后，在捻针的同时令患者活动患处，病痛可立即减轻，此时停止捻针或者出针；若病程日久，可稍留针，并捻针数次，同时令患者活动患部；若病在胸腹部，不方便活动，可通过按摩或令患者深呼吸，例如，治胸闷胸痛，针内关，稍留针，令患者深呼吸，闷痛可立刻缓解。

5. 董氏奇穴治疗特色　董氏奇穴针灸取穴少，见效快，治疗范围广，对各种痛症、面瘫、鼻炎、哮喘、胆囊炎、慢性胰腺炎、结肠炎、耳鸣、耳聋、带状疱疹、丹毒、不孕症、妇科病等，均有奇效。如重子穴治久年背痛，肾关穴治尿频，木穴治鹅掌风，妇科穴治不孕症，驷马穴治过敏性鼻炎及多种皮肤病，正脊穴及上三黄治各种骨刺，通关、通山、通天配合刺血针法治疗病毒性心肌炎，下三皇治糖尿病，制污穴治久年恶疮不收口等。

二、 平衡针法

平衡针法由著名中医专家王文远教授首创，是在继承传统医学的基础上，吸收现代医学的神经学说、生物全息学说、心理医学、整体医学等精髓，而形成的针灸疗法。平衡针法是通过针刺体表的特定反应点治疗相关疾病，临床常用于颈肩腰腿痛、高血压、高血脂、糖尿病等疾病的治疗，具有安全简便、一穴多病、快速见穴的特点。

1. 平衡针法产生的条件　平衡针法产生的条件首先有不平衡的因素存在。平衡是相对的，不平衡是绝对的。正常情况下人体处于自然、社会、家庭、心理等平衡状态中，在内因、外因、不内外因的作用下，使人体内环境（即心理、生理）平衡失调，从而不能适应自然以及社会家庭等外部环境而发病。外环境（即自然、社会等）的破坏，影响、干扰了机体内环境的稳定性而发病。因此，疾病的发生是人体内外环境整体平衡失调的结果。

2. 平衡针的基本操作方法

（1）取穴原则。特异性取穴，主要是对全身性疾病的取穴方法。如降压穴、降脂穴、感冒穴等；交叉性取穴，主要是指治疗部位与疾病部位的上下和左右交叉的取穴方法。如治疗臀部疾病取对侧臂丛神经支配的肩关节部位的臀痛穴，治疗肩关节病变取下肢对侧坐骨神经支配区的小腿部位的肩痛穴；对称性取穴，主要指治疗部位和疾病部位左右对称或前后对称的取穴方法。如治疗胸部的乳腺疾病取背部的乳腺穴，治疗右侧肩关节、肘关节、腕关节病变取对称的左侧肩关节相应部位平衡针穴位。

（2）持针方法。根据不同平衡针穴位，选择不同长度的针具。临床多选用 75mm 毫针；取 75%乙醇棉球一个，挤干备用；将棉球固定在针尖上 1~2cm 针体处，右手持该处进针。

（3）针刺方法。提插方法，包括上提和下插两个部分，操作中通过改变针尖的方向、角度、深浅以获得针感。主要适用于有特殊针感要求的平衡穴位，如降压穴、降脂穴、肩痛穴等。强化针感手法，指针刺深度达到要求后采用的一种捻转手法。通过拇指与示指按顺时针方向旋转捻动针体发生滞针，然后再按逆时针方向旋转捻动针体并出针。主要适用于病情较重、有特殊针感要求的平衡针穴位，如偏瘫穴、面瘫穴、胃痛穴等。一步到位手法，指针刺深度在 1 寸以内的针刺手法，适用于比较浅表的穴位，进针后即可出针，原则上不提插、不捻转。如明目穴、牙痛穴、踝痛穴等，症状较重时可给予轻度提插、捻转。两步到位手法，指针刺深度在 2 寸以内的针刺手法，第一步将针尖刺入体内，第二步将针体刺入达到要求的深度。进针后即可出针，不提插，不捻转。如耳聋穴、过敏穴、胸痛穴等。三步到位手法，指针刺深度在 3 寸以内的针刺手法，第一步将针尖刺入体内，第二步将针体刺入达 1~2 寸，第三步再将针体刺入达 2. 5 寸左右即可。不提插，不捻转，达到一定深度后即可出针。如臀痛穴、肩背穴、抑郁穴、偏瘫穴等。

3. 平衡针法的特点

（1）突出人体自身平衡。平衡针的理论核心就是突出人体的自身平衡。这种自身平衡系统的实质就是人体内的自我调控功能，这种平衡机制就是大脑高级调控中枢。针灸就是调整、完善、修复这个系统，来激发、调动机体内的物质能量，促进机体在病理状态下的良性转归。同时，这个平衡系统还具有被动加强的特性，能够接收外界给予的合理的良性刺激。人体出现的生理失调和病理改变，均为人体内平衡调控系统失衡的反应。平衡针灸的目的不是去直接治疗病人的疾病，而把针刺作为一种外因刺激手段，通过患者的自身调整达到恢复机体平衡，使疾病向愈的目的。

（2）充分利用人体信息系统。人体信息系统，传统医学称之为经络系统，现代医学称之为神经及体液系统。平衡针就是通过充分利用这个信息系统达到自身平衡的目的。

（3）突出单穴疗法。平衡针的取穴特点为单穴疗法，一病一穴，一证一穴，多数病证均可采用一穴治疗。平衡针取穴目前为 38 个平衡穴位，对个别病证也可采用多穴，但一最多不超过 5 个穴位。

（4）突出快速针刺。临床中多数病证均可采用快速针刺法，快速针刺也称为三刺针法，即进针快、找针感快、出针快，整个针刺过程控制在 3~5 秒钟之内。

（5）突出即时效应。一针见效是平衡针即时效应的典型。多数病人在 3~5 秒钟内即可见效。对发病时间短，症状轻，体质好、年龄小的病人，经一次性治疗即可临床治愈，即使发病时间长、症状重、年龄大、体质差的病人，也可在一次治疗时改善症状，通过多次治疗达到治愈目的。

（6）突出针感效应。针感是反映平衡针疗效的重要标志，不同的穴位有着不同的针感要求，只要产生针感即可产生治疗效果。平衡针的针刺手法中不强调针刺补泻手法，只强调提插手法，通过提插手法刺出不同的针感。

（7）突出离穴不离经。平衡针不过于强调穴位的定位，而是要求针刺不离经络或神经相应的结段，产生针感即可。

（8）突出穴名通俗化。平衡针的穴位名称通俗易懂，易于普及推广。其主要特点是以部位、功能、主治来命名，如治疗头部病变的平衡穴位叫头痛穴，治疗腰部病变的平衡穴位叫腰痛穴等。

（9）突出安全无副作用。安全无副作用是平衡针最根本的要求。晕针是针刺时最为常见的副作用，而平衡针疗法，针刺时间短，可有效消除患者的紧张心理。另外，平衡针的穴位均分布在四肢的较安全部位，免除刺伤脏器之忧。

复习思考

1. 董氏奇穴针法特色。
2. 平衡针的基本操作方法。
3. 查阅资料并分组讨论经络腧穴的创新与发展情况。

任务三 经络与腧穴的学习方法指导

【学习目标】

掌握《经络与腧穴》课程的特点，理论与实践结合，会用多种学习资源，提高学习效果。

熟悉提问式思考方法、数字桩和地点桩记忆方法，提高经络与腧穴记忆效果，提高学习效率。

了解中医执业（助理）医师资格考试对经络腧穴的测试要求，做好考试准备。

一、把握课程特点

《经络与腧穴》是针灸推拿专业的基础课程和核心课程，它的前续课程有《中医基础学》和《人体解剖学》，后续课程有《刺法灸法》《针灸治疗》《推拿治疗》等课程。《经络与腧穴》是中医执业（助理）医师资格考试的必考内容。“基础不牢，地动山摇”，《经络与腧穴》是否学好，直接影响到针灸推拿专业课程的学习和今后的临床实践。

《经络与腧穴》课程主要围绕什么是经络腧穴、是怎么来的、有什么内容、各条经络及各个腧穴在哪里、临床怎么应用、将来怎么发展等问题进行阐述。内容选取以《黄帝内经》《黄帝八十一难经》《针灸甲乙经》等文献为主，经络、腧穴的循行与定位引入了现代解剖学内容，部分内容结合了相关研究成果。

认识到《经络与腧穴》课程的重要性，有助于增强学习动力。系统了解《经络与腧穴》课程内容要点，有助于全面把握课程特点、形成课程框架体系、制定科学的学习计划。对于重点内容，学习时既要动手又要动脑。如学习各条经脉时，应该达到能背诵、能默写，还能在人体准确地画出经脉循行线。

二、提高学习兴趣

爱因斯坦曾经说过：“兴趣是最好的老师，它可激发人的创造热情、好奇心和求知欲。”孔子《论语》：“知之者不如好之者，好之者不如乐之者。”学习经络与腧穴，可以先了解一些针灸的故事，逐渐提高学习兴趣，增强学习动力。历史上关于针灸的故事和名人较多，如扁鹊、华佗、王惟一、孙思邈等，再如针灸铜人的创作、演变，乃至被列强掠夺等都是一个个传奇故事。

我们可以从孙思邈命名阿是穴的故事感知一二。

唐代著名医学家孙思邈一生为民解除疾苦，留下了许多动人的佳话。针灸学中的“阿是穴”就是他在临床中命名的。

孙思邈约70岁那年，一天清晨，有一个乡亲非常着急地跑到孙思邈家，说有一个姓陈的乡亲快不行了，请他去救一救。孙思邈闻讯，急忙备好银针，背起药囊，柱上拐杖，就随报信人出发了。

两人走了三十多里路，终于来到了病人家里。见病人躺在一张破席子上，昏迷不醒。经过孙思邈的尽心抢救，病人终于在半夜里清醒了过来。病人看见一位白发苍苍的老翁在为自己治疗，非常感动，想坐起来道谢，谁知身体稍微一动就如刀割一样地疼了起来。孙思邈连忙扶病人躺下，并说：“只要止住了疼，再吃几剂汤药，病就会好起来的。”说着，他又给病人扎了止痛针。

银针拔出来了，病人还是疼得大声呻吟，孙思邈另选穴位又扎了针，仍然没有见效。他一个又一个地扎着古医书中记载的能止疼的穴位，能用的穴位都扎过了，疼痛还是没能止住。孙思邈问病人哪儿最疼？病人疼得有气无力地说：“左、左、左……腿。”孙思邈于是选中病人左腿的一个部位，用拇指轻轻地按了下去，问：“是不是这儿?”病人摇了摇头。孙思邈耐心地又按了好几处，病人一直在摇头。当他按到小腿的一个地方时，病人突然叫了起来：“阿——是——是这儿!”

于是，孙思邈就将银针从这儿扎了下去。

病人痛苦的面容终于舒展了，他抹了抹满头的大汗说：“先生，您这一针可真灵呀!针一进，我浑身一麻，就不疼啦!”他抬头瞧了瞧扎针的部位，好奇地问：“先生，这叫啥穴呀？怎么针一进，疼就止住了呢?”

孙思邈心想，这个地方不是古书上记载的穴位，想了想，笑哈哈地说：“你刚才不是说‘阿——是——’吗？这就叫‘阿是穴’!”

三、 强化动手能力

在针灸推拿临床实践中，无论是诊断还是治疗，都要求医者能快速、准确地“识穴与定穴”。《备急千金要方》曰：“灸时孔穴不正，无益于事，徒破好肉耳。”《标幽赋》亦提及：“取五穴用一穴而必端，取三经用一经而可正。”因此，理论与实践相结合，积极主动地动手操作是学习《经络与腧穴》不可忽视的重要环节。

“纸上得来终觉浅，绝知此事要躬行”，如果仅凭老师课堂讲授或对照相关图片，很难形成明确的感性认识，多有似懂非懂的感觉。要真正掌握，必须到人体上观察、触摸，才能完成抽象到具体感知的转化。

课程会安排画经点穴等实践操作。在操作时，一是要做好知识准备，如内关穴点穴，要熟记其在“腕横纹上2寸”，还要能识别“掌长肌腱、桡侧腕屈肌腱”。二是要注意认真观察老师的演示操作或反复观看操作视频，看清楚点穴步骤和定寸方法，注意观察点穴时的体位安排，要充分考虑操作者、受术者的舒适度和操作的可行性。三是亲自动手操作，操作时要注意规范性和准确性，同学间相互监督、点评和帮助，积极主动地请老师“把关”，看是否操作正确。尤其是遇到不清楚的地方一定要请老师指导，不可模棱两可，马马虎虎了事。四是要克服“不好意思”的心理，如在操作足部腧穴点穴时，有的同学怕“脚臭”等问题，不脱鞋而未能充分暴露操作部位，影响了实践操作。所以，一方面课前要做好准备，另一方面要“不怕脏、不怕臭”，积极实践，方能提高动手能力。五是要多练习，除了课内实践，还要在课外反复练习，方能熟能生巧。

四、充分利用资源

处在信息化时代，学习检索、应用信息化资源应该是我们必备的能力。学习《经络与腧穴》需要综合应用纸质的教材、图谱；立体的经络腧穴人体模型；信息化的教学课件、动画、视频、音频、VR（虚拟现实）或AR（增强现实）、文献等资源；还有综合的在线开放课程、教学软件、手机APP（手机软件）等学习平台。在学习的过程中，充分应用这些资源和平台，让学习看得见、听得着、摸得到，让学习更加直观形象、更加生动有趣，学习起来就会事半功倍。

如学习某条经脉循行，借助教材和教师提供的在线开放课程平台或手机教学APP平台，一是预习教材、听教师讲解，读懂《灵枢》的经脉原文；二是结合图谱、人体经络腧穴模型、动画、视频等观察经脉的循行路线，加深学习印象；三是在老师指导下在人体画出经脉循行线，提高实践能力；四是通过做自测题、反复听经脉原文诵读等巩固所学知识；五是在百度、维普、万方等平台搜索与之相关的古代文献、现代研究论文，延伸阅读，拓展知识面，提高创新能力。这样学习经脉，就会变被动为主动，达到能理解、能背诵、能写出、能画出、能应用、能探索，以及能创新等目标要求。

五、多问几个问题

“我的学习我做主”，我们要做“清醒”的学习者，不做什么都不知道的“糊涂虫”。在学习的过程中，要学会思考，擅于发现问题，勇于提问。

下面，向同学们介绍提问式学习思考方法。

一是问为什么要学（Why）？要明白学习的目的、意义，增强学习动力。

二要问学什么（What）？要明晰学习的目标、内容，强化目标指引。

三要问怎么学（How）？要安排好学习的时间（When）、场地（Where）、资源

(What)、合作学习人员（Who），保障学习条件，做到持之以恒。

四要问学得怎么样（How）？要开展学习评价，检测学习目标是否达成，评估学习效果怎么样。

五要问如何改进学习方法（How）？反思学习过程，诊断学习中存在的问题，提出改进措施和学习计划，逐渐形成良好的学习循环。

如学习特定穴之五输穴，你可以提出为什么要学五输穴、学习要求是什么、五输穴有哪些内容、五输穴在哪里、五输穴有什么作用、学五输穴有什么窍门、怎么检测学习效果、怎么与同学开展合作学习、网上有没有相关文献？如果先带着这些问题去听老师讲解、去看学习资源、去和同学讨论，然后逐渐找到解决问题的方法，找到相关问题的答案，就会变被动为主动，就会体验到学习的获得感，就会增强学习的信心，提高学习的效果。

同学们不妨尝试这样的学习方法。

六、明确执考要求

根据我国《执业医师法》规定，针灸推拿专业专科毕业生毕业一年后须报名参加全国中医执业（助理）医师资格考试（下称医师资格考试），成绩合格者才能取得执业（助理）医师资格。医师资格考试须先参加实践技能考试，成绩合格后才能参加综合笔试。这两个考试，经络与腧穴均是重要的考试内容。

根据医师资格考试大纲和考试大纲实施细则（2016 版），考试内容包括经络系统的组成、作用和临床应用；十四经脉；179 个常用腧穴的归经、定位、主治、针刺操作等内容。对于针灸推拿等中医类专业学习者而言，医师资格考试大纲要求的内容是必须掌握的内容，学习时要进行强化。同时，学习时要关注国家对医师资格考试的政策导向，将医师资格考试要求融入平时学习之中，为今后参加医师资格考试奠定基础，力争一次性取得执业医师资格，这样才能顺利步入中医学殿堂。

本教材已经将医师资格考试融入各项目、各任务的学习目标中，在复习思考题中融入了医师资格考试题，同学们学习时一定要对照学习目标和复习思考题进行提纲契领地学习，抓住学习要点，自我检测是否掌握了学习要点，还要反复巩固复习，这样才能牢固掌握相关知识和操作技能。

七、学会科学记忆

1. 记忆的基本法则　学习经络与腧穴需要理解、记忆的内容较多。如何快速、高效地记忆这些内容，这是我们首先应该思考的问题。记忆是有窍门的，根据知名记忆大师总结的规律，提高记忆效果有三个基本的法则：一是形象生动，二是存放有序，三是适时重复。

形象生动，就是通过丰富而奇特的联想，将记忆的材料转化为一幅幅形象生动的画面，形成一个个生动的故事和场景，以帮助记忆。

如下面这些内容，请同学们先记30秒，再通过回忆将所记内容写下来，你记住了多少？

桌子、历史、火车、打火机、猪、铅笔、肺主气、衣服、泥巴、纸

如果死记硬背效果比较差，那我们试着展开想象的翅膀，让思绪飞起来，让这些东西动起来，试一下：

如想象：我们从桌子下拿出一本历史书，突然从历史书里开出一列火车，呼一下向前冲，碰到一大堆打火机，砰的一声爆炸了，一只猪被炸飞起来，落下来掉在了一支铅笔上，刺到肺出不了气，有人赶快用衣服包住跑去医院，结果摔到稀泥巴上，就用纸来擦。

然后再强化记忆内容：桌子下拿出一本历史书——桌子、历史；呼一下向前冲，碰到一大堆打火机，砰的一声爆炸了，一只猪被炸飞起来——打火机，猪；掉在哪里——铅笔，结果被刺破了肺出不了气——肺主气；用什么包起来——衣服，掉到泥巴上，用纸来擦——泥巴，纸。这样就把杂乱无章的内容，通过形象生动的故事情节，像放电影一样把它们串起来，易于记忆。

存放有序，就是进行合理的分类，把所记的东西有序地挂在一个个数字上或放在一个个地点上。如地点桩和数字桩记忆法就是典型的例子，将在后面介绍这两种记忆方法。

适时重复，就是反复记忆。遗忘是不可避免的，德国心理学家艾宾浩斯总结了遗忘的规律。他认为遗忘速度最快的区段是20分钟、1小时、24小时，分别遗忘41.8%、55.8%、66.3%；2~31天遗忘率稳定在72%~79%之间；遗忘的速度是先快后慢，复习的最佳时间是记材料后的1~24小时，最晚不超过2天，在这个区段内稍加复习即可恢复记忆。过了这个时段因已遗忘了材料的72%以上，复习起来就“事倍功半”。

所以，要保持记忆，我们复习要抓住4个“1”，即要在1小时、1天、1周、1月内进行必要的复习回忆，尽可能地减少遗忘量，提高记忆效果。

2. 数字桩记忆法简介 自然数是理想的有序桩子。自然数从小到大，顺序井然，人人皆知，顺数、倒数均可轻松背诵，这是理想的记忆桩子。如1~99，再加00、01~09、0共有110个数字桩，如果每个数字作为一个桩子，每次每个桩子记1个内容，那就可以有序地记忆110个内容。

数字是较为抽象，为了便于记忆，需要先将抽象数字转化为形象物体。转化的物体一是要注意谐音，二是要在生活中熟悉易回忆，三是相互间特征要明显而易于区分。

各位同学可以根据自己的生活经历，编制自己的数字编码。

如“1”可以编码为“一棵树”，“11”可以编码为“一双筷子”，“21”可以用其谐音编码为“鳄鱼”；“31”可以编码为“山药”；“41”编码为“司仪”；“51”其音五一可编码为“工人”；“61”编码为“儿童”。依此类推。

在编码时需注意几个问题：一是形象、具体、生动，尽量选用色、香、味、形较奇特的物体，不能用抽象或概念性术语；二是自己熟悉，印象深刻，一看到数字就想到编码的事物；三是各个数字编码不能重复，易于区分。

如我们可以用数字桩记忆法试记十二经脉气血流注顺序。

十二经脉流注顺序：肺→大肠→胃→脾→心→小肠→膀胱→肾→心包→三焦→胆→肝→肺（循环流注）。

为便于记忆，用数字顺序表达为：

1. 肺；2. 大肠；3. 胃；4. 脾；5. 心；6. 小肠；7. 膀胱；8. 肾；9. 心包；10. 三焦；11. 胆；12. 肝。

第一步：建立数字桩，数字1~12。

第二步：将记忆物形象化，如肺——狒狒；胃——卫士；三焦——山腰等。

第三步：展开想象的翅膀（调动所有感观，形成奇象），将需记的脏腑与数字桩子钩在一起：

序号	数字钩	经脉	挂钩联想
1	树	肺	树上有只狒狒（冲我笑）
2	鸭子	大肠	鸭子大肠烫火锅（好吃）
3	耳朵	胃	耳朵里有个卫士（痒啊）
4	红旗	脾	红旗插在肚皮上（好难受）
5	钩子	心	钩子钩住心脏（好痛好痛）
6	勺子	小肠	勺子上缠着小肠（很滑溜）
7	拐杖	膀胱	拐杖拄在光地上，砰咣一声摔了一跤（快扶起来）
8	葫芦	肾	葫芦里有什么？剩汤（酸臭的）
9	酒	心包	酒在新包里碎了（好大的酒香味）
10	棒球	三焦	棒球打到了山腰（滚得飞快）
11	筷子	胆	筷子夹起一个苦胆（味道太苦了）
12	幺儿	肝	幺儿喜欢吹猪肝（美味）

第四步：巩固回忆。如问第十条经脉是什么？“10”为“棒球”，“棒球”怎么了，打到“山腰”去了，所以第十条经脉是“三焦经”。换一种方式，如问肾经是第几条经脉？

从“肾”想到“剩汤”，“剩汤”装在“葫芦”里，“葫芦”是“8”的编码，所以肾经是第八条经脉。

3. 地点桩记忆法简介 地点桩记忆法是用我们熟悉的地点来帮助记忆。在记忆时，把我们要记忆的内容放在一个个地点上，通过联想将地点和需记的内容联结起来。在需要时，就可以按地点提取记忆内容。

地点桩的选取要遵循很熟悉、有顺序、易区分的原则。

一是要很熟悉。我们要从熟悉的环境中找地点桩，比如说我们的家庭、学校、工作的单位等。因为我们对这些环境非常熟悉，只要稍加强化，就能轻松地回忆起这些地方的环境特征，而且某些场景还会有情感上的感触与体悟，这些情感可以大大提升记忆效率和效果。

二是要有顺序。我们可以按照顺时针或者逆时针的顺序找地点桩，这样的地点桩天然具备了顺序的属性。比如在教室里找地点桩，可以选“走道→教室前门→讲台→黑板→外窗户→教室外面”这样的桩子，熟悉而有序，各地点倒背如流，易于忆起。

三是要易区分。选择的地点桩要位置适中、特征突出、形式多样（形状、大小、颜色等）的地点，这样才有较大的区分度。如在教室中选择地点桩，如果第一个地点桩为走道，下一个地点为教室后门，这两个地点，位置跨度太大，而且忽略了教室里有很多有特征的地点，在回忆时就容易出错。同样，如果将教室里的一个个座椅作为地点桩，因为容易混淆也不适用。

如记忆胃经五输穴：

第一步：找地点桩

选择你非常熟悉的地方，能沿着一定的顺序前进，一路上有许多明显的易区分的标志，这就是桩子。

选桩子要有层次感、有区分度、距离基本相当。如每天上班的路，你家里的布局，办公室的布局等。

如经常上课的地点，比较熟悉，对“教室门外的走道→教室前门→讲台→黑板→窗户→教室外”比较熟悉，能顺背、倒背，且顺序不会记错，这就是理想的地方桩。

第二步：记忆物挂钩

一是要将所记内容形象化，即变抽象为具体，这需要充分想象。胃经的五输穴：厉兑、内庭、陷谷、解溪、足三里，可依次转换为：卫士、泥堆、亭子、谷子、小溪、蒜泥。

二是将记忆物挂钩在地点桩上：

教室走道	→教室前门	→讲台	→黑板	→窗户	→教室外
胃经	厉兑	内庭	陷谷	解溪	足三里
卫士	泥堆	亭子	谷子	小溪	蒜泥
走道上有个卫士，不准我进，我给他看了听课证，才准进来	泥堆把教室门堵住了，我一脚把泥堆踢开才进了门	看见讲台有一个彩色的亭子，我登上亭子乘凉	黑板上挂着许多谷子，我用手去拿，结果谷子陷进去了，拿不出来	窗户上看见一条小溪在流水，里面的水真凉快	教室外有人碾蒜泥，好香呀

三是反复记忆，并还原记忆物：走道有？卫士——胃（记住是胃经的五输穴）；教室门口有什么？泥堆——厉兑；讲台上有？亭子——内庭；黑板上有？谷子——陷谷；窗户上看见？小溪——解溪；教室外有什么？蒜泥——足三里。

4. 归纳对比记忆法　根据某个相同或相似的属性，把相关联的内容归纳起来，通过对比分析进行记忆。

这种记忆法是在充分理解的基础上，通过系统整理和归纳，找出相同或相似点，找出区分点，以便于抓住特征进行记忆，提高记忆效果。举例如下：

（1）记忆经脉在人体的纵向分布顺序记忆：

十二经脉从前正中线向两边分布，经脉分布的一般顺序为：任脉→肾经（胸部2寸，腹部0.5寸）→胃经（胸部4寸，腹部2寸）→脾经（胸部6寸，腹部4寸）→肝经→胆经→膀胱经（第一侧线距后正中线1.5寸，第二侧线距后正中线3寸）→督脉。

（2）记忆耳门、听宫、听会的归经：

三个腧穴均在耳屏前方，从上往下为：耳门、听宫、听会，依次归经：三焦、小肠、胆。可简记为：叫小丹门厅会（叫小丹在门厅相会）。

（3）归纳与耳密切联系的经络：

与耳联系较密切的经络（少阳经和太阳经）。

手少阳三焦经：……其支者……上项，系耳后，直上出耳上角…其支者：从耳后入耳中，出走耳前，过客主。

足少阳胆经：……其支者…从耳后，入耳中，出走耳前，至目锐眦后。

足太阳膀胱经：其支者，从巅至耳上角。

足阳明胃经：上耳前。

三焦经和胆经与耳的联系易混淆，可用四川话的一个口头禅记为“焦人得很”（记不住心里很着急），焦，三焦经；人，过客主人。

（4）归纳定位为3寸的腧穴：

三阴交（脾经）：内踝高点上3寸，胫骨内侧后缘。

悬钟（胆经）：外踝高点上3寸，腓骨前缘。

足三里（胃经）：犊鼻下 3 寸，胫骨前嵴 1 横指。调脾胃、补气血等。

地机（脾经）：当内踝尖与阴陵泉的连线上，阴陵泉下 3 寸。脾经郄穴，治月经病血证效果好。

关元（任脉）：脐下 3 寸。调理冲任要穴，月经不调痛经；温肾培元，阳痿早泄尿痛痛经；回阳救逆，中风脱证；强壮作用，瘦弱；尿道肠炎盆腔炎等（小肠募穴）。

偏历（大肠经）：腕横纹上 3 寸，络穴，治外感头痛等。

关门（胃经）：在上腹部，当脐中上 3 寸，距前正中线 2 寸。

水道（胃经）：在下腹部，当脐中下 3 寸，距前正中线 2 寸。

跗阳（胆经）：在小腿后面，外踝后，昆仑穴直上 3 寸。

间使（心包经）：在前臂掌侧，当曲泽与大陵连线上，腕横纹上 3 寸，掌长肌腱与桡侧腕屈肌腱之间。

支沟（三焦经）：在前臂背侧，当阳池与肘尖连线上，腕背横纹上 3 寸，尺骨与桡骨之间。

会宗（三焦经）：在前臂背侧，当腕背横纹上 3 寸，支沟尺侧、尺骨桡侧缘。

百虫窝（经外奇穴）：屈膝，在大腿内侧，髌底内侧端上 3 寸，即血海上 1 寸。

另外还有膀胱经第二侧线上的腧穴。

（5）如归纳有调气作用的腧穴：

百会：气机下陷证，如脱肛、阴挺等。

涌泉：气上冲心，如奔豚气。

膈俞：气机失衡，如呃逆等。

公孙：气上冲心，如奔豚气。

气海：补气。

膻中：气会，调气。

脾俞：健脾益气。

关元：补气虚损。

足三里：健脾补气。

5. 顺口溜记忆法　主要是将所记材料的关键词中的某些字，然后适当加减，形成了一段比较熟悉的，有一定意境的顺口溜，以帮助记忆。

此法应用的前提是要熟悉、理解记忆内容，关键是要能将简化的内容还原，故要放在特定的环境里理解。

如记十四经脉的腧穴数：1120452191967279234414 2429（按经脉流注顺序）。

简记拆分为：1120452，1919，67279，234，414，2429

顺口溜：1120 是吾儿，要酒要酒，怒气儿气走，儿先思，思一思，儿思儿走。

还原的办法是第一个 9 和第三个 9 分别是心经和心包经，腧穴个数为单数，其余为双数。

肺	大肠	胃	脾	心	小肠	膀胱	肾	心包	三焦	胆	肝	任脉	督脉
11	20	45	21	9	19	67	27	9	23	44	14	24	29

再如记大肠经五输穴和原穴：商阳、二间、三间、合谷、阳溪、曲池，顺口溜："山羊二三只，河谷羊稀少，去吃草"。

6. 歌诀记忆法　歌诀是前人为了便于学习和记忆，总结出的歌诀。如"井荥输原经合歌""下合穴歌""四总穴歌"等，读起来朗朗上口，而且所记内容比较准确，针灸学习者可尽量多记针灸歌诀。教材选编了歌诀，便于同学们记忆。

如"井荥输原经合歌"每两句为一条经脉，背诵时不需要从头背到尾，应该从前往后每两句断开，以一条经脉为单元进行记忆。如前两句"少商鱼际与太渊，经渠尺泽肺相连"，它说明这是肺经，按井荥输原经合的穴位顺序依次是：少商、鱼际、太渊（阴经以输代原）、经渠、尺泽。紧接着的两句"商阳二三间合谷，阳溪曲池大肠牵"，这是大肠经，按井荥输原经合的穴位顺序依次是：商阳、二间、三间、合谷（原穴）、阳溪、曲池。这样的歌诀朗朗上口，穴位准确，只要肯下功夫，反复记忆完全可以熟记。

7. 其他记忆方法　记忆的方法还有列表法、图示法等，还可以借助思维导图等工具帮助我们理清思路、理顺各知识点的逻辑关系，帮助加深记忆。有的记忆方法初学起来感觉很麻烦，有的同学认为还不如直接死记硬背。但是"磨刀不误砍柴工"，当你会熟练应用某种记忆方法后，你会快速提高记忆效果。

记忆有方法，但记忆无定法。同学们可以综合应用多种方法进行记忆以提高记忆效率和学习效果。如数字桩和地点桩综合应用可以增强记忆效果。记忆大师王茂华曾指导中医药大学的学生在 6~10 天内把《黄帝内经》4000 字的精选部分记熟，能倒背如流。还可以用来记忆 54 张扑克牌，一般人都能达到快速浏览一遍就可以记住的效果，而且可以说出任意一张牌在哪一个位置或是在哪个位置是哪张牌。在学习中应用这样的方法记穴位、方剂、中医经典，就会记得又快又准。

复习思考

1. 《经络与腧穴》课程有哪些特点。
2. 结合自己特点，制定学习《经络与腧穴》的方法。
3. 拓展学习提问式思考方法，用此方法撰写一个"研讨《经络与腧穴》学习方法的主题班会方案”。

4. 拓展学习数字桩记忆法和地点桩记忆法，尝试编制自己的数字编码和地点桩子，并与同学分享实践案例。

5. 总结归纳需重点掌握的10项内容并加强记忆。

附　录

附录一　常用经络腧穴歌诀

十二经气血多少歌（明·徐凤《针灸大全》）

多气多血经须记，大肠手经足经胃。少血多气有六经，三焦胆肾心脾肺。多血少气心包络，膀胱小肠肝所异。

十二经相传次序歌（清·吴谦《医宗金鉴》）

肺大胃脾心小肠，膀肾包焦胆肝续，手阴脏手阳手头，足阴足腹阳头足。

十二经治症主客原络（明·杨继洲《针灸大成》）

肺之主大肠客

太阴多气而少血，心胸气胀掌发热，喘咳缺盆痛莫禁，咽肿喉干身汗越，肩内前廉两乳疼，痰结膈中气如缺，所生病者何穴求，太渊偏历与君说。

大肠主肺之客

阳明大肠夹鼻孔，面痛齿疼腮颊肿，生疾目黄口亦干，鼻流清涕及血涌，喉痹肩前痛莫当，大指次指为一统，合谷列缺取为奇，二穴针之居病总。

脾主胃客

脾经为病舌本强，呕吐胃翻疼腹脏，阴气上冲噫难瘳，体重脾摇心事妄，疟生振栗兼体羸，秘结疸黄手执杖，股膝内肿厥而疼，太白丰隆取为尚。

胃主脾客

腹膜心闷意凄怆，恶人恶火恶灯光，耳闻响动心中惕，鼻衄唇㖞疟又伤，弃衣骤步身中热，痰多足痛与疮疡，气蛊胸腿疼难止，冲阳公孙一刺康。

真心主小肠客

少阴心痛并干嗌，渴欲饮兮为臂厥，生病目黄口亦干，胁臂疼兮掌发热，若人欲治勿差求，专在医人心审察，惊悸呕血及怔忡，神门支正何堪缺。

小肠主真心客

小肠之病岂为良，颊肿肩疼两臂旁，项颈强疼难转侧，嗌颔肿痛甚非常，肩似拔兮臑似折，生病耳聋及目黄，臑肘臂外后廉痛，腕骨通里取为详。

肾之主膀胱客

脸黑嗜卧不欲粮，目不明兮发热狂，腰痛足疼步难履，若人捕获难躲藏，心胆战兢气不足，更兼胸结与身黄，若欲除之无更法，太溪飞扬取最良。

膀胱主肾之客

膀胱颈病目中疼，项腰足腿痛难行，痢疟狂癫心胆热，背弓反手额眉棱，鼻衄目黄筋骨缩，脱肛痔漏腹心膨，若要除之无别法，京骨大钟任显能。

三焦主包络客

三焦为病耳中聋，喉痹咽干目肿红，耳后肘疼并出汗，脊间心后痛相从，肩背风生连膊肘，大便坚闭及遗癃，前病治之何穴愈，阳池内关法理同。

包络主三焦客

包络为病手挛急，臂不能伸痛如屈，胸膺胁满腋肿平，心中淡淡面色赤，目黄善笑不肯休，心烦心痛掌热极，良医达士细推详，大陵外关病消释。

肝主胆客

气少血多肝之经，丈夫㿉苦腰疼，妇人腹膨小腹肿，甚则嗌干面脱尘，所生病者胸满呕，腹中泄泻痛无停，癃闭遗溺㿉瘕痛，太光二穴即安宁。

胆主肝客

胆经之穴何病主？胸胁肋疼足不举，面体不泽头目疼，缺盆腋肿汗如雨，颈项瘿瘤坚似铁，疟生寒热连骨髓，以上病证欲除之，须向丘墟蠡沟取。

四总穴歌（明·徐凤《针灸大全》）

肚腹三里留，腰背委中求，头项寻列缺，面口合谷收。

另附六穴：胁肋支沟取，心胸内关谋，两臂曲池妙，两足肩井搜，小腹三阴走，急救刺水沟。

回阳九针歌（明·高武《针灸聚英》）

哑门劳宫三阴交，涌泉太溪中脘接，环跳三里合谷并，此是回阳九针穴。

马丹阳天星十二穴并治杂病歌（明·徐凤《针灸大全》）

三里内庭穴，曲池合谷接，委中配承山，太冲昆仑穴，环跳与阳陵，

通里并列缺。合担[1]用法担，合截[2]用法截，三百六十穴，不出十二诀。

【注释】

［1］担：挑担，有成对的含义，此指二穴同用。

［2］截：截半，有单一的含义，此指独取一穴。

八脉八穴治症歌（明·高武《针灸聚英》）

公孙

九种心疼涎闷，结胸反胃难停，酒食积聚胃肠鸣，水食气疾膈病。

脐痛腹痛胁胀，肠风疟疾心疼，胎衣不下血迷心，泄泻公孙立应。

内关

中满心胸痞胀，肠鸣泄泻脱肛，食难下膈酒来伤，积块坚横胁抢。

妇女胁疼心痛，结胸里急难当，伤寒不解结胸膛，疟疾内关独当。

后溪

手足拘挛战掉，中风不语痫癫，头疼眼肿泪涟涟，腿膝背腰痛遍。

项强伤寒不解，牙齿腮肿喉咽，手麻足麻破伤牵，盗汗后溪先砭。

申脉

腰背屈强腿肿，恶风自汗头疼，雷头赤目痛眉棱，手足麻挛臂冷。

吹乳耳聋鼻衄，痫癫肢节烦憎，遍身肿满汗头淋，申脉先针有应。

临泣

手足中风不举，痛麻发热拘挛，头风痛肿项腮连，眼肿赤疼头旋。

齿痛耳聋咽肿，浮风瘙痒筋牵，腿疼胁胀肋肢偏，临泣针时有验。

外关

肢节肿疼臂冷，四肢不遂头风，背胯内外骨筋攻，头项眉棱皆痛。

手足热麻盗汗，破伤眼肿睛红，伤寒自汗表烘烘，独会外关为重。

列缺

痔疟变肿泄痢，唾红溺血咳痰，牙疼喉肿小便难，心胸腹疼饮噎。

产后发强不语，腰痛血疾脐寒，死胎不下膈中寒，列缺乳痈多散。

照海

喉塞小便淋涩，膀胱气痛肠鸣，食黄酒积腹脐并，呕泻胃反便紧。

难产昏迷积块，肠风下血常频，膈中快气气痃侵，照海有功必定。

孙思邈十三鬼穴歌（明·徐凤《针灸大全》）

百邪癫狂所为病，针有十三穴须认，凡针之体先鬼宫，次针鬼信[1]无不应，一一从头逐一求，男从左起女从右。一针人中鬼宫停，左边下针右出针，

第二手大指甲下，名鬼信刺三分深，三针足大指甲下，名曰鬼垒[2]入二分，四针掌后大陵穴，入寸五分为鬼心，五针申脉名鬼路，火针三下七锃锃，

第六却寻大椎上，入发一寸名鬼枕[3]，七刺耳垂下五分，名曰鬼床[4]针要温，八针承浆名鬼市，从左出右君须记，九针间使鬼营上，十针上星名鬼堂，

十一阴下缝[5]三壮，女玉门头[6]为鬼藏，十二曲池名鬼臣，火针仍要七锃锃，十三舌

头当舌中，此穴须名是鬼封[7]，手足两边相对刺，若逢孤穴只单通，此是先师妙口诀，狂猖恶鬼走无踪。

【注释】

［1］鬼信：少商穴。

［2］鬼垒：隐白穴。

［3］鬼枕：风府穴。

［4］鬼床：颊车穴。

［5］阴下缝：奇穴，又名男阴缝，在男子阴茎根部与阴囊相交处正中。

［6］玉门头：奇穴，又名女阴缝，在女子外生殖器之阴蒂头处。

［7］鬼封：即海泉穴，在舌系带中点处。

附录二　常用古代体表标志释义

颜：又称庭、天庭，即额部中央。一说指左右眉目之间，一说指面部前中央。

阙（què）：又名印堂，俗称眉心。两眉之间称阙中；两眉之间微上方称阙上。

眉本：与眉梢对举，俗称眉头。即眉毛之内侧端。

目窠（kē）：眼眶内凹陷如窝状的巢穴，又称眼窝。

目胞：俗称眼胞，又名目裹，现称眼睑。上面称上眼睑，下面称下眼睑。

目纲：纲，或作网，又称眼弦，现称睑缘。即眼睑边缘生长睫毛处。上面称目上纲（网），或上弦，即上睑缘；下面称目下纲（网），或下弦，即下睑缘。

目内眦：又称大眦，即内眼角。

目锐眦：又称小眦、目外眦，即外眼角。

頞（è）：俗称鼻梁、山根，现称鼻根。即两目之间，鼻柱之上凹陷处。

玉宫：又称明堂骨，俗称鼻柱，即鼻根之下，鼻尖之上。一说指鼻根部。

明堂：即鼻。一说指鼻尖。

鼻准：又称面王。指鼻尖、鼻头、准头。

䪼（zhuō）：指眼眶下缘的骨。相当于现代解剖学上的上颌骨和颧骨构成眼眶的部分。

頄（qiú）：亦称颧，即颧骨，为眼眶外下侧之高骨。

颃颡（hángsǎng）：指上腭与鼻相通的部位，相当于鼻咽部。

颏（kē）：又称地阁，俗称下巴，现称下颌骨体。

吻：口四周之口唇称吻。一说指两口角。

颐：口角外下方，腮部前方。

颞颥（nièrú）：俗称太阳，现称翼点。眉弓外侧，颧骨弓上方。

曲隅：又名曲角、曲周，俗称鬓角。位于额角外下两旁，耳前上方的发际呈弯曲下垂的部分。

耳蔽：耳前小珠，俗称耳门，现称耳屏。

耳缺：耳屏上切迹。

引垂：即耳垂。

颔：又称辅车。即下颌骨支，为下颌骨的耳下部分。

齿本：即牙齿的根部。

牙车：即牙床。

曲牙：即下牙床。因其弯曲向前，故名。

曲颊：指下颌角部。

颊车：指下颌骨。

舌本：即舌根。

嗌：指食管上口（咽腔），又指喉咙。咽喉部的总称。

颔（hàn）：颏结喉上，两侧肉之空软处。即下颌底与甲状软骨之间。

玉枕骨：枕外隆凸两旁高起之骨，现称枕骨上项线。

完骨：又称寿台骨。指耳后之高骨，现称乳突。

柱骨：为颈椎的统称。又称天柱骨。

缺盆：指锁骨上窝。

骺（kuò）：指骨之端。如胸骨之端。

巨骨：又称缺盆骨，现称锁骨。

两叉骨：指肩胛骨与锁骨相接之处，相当于肩锁关节部。古书称的巨骨穴，在两叉骨间。

髃（yú）骨：简称髃。又名肩髃、肩端骨，俗称肩头。相当于肩胛冈之肩峰突。

肩解：指肩端之骨节解处，现称肩关节。

膺（yīng）：胸前两旁肌肉隆起处。相当于胸大肌处。

膻中（dàn）：两乳之间的部位。

髑骬（dúgàn）：又称鸠尾、前蔽骨。胸骨下端蔽心之骨。现称胸骨剑突。

胠（qū）：腋下胁上，是胁肋的总称。

季胁：又称季肋、软肋、橛（jué）肋。即胁下软肋的部分。

曲甲：肩胛骨上 1/3 弯曲突出之处。现称肩胛冈。

肩膊：指两肩及肩之偏后部分。一说为肩胛骨的别称。

眇（miǎo）：季胁下无肋骨之空软处。相当于腹部九分法之腰部。

丹田：指脐直下 3 寸左右的部位，内与男子精室、女子胞宫所对应。

横骨：指两股之间的横起之骨。相当于现代解剖学上的耻骨。

曲骨：位于横骨的中央部，现称耻骨联合。

鼠蹊（xī）：即腹股沟部。

气街：指腹股沟股动脉处。

廷孔：又作庭孔，指阴道口。

篡（cuàn）：又名下极、屏翳，指前后二阴之间，即会阴部。

下极：指两阴之间，即会阴部。亦有指鼻根、肛门者。

脊骨：指脊椎骨（脊柱）。又名膂骨，俗名脊梁骨。中医指的脊多从第 1 胸椎棘突开始，向下数至第 4 骶椎棘突，共 21 节。

膂（lǚ）：又称膂筋。指脊柱两旁的肌肉，约当骶棘肌分布处。膂骨指脊骨，一指脊柱之统称，一指第 1 胸椎棘突。

胂（shèn）：泛指脊柱两侧的肌群。或指髂嵴以下的肌肉部分。

腰髁（kē）：指腰部两旁凸起之骨，与今之髂后上棘似。

尻（kāo）：尾骶骨部分统称。

骶端：又称骶、尾骶、尾闾（lǚ）、穷骨、撅骨。指尻骨的末节，即尾骨。

膊：又称胳膊。指肩以下手腕以上的部分。一说指上臂外侧面。

臑（nào）：指肩至肘内侧靠近腋部隆起的肌肉，即肱二头肌部。一说为上臂统称。其屈侧称臑内，伸侧称臑外。

分肉：泛指肌肉。

辅骨：在上肢指桡骨，亦称上骨。在下肢指膝两侧之骨：内侧的名内辅，即股骨下端的内侧髁与胫骨上端的内侧髁组成的骨突；外侧的名外辅，即股骨外侧髁与胫骨外侧髁组成的骨突。或指腓骨，又称外辅骨。

兑骨：又称锐骨。小指侧臂骨下端之高骨。相当于尺骨茎突。一说指豆骨。

高骨：体表高突之骨的通称。或指大指侧臂骨下端的高起骨，相当于桡骨茎突。

寸口：两手桡侧掌横纹下，桡动脉搏动处。

鱼：大指后侧隆起之肉。其外方赤白肉分界处叫鱼际。亦有称拇指侧为大鱼，小指侧为小鱼。

将指：即第 3 指（趾）。

髀（bì）：指股骨之上端。一说为下肢膝上部分的通称。

髀骨：指膝上之大骨，今称股骨。

髀枢：指髋关节部。又名髀厌。或指股部外侧最上方，股骨向外上方显著隆起的股骨大转子。

髀关：大腿前上端，即股四头肌之上端。

髀阳：指大腿外侧部。

股：膝以上通称股。俗称大腿。

股阴：指大腿内侧部。

鱼腹股：大腿内侧，其形如鱼腹处。即股内收肌群处。

伏兔：大腿前隆起的股四头肌，形如兔伏，故名。

腘：膝部后面，腿部弯曲时形成凹窝，并呈现横缝（纹），分别称腘窝和腘窝横纹。

膝解：膝骨分解处，今膝关节。

膑：膝前的圆形骨，亦称膝盖骨。今称髌骨。

犊鼻：即膝眼。状若牛鼻之两孔故名。

骺（héng）：即胫骨。一说指胫骨之下端。

腨（shuàn）：又称腓肠，俗称小腿肚。今称腓肠肌。

踠：胫下尽处之曲节，今称踝关节。

然骨：内踝下前方隆起之大骨，今称舟骨。

绝骨：外踝之上 3 寸许，腓骨凹陷的部位。悬钟穴所在。

跗：又称趺或足趺，即足背。

覈（hé）骨：又写作核骨。足第 1 跖趾关节内侧的圆形突起。

京骨：足小趾本节后外侧突起的半圆骨。即第 5 跖趾关节外侧的圆形突起。

三毛：足大趾爪甲后方有毛处。又称丛毛、聚毛。

聚毛：足大趾爪甲后方有毛聚集处。又称丛毛。

踵（zhǒng）：即足跟部。

赤白肉际：指手（足）的掌（跖）面与背面肤色有明显差别的分界处。掌侧皮色较浅，称白肉；背侧肤色较深，称赤肉；两者交界之处称赤白肉际。

歧骨：泛指两骨连接成角之处。如锁骨肩峰端与肩胛冈肩峰之连接处；第 1、2 掌骨连接处；胸骨下端与左右肋软骨结合处等。

本节：即指掌指关节或跖趾关节的圆形突起。手足指（趾）最上一节，即掌指关节与跖趾关节处。其前方称本节前；后方称本节后。

附录三　腧穴索引表（以首字汉语拼音为序）

K

L

M

N

P

Q

T

W

X

Y

Z